Madeleine Greiner

Ein Leben mit Diagnosen

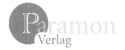

Die Deutsche Nationalbibliothek verzeichnet diese Publikation in der Deutschen Nationalbibliografie; detaillierte bibliografische Daten sind im Internet über dnb.dnb.de abrufbar. Die Schweizerische Nationalbibliothek (NB) verzeichnet aufgenommene Bücher unter Helveticat.ch und die Österreichische Nationalbibliothek (ÖNB) unter onb.ac.at.

Unsere Bücher werden in namhaften Bibliotheken aufgenommen, darunter an den Universitätsbibliotheken Harvard, Oxford und Princeton.

Madeleine Greiner:
Ein Leben mit Diagnosen
ISBN: 978-3-03830-631-3

Buchsatz: Danny Lee Lewis, Berlin: dannyleelewis@gmail.com

Paramon® ist ein Imprint der
Europäische Verlagsgesellschaften GmbH
Erscheinungsort: Zug
© Copyright 2022
Sie finden uns im Internet unter: www.paramon.at

Madeleine Greiner

EIN LEBEN MIT DIAGNOSEN

Der Inhalt dieses Buches ist frei
erfunden!

Wer das glaubt, hat mich nicht gekannt.

Ich danke all jenen Menschen,
die sich nicht von mir abgewandt haben.

Vorwort

Wer bin ich? Wer soll und darf ich sein? Wie bringe ich meine Bedürfnisse und die Forderungen der anderen unter einen Hut? All das sind Fragen, die sich die Autorin mit zunehmender Bedrängnis stellt und worauf sie nach und nach Antworten findet – nur um sie in einem anderen Moment wieder zu verwerfen.

Madeleine kommt nach einem Krankenhausaufenthalt in meine Praxis und legt – angepasst wie sie sich eben zu verhalten weiß – ihre Befunde vor. Nachdem sie bereits mit 17 ihren ersten Krankenhausaufenthalt hinter sich gebracht hatte, hat sich in diesen zwei Jahrzehnten einiges an Diagnosen angesammelt. Ich vermute, dass Madeleine damit unterstreichen wollte, dass es ihr wirklich schlecht geht. Ich habe daran nie gezweifelt.

»Ich bin ein schlechter Mensch«, behauptet sie von sich: Eine die alles hat, die versucht, das Richtige zu tun und trotzdem unglücklich ist. Nach unserem Erstgespräch notiere ich: Nora oder Ein Puppenheim. Ein Roman von Ibsen, den ich in dem Moment als Entwicklungsroman verstehe – welche Schwierigkeiten sind zu überwinden, um als eigenständiger Mensch dem Leben die Stirn zu bieten und ihm trotzdem immer wieder Glücksmomente abzuringen?

Madeleine ringt darum, ihren Platz zu finden: in ihrer Herkunftsfamilie, als berufstätiger Mensch, als Mutter, Ehefrau und Geliebte. Immer wieder stößt sie an Grenzen, schreckt zurück und wagt sich wieder ein Stück weit nach vorne auf ihrem Lebensweg. Um die »Grenzen des Anstandes« nicht zu überschreiten, braucht sie als »Aufpasser« ihre Stimmen. Manchmal ein Hintergrundrauschen und dann wieder in voller Lautstärke.

Ich glaube, ein wenig zu verstehen, welches Leiden hinter dem über weite Strecken so mitreißend abenteuerlichen Leben steckt. Wie viel Aufrichtigkeit steckt in dieser Frau, die zugibt, immer wieder mal zu tricksen oder sogar zu lügen. Ihr Ringen um Aufrichtigkeit bewundere ich – Madeleine ist keine, die sich schont und den einfachen Weg geht. Darin fordert sie nicht nur sich selbst, sondern auch ihre Umgebung. Was sie an Liebe den anderen gibt, übersieht sie auch heute noch – denn sie glaubt immer noch mehr zu bekommen als zu geben.

Vieles habe ich von Madeleine gelernt – ab und zu durfte ich ihr etwas mitgeben: In erster Linie Beständigkeit und Halt in dieser turbulenten Lebensphase. So verstehe ich auch meine Aufgabe als Psychotherapeutin: eine zuverlässige Begleiterin in stürmischen Zeiten, die ab und zu eine gute Idee hat und dabei hilft, das noch nicht Entwickelte zum Vorschein zu bringen und neu zu ordnen.

Solange das Leben noch »Ein Leben mit Diagnosen« ist, endet es in der Tragödie. Wandlung und Heilung kann nur geschehen, wenn Madeleine sagt »Das ist mein Leben«. Vielleicht ist sie auf dem besten Weg.

Dr. Glasli
Begleiterin und Psychotherapeutin

Ich bin im Reinen mit mir. Das Gefühl ist, als würde mich pure Leichtigkeit erfüllen. Kurze konzentrierte Gedanken, abgelöst durch zufallende Augen und abdriftende Worte. Die Musik dröhnt mir förmlich in den Ohren. Zu laut für diesen Moment. Noch ein Zug. Neues Lied. Mein Kopf scheint im Rhythmus mit dem Lied zu sein, wenn ich meine Augen schließe. Doch mein Wissen sagt, er bewegt sich nicht. Jeder Zug brennt in der Lunge. Meine Augenlider werden schwer. Ich werde schwer. Ich glaube, ich könnte die Bank unter mir zerbrechen. Süß. Bitter. Rauchig. Ein ekeliger Geschmack. Ich mag ihn nicht. Ich mag vieles nicht. Wieder anzünden. Meine Finger fühlen sich an, als würden sie nicht zu mir gehören. Ein äußerst irritierendes Gefühl. Ich sehe meine Finger über die Tasten gleiten und denke, es könnten andere sein. Dieser Satz kostete mich mehrere Versuche. Meine Gedanken waren verschwommen. Manchmal, ganz kurz, sehe ich mich von außen. Scheiße, er brennt nicht gut. Ein tiefer Zug. Wenn es nur so schön bleiben könnte. Den ganzen Tag lang irgendwie wolkengleich und aller Gleichgültigkeit ins Auge blickend. Bin beeindruckt über den letzten Satz. Ich finde ihn sensationell, obwohl ich gerade keine Ahnung habe, was er bedeutet. Hab den Satz vergessen. Letzter Zug, letztes Mal anzünden. Herrlich. Meine Gedanken denken an Sex. Ja, den hätte ich jetzt gern. »Bekiffter« Sex ist der beste. Da denkst du an nichts mehr. Ok. Ausdämpfen. Ungern. Vielleicht ginge noch ein Zug. Idee für schlecht befunden. Welche Idee? Ich mag mich. Mein Wecker läutet. Einundzwanzig Uhr. Zeit fürs Bett. Sonst kann ich morgen mit Sicherheit nicht aufstehen. Ich danke der Rechtschreibhilfe gerade sehr. Nochmal Messenger checken. Er hat sie nicht gelesen. Bis neun war ausgemacht. Bis neun starre ich auf das Handy. Dann geh ich ins Bett. Ich hab den Faden verloren. Spüre einen starken Drang danach, mich hinzulegen. Beine hoch, Musik im Ohr und einschlafen. Das mache ich jetzt.

Gelogen! Er schreibt und ich starre auf sein Profilbild. Oje, das wird ein Roman. Mein Herz rast. Kopfschwirren, dass man glaubt, es rollen einem die Augäpfel nach hinten. Konzentrier dich. Ich schau mal. Achso, es läutet ja, wenn er sendet. Seufze tief. Mehrmals. Hab ich es verbockt? Nein, ich bin gut darin. Worin? Alter Schwede, mich dreht es. Starre auf meinen Text. Ich hab vergessen, worauf ich warte. Ich habe es bestimmt falsch gemacht. Was eigentlich? Puh, ich merke, dass ich gerade mühsam werde. Mir selbst zu mühsam. Bockmist. Eine Zigarette geraucht. Mein Mund klebt. Bin gerade sehr traurig. Fühl mich abgewiesen. Ich bin verheiratet. Wie passt das zusammen? Ich lasse mir von jemand anderem einreden, er könne mich ablehnen. Er kann mich gar nicht ablehnen. Weil ich nicht zu haben bin. Ich bin verheiratet. Eine verheiratete Frau. Der Gedanke brennt sich gerade förmlich in mein Hirn ... Lese den ganzen Text nochmal durch. Ergibt irgendwie keinen Sinn. Ich lasse mich von anderen klein machen, obwohl ich einen Mann zuhause hab, der mich liebt. Oder geliebt hat. Ich sollte ihm schreiben, nicht irgendwem. Ich schreibe meinem Mann. »Ich liebe dich«. Ich schlafe heute in meinem Bett. Rauche noch eine Zigarette.

War noch nicht im Bett. Hab mir Wurstsemmel mit Gurken gemacht und eine halbe Tafel Erdbeer-Schogetten gegessen. Kopf wird klarer. Seelischer Kummer kehrt zurück. Ich fühle mich schwer und alleine. Die Stimmen in meinem Kopf wollen hineingelassen werden, ich sträube mich dagegen. Drücke ihnen die Tür vor der Nase zu. Aber ich weiß, wie es enden wird.

1.7.2021
Donnerstag
7:24

Ok ... Fein ... Nächster Tag! Ähm, ja, was ist da passiert? Ich schreibe auf, was ich mir während eines Trips denke. Vielleicht kann ich es ein bisschen als Tagebuch verwenden. Mal sehen, ob es mir guttut. Nachts habei ch gerne mitgeschrieben. Heute Morgen muss ich mich zwingen, hier zu sitzen. Egal, ich werde mich bemühen, in kurzen Worten zu beschreiben, wie ich mich heute fühle.

Gerädert. Das beschreibt es ziemlich gut. Ich bin müde und ohne Antons Hilfe wäre ich wohl heute nicht aufgestanden. Ich habe frei. Wurde gegen 5 Uhr von ihm geweckt. Habe im Wohnzimmer geschlafen. Der Plan war eigentlich, endlich wieder in meinem Bett zu schlafen. Hab ich nicht geschafft. Fühle mich auf der Couch irgendwie wohler. Wir haben jetzt 7:31 Uhr. Mit einem Lächeln im Gesicht die Kinder geweckt und schul- und kindergartenfertig gemacht. Lächeln strengt mich an. Habe sie weggefahren und möchte mich wieder hinlegen.

Zum Glück habe ich einiges auf meiner »To-do-Liste« und werde diese heute weiter abarbeiten. Ohne diese Liste würde ich oft verzweifeln. Kommt ein Tief, halte ich mich an ihr fest. Ich öffne sie und weiß, was zu tun ist.

Ich schreibe hier »frei Schnauze« und werde nicht alles noch einmal durchlesen und korrigieren! Ich lass hier einmal nur laufen und sehe, was daraus wird. In einem halben Jahr werde ich mich hinsetzen und resümieren, bis dahin werde ich so viel wie möglich aufzuschreiben versuchen.

Zu meinen geschriebenen Worten von letzter Nacht möchte ich nicht viel sagen. Außer, dass ich es als ziemlich unnötige Aktion empfinde. Schlechtes Gewissen hab ich keines, doch mein Kopf sagt mir, dass das, was ich mache, nicht gut ist. Ich bin Mutter, ich habe eine Verantwortung und sollte dieser auch bestmöglich nachkommen. So, egal. Ich speichere diesen ganzen Schmarrn und mache Schluss für heute.

20:46

Ok. Es ist Abend. Wir haben 20:46 Uhr. Ich baue mir einen Joint. Warum? Keine Ahnung, mir ist danach. 20:50 Uhr. Joint liegt halbschief gebaut vor mir. Lasset die Spiele beginnen. Erster Zug. Herrlich. Der zweite ist noch besser. Heute hab ich weniger genommen. Muss ein bisschen rationieren. Mein »Raucherplatz« sieht fürchterlich aus. Der einzige Ort im Haus, den ich so gut wie nie sauber mache. Alles angeäschert. Irgendwie ist es widerlich und doch so heimelig und vor allem meins. Ich mag es, hier zu sitzen. Alleine. Viele Gedanken des Tages gehen mir durch den Kopf. Scheiße, angeäschert. Kinder sind im Bett, Mann ist irgendwo oben. Ich bin alleine. Ich fühle mich alleine. Ein Schluck Multi-Saft. Mein Herz rast. Ich möchte weg. Ich möchte meinen Hund nehmen und gehen. Gehen. Egal wohin. Hier ist alles schwer. Ich bin schwer. Viele Steine liegen auf meinen Schultern. Vieles, was ich falsch gemacht habe. So viele Fehler. Ich weiß es, aber warum fühl ich es nicht. Ich will es zurück haben. Alles. Alles, was man mir genommen hat. Meine Augen werden feucht. Ich bin kurz davor zu weinen. Das geht heute in die falsche Richtung. Sie kommen nicht. Noch nicht! Die Tränen. Zu viel hab ich schon geweint. Zu viel in meinen 36 Jahren. Liederwechsel. Es spielt echt traurige Musik. Nicht gerade gut für den Moment. Ich möchte, dass ... – jetzt weine ich. Ganz warm sind meine Tränen. Es tut so weh. Mit jedem Schluchzer fühle ich mich besser. Es muss jetzt raus. Da hilft gar nichts. Er soll hier sitzen. Bei mir. Er soll bei mir sein. Meine Dämonen sind den ganzen Tag schon so laut. Ich kämpfe gegen sie. Jede Stunde. Jede Sekunde. Ich kämpfe. Aber keiner sieht es. Joint beinahe aus. Ich hasse das. Tief ziehen. Er ist nicht da und er wird nie für mich da sein. Er ist nicht gut für mich. Ich habe mir heute gedacht »scheiß drauf«. Rutsch aus mit der Stichsäge. Aber ich bin zu schwach. Ich bin müde. Mein Herzschlag wird langsamer. Ich kann es spüren. Mit jedem Zug. Mir läuft die Nase. Schnäuzen. Joint ungern aus der Hand geben. Schnäuzen. Lass ihn liegen. Mach langsam. Ich will ins Bett. Ich will weg. Meine Stimmen sind laut. Sonst sind sie meist unhörbar. Heute nicht. Sie nerven mich. Sie zwingen mich. Ich will Ruhe.

Ich will zu ihm. Er soll mir geben, was ich suche. Er soll das sein, was ich brauche. Wieso kann er mir nicht helfen. Ich dachte, wenn mich jemand versteht, dann er. Er denkt wie ich. Er kann es nur nicht aussprechen. Er kann nicht sprechen. Wieso kann er mit mir nicht sprechen. Es gibt so viele Worte für all das, was man denkt. Er braucht sie doch nur aneinanderzureihen. Ich weiß, dass ich ihm nicht wichtig bin. Das weiß ich nur zu gut. Ich denke dennoch an ihn. Er kann mir helfen, er soll mir helfen. Er weiß, wie es ist, so zu sein. Nochmal alles gelesen. So ein Scheiß.

21:14

Gefühlt sitze ich hier seit Stunden. Meine Augen fallen zu. Medikamente heute noch nicht genommen. Memo an mich: Medikamente noch nicht genommen. Ich vergesse sicher. Geschaut, ob er geschrieben hat. Er wird es nicht. Er kann es nicht. Ich habe Fehler gemacht. Ich mache so viele Fehler. Der Kirschkuchen war geil. Omas Rezept. Ich liebe es. Nehme Joint, zünde ihn wieder an. Es gibt keine Stelle an meinem Körper, die mir nicht weh tut. Ich stehe den ganzen Tag unter Strom. Es ist die Anspannung, sie sitzt mir in den Knochen. Meine Finger schlafen während des Schreibens ein und beginnen zu »bremseln«. Die letzten, vielleicht noch fünf Züge. Habe wirre Gedanken. Mehrmals äschere ich versehentlich in mein Saftglas. Lege ihn weg. Vielleicht noch zwei Züge. Nachrichtern gecheckt. Nichts. Wie schon die letzten paar Wochen. Ich darf es nicht. Punkt. Jetzt hab ich ernsthaft »Punkt« geschrieben. Find ich jetzt witzig.

21:33

Es wird anstrengend, mich mit mir zu unterhalten. Ich hätte gerne einen Gegner. Musik fühlt sich gut an. Als würde sie durch mich durchfließen. Einmal quer durch. Ich mag Musik. Musik lenkt mich ab. Sie stresst mich nicht. Je lauter, desto besser. Meine Stimmen sind dann ganz weit weg. Irgendwie »zu Tode gesungen«. So ein Scheiß. War das ein Wort? Ich hab keine Ahnung, was ich hier eigentlich mache. Er soll zu mir. Heute tut es sehr weh.

Christian war immer für mich da. Egal, was war. Er hat mich angesehen. MICH, nur mich. Er hat mich angesehen und gewusst, was ich brauche. Die Tränen beginnen zu laufen. Mein Herz pocht wie wild. Warum musstest du gehen? Ich vermisse dich so sehr. Ich kann keinem sagen, wie sehr es weh tut. Es tut so höllisch weh, dass du nicht mehr da bist. Ich muss mich schnäuzen. Hab mir eine Zigarette angezündet. Ich lasse den Joint liegen. Ich rauche ihn morgen früh. Zwei Züge zum Aufstehen. Nicht mehr. Nur diese zwei. »Fallen wir mitten ins Leben«, »wir leuchten heller allein«. Ja, vielleicht. Du tust mir nicht gut. Und doch hoffe ich so sehr, du kannst mir helfen. Nicht du brauchst mich. Ich brauche dich jetzt. Mein linker Fuß schläft ein. Zu schwer, um mich zu rühren. Ich verlange zu viel von Frau Dr. Glasli! Sie sagt, holen Sie es sich aus sich heraus. So nicht, aber sie meint das so. Ich mag sie. Sie hört zu, irgendwie, auch wenn sie dazwischen gähnen muss. Muss trinken. Hab einen ganz trockenen Mund. Hier im Keller ist es kalt. An meinen Zehen spüre ich es. Alles Andere ist irgendwie unter der Decke. Meine Raucherfinger werden warm. Muss ausdämpfen. Das Lied noch, dann geh ich hinauf.

Meine Nacht war durchwachsen. Der Morgen eine Katastrophe. Ich lächle. Zwei Zigaretten, zwei Tassen Kaffee. Die dritte Zigarette in der rechten Hand, lese ich jetzt erst einmal mein gestriges »Geschreibsel«.

Ok, heute wird es eindeutig schwerer, den gestrigen Rausch in Worte zu fassen. Ich habe das große Bedürfnis, mich für einiges zu rechtfertigen. Außerdem habe ich Namen erwähnt, was ich eindeutig ändern muss. Die Gefahr ist zu groß, dass es jemand lesen könnte und in den falschen Hals bekommt. Ich werde zukünftig Synonyme benutzen. Selbstschutz! Fremdschutz! Milly bellt im ersten Stock. Ich weiß nicht warum, es ist mir momentan auch egal. Ich rufe hinauf. Mehrmals. Sie verstummt.

Ich muss mich sehr dazu zwingen, heute zu schreiben, doch ich habe es mit mir ausgemacht und möchte durchhalten.

Gestern war ich sehr traurig und müde. Geistig sowie körperlich. Ich hatte mich den ganzen Tag beschäftigt. Die neuen Tabletten (Ziprasidon) lassen mich kaum zur Ruhe kommen. Fühle mich wie aufgezogen, muss ständig etwas tun und komme nicht zur Ruhe. Körperlich sind die Schmerzen aufgrund meiner Depression oft nicht auszuhalten.

Ich empfinde es als wahres Glück, meine überschüssige Energie erfolgreich in Holzarbeiten ausleben zu können. Immer dann, wenn ich gedankliche Überforderung spüre, gehe ich in den Keller und baue. Ich baue nichts Großartiges, aber ich werkle vor mich hin. So eine Fixierung auf eine bestimmte Sache habe ich lange nicht erlebt. Es macht mir Freude, zu sehen, wie etwas entsteht. Körperlich ist es natürlich eine zusätzliche Anstrengung. Vor ein paar Wochen, vor der Medikamentenumstellung hätte ich diese »Free Time« mit einem Nickerchen verbracht. Doch liegen ist ein großes Problem. Ich habe das Gefühl, nicht einmal ruhig sitzen zu können. Irgendwie fühle ich mich überdosiert. Hammer, Bohrmaschine, Stichsäge ... meine Begeisterung!

Zum ersten Abschnitt von gestern Abend möchte ich mich nicht äußern und ihn unkommentiert stehen lassen. Es wird mich in einem halben Jahr, nach Ende dieses Experiments nicht interessieren, um wen es sich hierbei gehandelt hat. Den zweiten Teil finde ich wesentlich spannender. Es geht um meinen 2014 verstorbenen Schwiegervater. Eine Seele von Mensch. Noch heute leide ich, dass er nicht mehr da ist. Dessen bin ich mir bewusst. Es gibt kaum einen Tag, an dem ich nicht an ihn denke. Es war eine tiefe Verbundenheit, ich fand Stabilität und erlebte sein Wesen immer als wohltuend. Ich war gerne in seiner Nähe, umso härter trifft mich sein Tod. Er wird für mich immer unvergessen bleiben, in großer Dankbarkeit blicke ich täglich auf ihn zurück.

Die Stichsäge. Natürlich werde ich mir nicht mit einer Stichsäge das Leben nehmen! Doch was soll ich sagen? Es sind nun einmal Gedanken, die immer wieder kommen. Ich kann sie nicht aufhalten. Sie kommen. Sie kommen unerwartet und ich versuche damit bestmöglich umzugehen. In den verschiedensten Situationen überfallen sie mich. Manchmal sind sie unerträglich. In den meisten Fällen bewundere ich meine Kreativität in dieser Frage. Gedanklich habe ich bereits tausende verschiedene Arten erlebt, um dieser Welt zu entfliehen.

Mehr möchte ich heute gar nicht dazu sagen, außer vielleicht noch, dass ich es ohnehin nicht schaffe, mich umzubringen!

Dritte Tasse Kaffee. Waschmaschine, Trockner, Geschirrspüler, Staubsauger. Alles läuft. Ein Hoch auf die moderne Technik.

Demotiviert starte ich heute in den Tag ...

3.7.2021
Samstag
2:23

Es war ein kifffreier Abend. Wir besuchten gemeinsam als Familie den Großheurigen. Für mich anstrengend, für die anderen ein Vergnügen.

Ich bin wach, weil ich nun einmal wach bin. Ich bin zornig auf mich selbst, weil ich wieder einmal nicht schlafen kann. Sitze auf meinem Raucherbänkchen im Keller und zieh eine Zigarette durch. Momentan rauche ich zu viel. Es wird stetig mehr. Ich merke es an meinen Lippen. Sie sind spröde, trocken und tun unangenehm weh. Ich merke es an meinen Fingern. Sie verfärben sich gelb. Ich merke es an meiner Lunge. Ich bekomme schwerer Luft. Ich will es gar nicht und sitze dennoch da und »tschicke«. Eigentlich möchte ich schlafen. Ich bin sehr müde. Geistig und körperlich. In eineinhalb Stunden, um vier Uhr, läutet mein Wecker. Es ist mein Dienstwochenende. Es ist Samstag, diese Tatsache stört mich nicht, würde dennoch gerne ausschlafen. Gestern den ganzen Tag über den Dachboden geräumt. Stand auf meiner »To-do-Liste«. Wieder etwas zum Abhaken, wieder etwas erledigt. Ausgedämpft. Gehe zurück ins Wohnzimmer, mit pfeifender Lunge und dem scharfen Zigarettengeruch an mir haftend. Immer wieder gähne ich. Meine Hündin legt sich zu mir und seufzt tief. Ihre Schnauze legt sie liebevoll auf meinen Oberschenkel. Ich weiß nicht, ob es eine liebevolle Geste ist, doch ich empfinde es als solche. Liebevoll und vertraut. Milly, mein Seelenhund. Oh, wie habe ich dafür gekämpft, einen Hund haben zu dürfen. Sie ist meine Hündin. Ein Mädchen. Egal wohin ich mich bewege, sie ist da. Als ich das letzte Mal aus der Psychiatrie nach Hause kam, schaute sie mich tagelang nicht an, das tat mir weh. Ich hatte das Gefühl, etwas Wunderbares kaputt gemacht zu haben. Doch meine Traurigkeit und ihr Zorn legten sich wieder und irgendwie kehrte wieder Normalität ein.

2:40
Ich versuche noch einmal einzuschlafen.

3:11
Geduscht, Kaffee gemacht. Zurückzufinden in den Schlaf war eine nette Idee, hat aber leider, wie so oft, nicht funktioniert. Wenn meine Beine erst einmal anfangen zu kribbeln, dann weiß ich, ich habe verloren. Es ist wie ein Zwang. Ich muss aufstehen. Ich kann mir selbst nur schwer erklären, wie es sich anfühlt. Wie soll Frau Dr. Glasli es dann verstehen?

Es ist, als ob mich jemand zwingen würde aufzustehen. Ja, manchmal fühlt es sich an, als ob ich bestraft würde. Keine Ruhe finden. Meine Strafe. Ich kann mich nicht erinnern, seit wann das so ist. Ich kann nicht sagen, wie viele Nächte ich bereits damit verbracht habe, im Haus herumzuwandern. Auf leisen Sohlen, niemanden wecken. Alleine. Alleine mit Milly, die müde und widerwillig hinter mir hertapst. So wirkt es zumindest. Zwei, drei Nächte halte ich das aus, doch dann wird's kritisch. Wenn dann nicht ein paar gute Nächte folgen, kippt meine Stimmung. Ich werde unleidig, unzufrieden, grantig, ungerecht zu anderen. Jeder Handgriff kostet Überwindung. Ich zwinge mich, mich mittags hinzulegen. Vor ein paar Wochen gelang mir das noch recht gut, mittags ein, zwei Stunden tief zu schlafen. Ziprasidon macht das unmöglich. Es ist vielleicht, wenn's hochkommt, 15 Minuten ruhiges Sitzen oder Beine hochlegen möglich. Dann überkommt mich der Zwang aufzustehen. Zwang, irgendwie ein nettes Wort für das, was es wirklich ist. Es sind Stimmen.

Ok, das aufzuschreiben fällt mir schwer. Ich überlege, es wieder zu löschen. Alleine der Gedanke, jemand könnte das lesen und mich für verrückt erklären, beschert mir Herzrasen. Mir vergeht die Lust zu schreiben, das Thema ist zu schwer für diese Uhrzeit, einmal ganz davon abgesehen, dass meine Stimmen es mir verbieten weiterzuschreiben. Übermüdet kann ich nicht dagegen angehen.

3.7.2021
Samstag
21:20

Ich sitze, zugedeckt mit meiner lilafarbenen Kuscheldecke auf meinem Bänkchen im Keller und warte, bis die Wirkung einsetzt. Geduscht. Bettfertig. Jetzt noch ein bisschen Leichtigkeit einatmen und der Lebenswille hat mich wieder. Heute schmeckt er mir. Ein Zug löst den nächsten ab. Ich kann die Brandlöcher in meiner geliebten Decke nicht mehr zählen. Es sind zu viele. Ich liebe diese Decke. Obwohl sie von Oma ist. Der Oma, die nie ein gutes Haar an mir lässt. Ist mir egal. Die Decke mag ich. Sie ist flauschig und von mir »angekuschelt«. Ich habe großen Durst, möcht mich aber im Moment nicht wirklich aufraffen, etwas zu holen. Tief ziehen. Mein Tag war ein guter Tag. Vollkommen übermüdet kam ich von meiner Arbeit heim. Zwei Stunden geschlafen. Nachtschlaf nachgeholt, zumindest rede ich mir immer wieder ein, so etwas sei möglich. Tat mir gut. Heute wird es schwer sein zu schreiben. Ich merke es schon, Wirkung setzt ein. Zu schnell. Es ist sieben Minuten später und mein Kopf wird schwer. Musik in meinen Ohren. Ach, wie ich Musik liebe. Immer wieder kippt mein Kopf zur rechten Seite und verharrt kurz, bevor ich ihn wieder in die richtige Position zum Schreiben bringe. Es war heute den ganzen Tag schon ziemlich leise in meinem Kopf. Ich war zu müde. Zu müde zum Denken. Meine Oberschenkel jucken. Enthaarungscreme vergessen. Die muss noch weg. Scheiße. Hätte ich vorhin machen sollen. Hab mich auch rasiert. Manchmal muss das sein. Auch, wenn's keiner sieht. Für mein Gefühl. Mein Gefühl als Frau. Ich bin keine hübsche Frau. Zu viel Gewicht. Zu sehr nicht Norm. Es ist mir egal, was andere denken. Das war jetzt gelogen. Überlege, das zu löschen. Nein, bleibt stehen. Die Wahrheit ist, ich möchte sehr gerne als hübsch wahrgenommen werden. Doch ich weiß, dass ich es nicht bin. Das ist ja frustrierend. Gehe meine Creme abwaschen und ins Bett. Joint bleibt liegen. Rauche ich morgen Abend. Mich dreht es. Ich muss endlich wissen, wann es genug ist.

Pfff. Tiefer Seufzer. Wohltuender Seufzer. Dienstbeginn um 7:45 Uhr. Ich bin bereits auf der Station. Es ist 6:45 Uhr. 5 Uhr Verabredung mit Peter wahrgenommen. Hat sich, ich weiß nicht genau wie, einfach so ergeben. Was soll ich sagen? Ich glaube, das war der beste Sex meines Lebens. Nein, ich weiß, es war der beste Sex meines Lebens. Mir zittern noch immer meine Oberschenkel. Schon lange nicht mehr so etwas Intensives gespürt. Es war, wie sag ich das jetzt, ohne dass es irgendwie kitschig und übertrieben klingt? Es war BOMBE! Es war, ungelogen, fantastisch und grandios. Ich weiß nicht warum, aber ich empfinde ihm gegenüber keinerlei Scham, mich nackt zu präsentieren. Meine Finger, mein Körper, ich fühle mich eingehüllt von seinem Geruch, von seinem unwiderstehlichen Duft. Göttlich. Ich ließ es zu. Er leckte mich, als gäbe es kein Morgen mehr. Er fingerte mich, genauso, wie ich es brauche. Mein Kitzler bebte vor Leidenschaft. Ich kann mir nicht vorstellen, dass er es genauso empfand, aber was soll ich sagen? Wenn ich ehrlich bin, ist mir das heute egal. Ich habe ihm schon so oft schöne Orgasmen beschert. Da darf ich doch auch einmal genießen?! Jedoch, damit hatte ich nicht gerechnet. Seine Finger, seine Zunge, es schien, als wüsste er genau, wonach ich mich so sehr sehne. Ich ließ mich fallen.

26

Stöhnte. Lust und Aufregung. Überraschung und Verbundenheit. Verboten und doch so vertraut. Aufs Kuscheln hinterher musste ich schweren Herzens verzichten, die Arbeit ruft. Ich brauche noch etwas Zeit, bevor ich zum ersten Kunden aufbreche. Muss mich beruhigen und meine Sinne sammeln. Er könnte alles mit mir machen, bei ihm würde ich alles zulassen, nur damit er mich anfasst. Nähe, Berührungen, den Atem eines Anderen spüren, jemandem nah sein. Alles Dinge, die ich vermisse. So sehr vermisse.

Wie kann etwas so Schönes verboten sein? Wenn es mir doch so gut tut. Heilend für meine Seele. Heilend für meine Wunden.

Die Ehe, ein enges Korsett, welches mir die Luft zum Atmen nimmt. Heute konnte ich tief durchatmen. Endlich wieder einmal. Länger schon konnte ich ihm nicht nahe sein. Ich vermisste Peter, seinen Körper, sein Lächeln, seine wohltuenden Worte. Ich fühle mich »aufgetankt«, energiegeladen, spüre mich und ein zufriedenes Lächeln umspielt meine Lippen. Es ist nicht Liebe. Es kann daraus keine Liebe werden. Ich brauche keine Liebe. Ich brauche Nähe. Nähe, die mir in meiner Ehe fehlt. Ich bekomme sie nicht. Kein Betteln, kein Flehen, kein Bitten hilft. Es wird mir verweigert. Verweigert, weil ich Fehler gemacht habe und noch immer mache.

Begehe ich meine Fehler vielleicht nur, weil ich die ständige Ablehnung und Verweigerung nicht aushalten kann?

Ich weiß, ich sollte ein zutiefst schlechtes Gewissen haben. Doch ich habe keines. Ich bereue nicht. Im Gegenteil, ich bin stolz darauf zu wissen, zu spüren, was meine Seele und mein Körper brauchen, um weiter existieren zu können. Lange habe ich gebraucht, um hinzuhören, um es wahrnehmen zu können. Spüren, was ich brauche. Den Mut haben, es sich zu nehmen.

Ich weiß, ich kann davon zehren. Mein Lächeln wird mich tagelang begleiten. Es wird mir helfen, im Alltag bestehen zu können, meine Aufgaben zu erfüllen, zu funktionieren. Ich werde die nächste Woche gut starten und zufrieden beenden können. Ich habe Energie getankt. Meine Stimmen lassen es zu, dafür empfinde ich große Dankbarkeit. So wie sie mich auch während dem Sex in Ruhe ließen, halten sie sich auch jetzt zurück. Sie befürworten solche Taten, denn irgendwie wissen sie, dass es ums Überleben geht. Leben. Zufrieden Leben. Mein größter Wunsch. Mein Sehnen nach Ruhe in meinem Kopf. Heute wird es ruhig bleiben. Der Tag wird dahingleiten und ich werde eine gute Nacht haben, ohne herumwandeln zu müssen. Alles ist gut.

9:16

Ich habe »Stehzeit«. So ist das in meinem Job. Der eine Kunde braucht weniger Zeit, der nächste darf erst später angefahren werden. So kommt es dazu, dass ich hier sitze. Im Firmenauto, auf dem Billa-Parkplatz, bei angenehmen 23 Grad im Schatten. Es ist Sonntag, das Geschäft ist geschlossen. Hab mir Kaffee und ein Red Bull von der Tankstelle besorgt. Wobei ich das heute nicht bräuchte. Ich fühle mich schon genug aufgeputscht. Mein Adrenalinspiegel muss irgendwo bei 1000 liegen. Dennoch, der Kaffee schmeckt. Das Red Bull ist für später.

Ich verspüre den großen Drang, mich zu rechtfertigen. Wieder einmal hab ich es gemacht, und das, obwohl ich so sehr versprochen hatte, es nie wieder zu tun. Ich machte ihm bereits vor Monaten glaubhaft, dass ich alle meine Vergehen bereuen würde. Momentan ist es wenigstens nur einer ... Auch nicht gut, aber besser als fünf Affären gleichzeitig zu haben. Ich wählte bewusst. Eine Affäre musste mir bleiben. Peter ist der Auserwählte, nicht zuletzt, weil ich heute Morgen Unglaubliches erleben durfte. Ich habe richtig gewählt. Er musste es sein, ich spürte es.

Es ist nicht so, dass ich meinen Mann nicht lieben würde. Im Gegenteil, ich liebe ihn aus tiefster Seele. Er ist mein Mann und ich möchte auch, dass das so bleibt. Mein Mann ist stark. Er hat die Gabe, all meine Launen, all meine Tiefpunkte, all mein Leiden mit mir zu ertragen. Er hält Unmenschliches aus. Manchmal empfinde ich Traurigkeit und Wut, weil er so vieles zu stemmen hat. Manchmal mehr als eigentlich zu ertragen ist. Es muss eine große Last für ihn sein. ICH bin eine große Last. So sehr ich es auch gerne ändern würde und für ihn glücklich sein würde, es gelingt mir nicht. Ich verstecke viele meiner Emotionen, vieles an Traurigkeit. Bemühe mich zu lächeln, bemühe mich zu funktionieren, doch mein wahres Ich kann ich nicht dauerhaft unterdrücken. Es strengt mich an manchen Tagen zu sehr an, jemand sein zu müssen, der ich nicht bin.

Anton, was macht ihn aus, wer ist er, wie ist er, wie ist meine Beziehung zu ihm? Diese Fragen stellte ich mir bereits öfter als mir lieb ist. Es sind jene Fragen, für die ich Ewigkeiten brauche, um sie sinnvoll zu beantworten.

Ok, ich werde es versuchen. Tiefer Seufzer. Augenreiben. Konzentration. Konzentrier dich auf die Frage! Ich lege das Handy zur Seite und rauche eine Zigarette.

Zigarette geraucht. Kaffee getrunken. Verkehr beobachtet. Auf und ab gelaufen. Nachrichten gecheckt und beantwortet. Autoradio läuft. Konzentration. Ich hasse diese Frage. Ich schiebe diese Thematik gerne vor mir her, ich mag mich nicht damit beschäftigen, obwohl ich mir deren Wichtigkeit durchaus bewusst bin.

Es geht los…
Anton! Kurz gesagt würde ich meinen, dass viele Frauen gerne an seiner Seite wären. Er ist ein Mann, dem man vertrauen kann. Er ist immer da, auch wenn er nicht anwesend ist. Zu jeder Zeit kann ich ihn an-

rufen. Er hat immer ein offenes Ohr für mich und meine Sorgen. Monatelang, wenn nicht sogar Jahre, öffnete und verwaltete er meine Post. Ich hatte nicht die Kraft, das zu übernehmen. Viele Briefe wären ungeöffnet im Altpapier gelandet. Anton begleicht Rechnungen, verwaltet unsere Einnahmen und Ausgaben. Penibel. Obwohl ich mich bereits über seine Tortendiagramme lustig gemacht habe, weiß ich, wir wären ohne ihn heute nicht da, wo wir sind. Unsere Kinder, unsere Familie, wir sind finanziell gut abgesichert. Er kümmert sich um Ablauffristen von Versicherungen, um die Reparaturen, Garantien und Services unserer Autos. Er hält das Geld zusammen. Immer wieder bekomme ich Geld »zur freien Verfügung«. Er macht es mir leicht, mich um solche Dinge nicht kümmern zu müssen.

Anton ist ein toller und liebevoller Vater. Niemals würde er zulassen, dass unseren Kindern etwas geschieht. Niemand darf ihnen auch nur ein Haar krümmen. Er hat unsere Kinder zu dem gemacht, was sie sind, nämlich gute, selbstbestimmte, selbstbewusste, mutige, tapfere, fleißige und aufrichtige Kinder.

In all meinen Krisen, in all den Momenten, in denen es mir nicht möglich war, mich um sie zu kümmern, gab er ihnen doppelt so viel Liebe. Ich weiß, dass sich das auch in Zukunft, egal was kommen mag, niemals ändern wird.

Anton bietet mir eine stete Konstante in meinem Leben. Stabilität und einen guten Rhythmus, um meinen Alltag bestmöglich zu bewältigen. Liege ich schluchzend auf der Couch, legt er sich dazu. Sanft seine Hand auf meinem Rücken, streichelt er mich in den Schlaf.

Meine Augen beginnen sich mit Tränen zu füllen. Für den Moment muss ich aufhören zu schreiben ... In fünf Minuten wartet der nächste Kunde auf mich, diesen möchte ich mit einem Lächeln begrüßen!

12:14
Hab mich wieder gefangen. Mein Dienst ist fürs Erste beendet. Gegen 17 Uhr geht es weiter. Spätdienst. Sitze im Auto und versuche, mich wieder dem für mich so schweren Thema zu widmen. Wolken verdunkeln die Sonne. Temperatur ist um zwei Grad gefallen. Dennoch ist es ein freundliches Wetter. Ein Wetter, um aktiv zu sein. Nicht zu heiß, nicht zu kalt.

Zurück zu Anton! Er macht es mir leicht, ihn zu lieben. Ich würde sogar so weit gehen und sagen, wir sind Seelenverwandte. Irgendwie beste Freunde, mit allen Höhen und Tiefen, welche eine Freundschaft mit sich bringt. Er versucht mich zu verstehen. Er versucht es zumindest. Das merke ich. Das Problem ist, er kann es nicht nachempfinden. Er ist emphatisch, doch er fühlt nicht, was mich quält.

Er kennt meine Dämonen nur zu gut, ich habe ihm meine seelischen Schmerzen nie verheimlicht, doch er versteht nicht, was sie mit mir machen. Trotz alldem ist er immer für mich da. Ich schätze das sehr, weiß, dass es nicht selbstverständlich ist, und bin ihm dankbar.

Dankbar für 19 gemeinsame Jahre. Dankbar für unsere zwei Kinder. Dankbar für unser schönes Zuhause.

Mein Mann ist ein fleißiger Mensch, arbeitet mit Leidenschaft und verdient damit ausreichend Geld, um uns zu versorgen.

Krankenstand gibt es für ihn nur, wenn er wirklich krank ist, bedeutet so gut wie nie. Seelische Tiefs kennt er nicht aus eigener Erfahrung. Sehr selten, dass er einen Durchhänger hat.

Ich weiß bis heute nicht genau, womit er eigentlich sein Geld verdient. Er kontrolliert, baut oder überprüft Teile für Elektroautos. Es ist nicht so, als hätte ich nicht bereits hunderte Male probiert, es zu verstehen, doch irgendwie check ich es nicht. Ich weiß, er fühlt sich großteils wohl im Kontakt mit seinen Kollegen, hat keine führende Position und freut sich täglich auf sein Mittagessen, welches nicht von mir kommt. Das ist gut so. Mehr erwartet er auch nicht!

Er erwartet grundsätzlich nicht viel. Er ist ein wahrer Fundamentalist. Er mag es, wie es ist und möchte alles bestmöglich so beibehalten. Tägliche Abläufe und Rituale sind sein Leben. Nur nichts ändern. Damit ziehe ich ihn auch oft auf. »Warmes Essen und gefaltete Wäsche im Schrank«, mehr benötigt mein Mann nicht, um glücklich zu sein. Die Wäsche erwartet er nicht einmal gebügelt! Er ist ein zufriedener, in sich ruhender Mensch. Das Gegenteil von mir.

Ich habe sein Leben auf den Kopf gestellt, ihn aus der Bahn geworfen und in tiefster Seele verletzt.

15:37
Zeit, um mich auf meinen Spätdienst vorzubereiten. Ich habe das Gefühl, mich den ganzen Tag gedanklich ausschließlich mit meinem Mann beschäftigt zu haben. Ich bin noch lange nicht fertig, werde bestimmt fortsetzen, doch für heute habe ich mehr als genug!

5.7.2021
Montag
7:48 Uhr

Ich wusste es, es wird mir guttun.

Ich habe geschlafen! Ich habe durchgeschlafen. Ich legte mich hin, schlief ein und wurde erst mit meinem Weckton wieder wach. Ich hörte meinen Wecker! Ich brauchte nicht meinen Mann dazu, um aufzustehen. Ich musste mich nicht quälen, um wach zu werden und meine Augen öffnen zu können. Ich fiel quasi munter, ausgeruht, entspannt, mit einem ECHTEN Lächeln aus dem Bett. Keine »Wozu-soll-ich-überhaupt-aufstehen-Fragen«. Es ist eine Seltenheit! Es ist eine Wohltat. Ich habe das Gefühl, ich könnte Bäume ausreißen.

Gestern Abend ließ ich den Tag gemütlich ausklingen mit einer langen Gassirunde. Mein Hund Milly, Emma, meine Nachbarin (wobei ich weiß, sie mag nicht, wenn ich sie als solche bezeichne) und meinem »Restjoint« vom Vorabend. Wetter war angenehm und wir schlenderten quatschend nebeneinanderher. Sie ist einer der wenigen Menschen, der alles über mich weiß. Nein, eigentlich ist sie die Einzige, die alles weiß. Alles! Jede noch so kleine Kleinigkeit.

Der ganze Tag war irgendwie begleitet von innerer Ruhe und Zufriedenheit, obwohl ich mich mit einem schweren Thema befasste: meinem Mann, das ich unbedingt noch einmal aufgreifen muss, denn es gibt noch so vieles zu sagen. Aber nicht heute.

Heute ist Montag! Bedeutet »Therapietag«. Um 10:30 Uhr werde ich bei meiner Therapeutin, Frau Dr. Glasli, sitzen und ihr mein Leid klagen. Jede Woche zur gleichen Zeit, am gleichen Ort. Sie wird da sitzen, die Schuhe ausgezogen, die Beine unter ihrem Hintern. Ich kenne sie, zumindest glaube ich sie zu kennen. Sie ist ein Mensch der guten Sorte. Ich mag sie, anders kann ich es nicht sagen. Meistens freue ich mich darauf, sie zu treffen. Neben der Beziehung zu meinem Mann eine weitere Konstante, auf die ich mich verlassen kann. Sie bemüht sich um mich, weit über ihren Aufgabenbereich hinaus. So oft hab ich sie schon verzweifelt kontaktiert. Weinend und am Boden zerstört. Sie hört zu, sie gibt mir das Gefühl, mich verstehen zu wollen! Ihr

»Frau Greiner, alles ist in Ordnung« gibt mir Kraft. Verständnis und Zuversicht, Hoffnung. Dinge, die ich von ihr aufsauge wie ein Schwamm. Ich freue mich auch heute, sie zu sehen, wobei ich nicht weiß, was ich ihr heute erzählen werde. Durch das viele Schreiben habe ich das Gefühl, es ist alles gesagt. Ich bin nun knapp über zwei Jahre bei ihr in Behandlung, es gab noch niemals nichts zu sagen. Einmal abwarten, worum es sich heute drehen wird!

Ich habe mir nicht die Mühe gemacht, all mein Geschriebenes noch einmal durchzulesen. Bei den ersten Seiten war das noch anders. Doch ich kann das nicht! Ich bin teilweise so schockiert über das, was ich da zu lesen bekomme, dass ich es als wohltuender empfinde, einfach nur zu schreiben, nicht zu lesen. Eigentlich ist es mir egal, wie viele Rechtschreibfehler ich mache, wie meine Formulierungen klingen, oder ob der Satzbau stimmt! Zusätzlich finde ich manche Passagen so beschämend, dass ich den Drang verspüre, sie umzuschreiben, und das ist nicht Sinn der Sache.

In einem halben Jahr werde ich es Revue passieren lassen. Ich werde mir einen Joint drehen, mich zurücklehnen und lesen, was entstanden ist, was aus meinen eigenen Händen, was aus meiner tiefsten Seele entsprungen ist. Ich freue mich darauf und kann es kaum abwarten. Ich stelle es mir sehr befriedigend vor. Irgendwie hoffe ich, mich selbst endlich besser verstehen zu können. Ein wahres Bild von mir zu erhalten, ohne Lügen, ohne Beschönigung. Ich suche mich selbst schon so lange. Manchmal spüre ich ganz deutlich, dass ich mich im Laufe der letzten Jahre verloren habe. Wer bin ich, wer möchte ich sein?

Das ist es, das ist das Ziel dieses »Experiments«. Die ganze Zeit frage ich mich nach dem Sinn, doch ja, mit diesem Grund, das zu machen, ergibt es für mich Sinn und fühlt sich richtig an.

8:23

Zeit, um in den Tag zu starten. Heute ist Ferienbeginn. Sommerferien. Ich habe frei, sowie jeden Montag. Kinder sind zu Hause und werden mit Sicherheit in der nächsten halben Stunde aus ihrem Schlaf erwachen und nach Frühstück verlangen.

Let's go!

17:03

Gartenarbeit. Es ist heiß, brütend heiß. Trage einen Bikini, in dem ich mich halbwegs ertragen kann. Meine Dehnungsstreifen am Bauch versuche ich für heute zu ignorieren. Der Schweiß läuft mir die Wirbelsäule entlang. Mein Höschen ist durchgeschwitzt.

Meine Kinder sind bei den Nachbarn, sie haben Spaß. Ich kann es hören.

Meine Stimmung schwankt zwischen Entspannung und gestresst sein. So viel Arbeit, wo ich auch hinsehe. Mähen, schneiden, rupfen, gießen, stutzen, Fallobst einsammeln. Hundehaufen wegräumen, Terrasse kehren, Spielhaus von Spinnweben befreien. Meine Liste ist lang. Die Zeit läuft und scheint wie feiner Sand durch meine Finger zu rieseln. Ich habe keinen Zeitdruck, doch ich habe MEINEN Zeitdruck. Ich möchte heute fertig werden, für morgen steht Neues auf meiner Liste.

Erst einmal Pause, zum Gedanken-Sortieren, zum Durchatmen. Eine Zigarette. Die mindestens fünfzehnte heute. Egal, dieses Problem gehe ich ein anderes Mal an. Nicht jetzt.

Geraucht, dem ausgelassenen Kindergeschrei gelauscht, Einsamkeit genossen.

Mut zusprechend mache ich mich wieder ans Werk.

17:41

Geschafft! Ich bin fertig. Für andere ein Witz, wenn man bedenkt, dass unser Garten gerade einmal knappe 70 m² misst. Für jemanden, der sich alle paar Minuten fragt, warum er das überhaupt macht, für jemanden, der sich zu schweißtreibenden Arbeiten zwingen muss, ein Erfolg. Ein Erfolg für mich. Ich hasse nichts mehr, als zu schwitzen. Alles andere ist im Moment halb so wild. Mit etwas innerem Zuspruch gelingt mir einiges an täglichen Aufgaben ganz gut. Nicht alles, man will ja nicht übertreiben, aber vieles. Mein momentaner Antrieb ist noch immer ungewöhnlich und überfordert mich. Gartenarbeit gehört definitiv nicht zu meinen Lieblingsaufgaben.

Ich bin schmutzig. Ekelig schmutzig. Gras klebt an meinem verschwitzten Körper, meine Finger sind überzogen vom Schmutz der Erde. Alles Natur. Aber ekelig. Am liebsten würde ich nun fünf gerade sein lassen und nichts mehr tun, mich auf die Couch schmeißen und den Abend ausklingen lassen. Doch wir wissen, dass das so nicht laufen wird.

Meine Stimmen sind laut, ich werde nicht ruhig sitzen können. In meinem Kopf hallen die Worte von Frau Dr. Glasli nach.

Shit, ich habe eine Stelle Gras zu schneiden vergessen. Stört mich! Da macht man sich die Mühe und dann ist es erst recht nicht perfekt. Zwinge mich, es zu ignorieren. Ich werde nicht aufstehen, um es zu erledigen. Nächste Woche muss ich die gleiche Arbeit ohnehin wiederholen.

18:20

Gras geschnitten! Wird man mich dafür loben und ehren? Wird man zu meinem Gedenken ein Monument erbauen? Wohl eher kaum. Habe es dennoch geschnitten, obwohl mir dabei die Sinnhaftigkeit meiner heutigen Gartenarbeit zur Gänze entglitten ist.

6.7.2021
Dienstag
3:36

Durchgeschlafen. Mir kam der Gedanke, dass es vielleicht auch so ein bisschen eine »self-fulfilling prophecy« sein könnte.

Eine sich selbst erfüllende Voraussage. Die Zunahme der Wahrscheinlichkeit, dass ein bestimmtes Ereignis eintritt, wenn es vorher bereits erwartet wird!

Ich rede mir ein, besser schlafen zu können, weil ich bei Peter »aufgeladen« wurde und dadurch passiert es auch.

Ich bin verschwitzt, mein T-Shirt klebt an mir. Ich bin die ganze Nacht unter einer zu warmen Decke gelegen. Dürfte mich kaum bewegt haben, habe nicht gemerkt, dass es zu warm wird. Jetzt ist mir kalt. Sitze in meinen dicken Bademantel eingehüllt auf der Terrasse. Trinke meinen ersten Kaffee und rauche meine erste Zigarette. Bin aufgeregt. Bekam gestern Abend eine Nachricht von Peter: »Möchte bitte gerne wieder einmal mit dir quatschen«. Treffpunkt fünf Uhr bei ihm. Ich weiß nun nicht, worauf ich mich einstellen muss. Ernsthaft? Quatschen? Irgendwie spüre ich, dass das in die falsche Richtung gehen könnte. Insgeheim tendiere ich dazu zu glauben, dass er wirklich nur quatschen will. War dennoch gestern baden. Hab den Schmutz des Tages förmlich abgeschrubbt, meine Fingernägel gefeilt und rot lackiert. Habe mich rasiert und meine Haare gewaschen, für mich beschlossen, ein Kleid anzuziehen. Ich will nicht quatschen, dabei kommt sicher nur Blödsinn raus. Mein Rethorikkönnen ist besser als seines. Eindeutig. Handelt es sich um etwas Ernstes, werde ich ihn gegen die Wand reden und gewinnen. Damit kann er nicht, das weiß ich mittlerweile. Ich kenne ihn ziemlich gut, er ist einfach gestrickt und ziemlich durchschaubar. Dreht es sich um ein »Beziehungsgespräch« à la »Was wird aus uns?«, bin ich raus aus der Geschichte. Ich bin verheiratet und nicht auf der Suche nach etwas Neuem. Es gibt eine Abmachung zwischen uns! Es sind die Spielregeln unserer gemeinsamen Treffen, diese gehören eingehalten. Strikt eingehalten, kein Abweichen möglich! Niemals würde ich mich für ihn von meinem Mann trennen. Niemals! Nicht zuletzt, weil er beziehungsunfähig und dem Alkohol nicht abgeneigt ist. Ja, das darf ich nicht immer wieder aus den Augen verlieren. Er hat ein Alkoholproblem. Ich habe keinen Respekt vor betrunkenen Menschen, mindestens genauso wenig wie vor mir, wenn ich kiffe.

Hole mir eine neue Packung Zigaretten und neuen Kaffee.

Dritte Zigarette in Folge. Frischer, heißer Kaffee. Ich spüre, wie er mir langsam durch den Körper läuft und meine Lebensgeister weckt.

Alkohol! Ein Thema, welches mich mein Leben lang begleitet. Alkoholkranker Vater. In der Jugend zu viel konsumiert. Schwiegereltern übermäßige Genusstrinker. Großvater ein Pegeltrinker. Kaufe selbst des Öfteren Bier für meinen Mann. Widerwillig! Ich, die ich ohnehin einen Hang zur Sucht habe, muss stets aufpassen. Aufpassen auf mich selbst! Ich brauche in meinem Leben kein weiteres Problem. Ich trinke nicht. Nie! Es tut mir nicht gut. Ich hasse es, verkatert zu sein, das Gefühl danach, den Geschmack und das Verlieren der Kontrolle über meine Dämonen. Ich weiß nur zu gut, was es mit mir macht!

4:05

Zeit, mich fertig zu machen, mich zu waschen, anzuziehen, verführerisches Parfüm aufzulegen. Ich weiß, was ich will. Ich weiß, was ich brauche. Eine halbe Stunde abschalten. Eine halbe Stunde fallen lassen, einen leeren Kopf. Haushalt, Kinder, Ehemann, Firma, Freunde, Familie, Sorgen, Kummer und Schmerz vergessen. 30 Minuten! Energie tanken, Berührungen eines anderen Menschen genießen. Jemand anderen berühren dürfen. Jemandem nahe sein.

Mein Handy werde ich im Auto lassen. Parken werde ich vor einem fremden Haus. Ich muss heute meinen Standort freigeben. Scheiße, mein Mann erwartet es von mir. Zu groß ist seine Unsicherheit, dass ich nicht doch lügen könnte. Meine Geschichte über meinen »morgendlichen Ausgang« war gestern nicht lückenlos durchdacht. Passiert mir eher selten. Ich bin gut darin. Gut darin zu tarnen und täuschen. Seine Unsicherheit ist berechtigt. Ich werde es dennoch tun. Ich werde tun, was zu tun ist!

4:32

Fertig! Ich würde gerne sagen, ich fühle mich nun hübsch, doch das wäre gelogen. Ich habe das Beste aus dem vorhandenen Material gemacht. Kalten Nachtschweiß mit warmem Wasser abgewaschen, Haare gerichtet, Deo benutzt, gründlich Zähne geputzt. Make-up lege ich im Sommer keines auf. Bin sonnengebräunt, sehe keinen Mehrwert darin. Habe mich in mein schwarz-weiß-gestreiftes Sommerkleid gezwängt, gute Unterwäsche angezogen, die alles bestmöglich dort fixiert, wo es hingehört. Habe mich übergeben und nochmals meine Zähne geputzt.

Das kommt öfter vor, als mir lieb ist. Erwartet mich eine ungewisse Situation, erbreche ich bereits in den ersten Morgenstunden. Ich kenne das und heute wandle ich auf unsicherem Boden, weil für mich einfach nicht klar formuliert wurde, was geschehen wird. Klare Aussagen, klare Ansagen, klare Anweisungen, das ist meine Welt. Mit allem dazwischen hadere ich oft. Zwischen den Zeilen lesen zu müssen, Sarkasmus, unterschwellige Hiebe mit dem Zaunpfahl, unklare Andeutungen, damit habe ich so meine Probleme. Ich kann einfach nicht verstehen, nein, ich will einfach nicht verstehen, dass manche Menschen sich nicht deutlich ausdrücken können. Oder wollen. Mit falsch gewählten Worten verwirrt man sein Gegenüber, das ist Tatsache! Im Grunde glaube ich, manche Menschen wenden diese Methodik nur aus zwei Gründen an, nämlich entweder um sich ihre Dummheit nicht anmerken lassen zu müssen oder um bewusst zu manipulieren.

Ich rede hier irgendwie aus Erfahrung. Ich bin ein Mensch, der Manipulation perfektioniert hat. Ich bekomme, was ich will. Ich bin darin, das ist leider keine meiner guten Eigenschaften, ein echtes Talent. Heißt jetzt nicht, dass ich etwas möchte und sofort bekomme, ich bediene mich hier eher der vergehenden Zeit. Das ist der Unterschied! Ich warte ab, obwohl ich ein sehr ungeduldiger Mensch bin, doch wahre Manipulation braucht Zeit. Merkt dein Gegenüber, dass du es zu lenken versuchst, wird es stets abblocken. Es wird sich zurückziehen, dich als fordernd, bestimmend und egoistisch wahrnehmen. Das sind dann solche Menschen, über die gesagt wird »sie gehen über Leichen«! Daher habe ich Geduld und wähle meine Worte bewusst. Ich lege mich auf die Lauer und sehe dem Spiel von außen zu.

Die Zeit drängt. Habe das Gefühl, meine Emotionen seien unter Kontrolle und meine Gedanken bestmöglich sortiert.

Standort freigegeben!

»Lasset die Spiele beginnen!«

6:12
Sitze befriedigt auf einer kleinen Betonwand neben meinem Auto. Es ist mittlerweile taghell. Fühle mich

perfekt durchgevögelt und optisch ruiniert. Meine Frisur habe ich bereits irgendwie versucht halbherzig zu richten. Plan ging auf, wurde nicht erwischt, bin elektrisiert, Aufregung ist abgeklungen.

Mein Auto parkte ich ca. 150 Meter von seinem Haus entfernt. Mein Handy, in meiner Tasche, auf dem Beifahrersitz platziert. Autoschlüssel meines Mannes »versehentlich« eingesteckt, Brille, Armbanduhr und Firmenhandy »vergessen«, um meine morgendliche Verwirrtheit zu untermauern und glaubhaft zu wirken bei meiner Erklärung, seinen Schlüssel eingesteckt zu haben. Langsam aber sicher entwickle ich Paranoia, doch er hätte mir sonst eventuell nachfahren können.

Auf dem Weg zu Peters Haus überfiel mich zum ersten Mal ein schlechtes Gewissen. Ich glaube, es war schlechtes Gewissen. Bin ich nicht gewohnt von mir, kenne ich nicht. Schon gar nicht in diesem Ausmaß. Inständig hoffte ich, er hätte unser Date vergessen und seine Tür nicht aufgesperrt. Ich würde umkehren und nichts wäre passiert. Doch Fehlanzeige, wie gewohnt war offen und mein Eintreten wirkte wie eine Selbstverständlichkeit. Ich klopfte leise an seine Zimmertür, öffnete und krabbelte behutsam in sein Bett. Anders als sonst lag er nicht eingekuschelt darunter. Ich seufzte. Wieder eine unerwartete Situation. Was tun? Ok, nachdenken. Wo ist er? Zugedeckt bis unters Kinn lehnte ich mich gegen die Holzwand. Sein Bett steht in der Zimmerecke, ohne Rückenlehne. Ungemütlich, wie ich schon immer fand. Es ist nur eine Notlösung. Er baut ein Haus, das noch in der Fertigstellungsphase ist, und bis dahin wohnt er im Keller seiner Mutter.

Ich wartete. Gute sieben Minuten später kam er mit Kaffee in der Hand ins Zimmer. Ungewöhnlich. Er ist kein Morgenmensch. Ok, mir wurde klar, das Date war kein Sexdate. Enttäuschung machte sich in mir breit. Shit, Adrenalin fiel ab, schlechtes Gewissen verflüchtigte sich. Ich werde nichts Unanständiges treiben. Ich würde quatschen müssen! Lockerer Smalltalk folgte. Wie geht es dir? Wie geht es mir? Was gibt es Neues? Wie waren die letzten Tage. Von sexueller Lust keine Spur.

Unsicheres Terrain für mich.

Aus für mich heiterem Himmel fragte er, wie lange ich denn Zeit hätte und ob nicht doch noch Sex möglich wäre. Er hätte Lust auf mich bekommen. Meine Überraschung konnte ich nicht verbergen. Ich wusste in dem Moment nicht, wie ich reagieren sollte. Irgendwie war Smalltalk, überhaupt am frühen Morgen, ein absoluter Abturner für mich. Ich wies ab, auch aus dem Grund, weil sich bei dem Gedanken daran sofort ein mulmiges Gefühl meinem Mann gegenüber einstellte. Er kuschelte sich, sichtlich enttäuscht, an meine verschränkten Beine und streichelte sanft die Außenseite meines Oberschenkels. Ich lehnte noch immer gegen die harte, kalte Holzverkleidung seines Zimmers. Plötzlich konnte ich nicht widerstehen, ich musste ihn berühren. Egal wie. Ich streichelte sanft seinen Kopf, seine Wange, fuhr die Linie seiner Augenbrauen nach. Meine Hände zitterten leicht und ich hatte Mühe, es mir nicht anmerken zu lassen. Ich wollte mehr! Hin- und hergerissen zwischen meinem deutlichen Nein und meiner kochenden Leidenschaft. Ein schneller Quickie. Das ist das, was ich wollte, schnell und hart. Danach war mir gerade, denn ich spürte nun doch meine Lust zurückkehren.

Leider ist Quickie nicht ganz seine Stärke. Eigentlich gar nicht seine Stärke. Er braucht ein Vorspiel! Manchmal wirkt das sexy auf mich, heute nicht. Kurz und knackig, damit ich das Gefühl bewahren könnte, es sei doch gar nichts passiert. Ich kam doch nur zum Quatschen!

Voller Lust begannen wir uns zu küssen. Wir schmusten heftig und ich spürte, wie ich für ihn brannte. Unsere Zungen folgten ihrem eigenen Rhythmus, unsere Hände glitten über den Körper des anderen, als wären wir ein eingespieltes Team. Er roch himmlisch. Er sieht verdammt gut aus mit seinem Dreitagesbart. Seine Haare standen in alle Richtungen und sein noch verschlafener Blick war unwiderstehlich. Er ist sich seiner Wirkung nicht bewusst, was ihn für mich noch attraktiver macht.

So, brauche eine Pause. Zigarettenpause. An etwas anderes denken. Zurück in die Realität.

6:57

Fahre nach Hause. Die Zeit ist abgelaufen, mein fiktiver Dienst beendet. Das Spiel ist vorbei!

7:46

Längst wieder angekommen in meiner Rolle als Hausfrau und Mutter. Milly gefüttert und mit ihr Gassi gegangen und Lena ein Frühstück gemacht. Tobias schläft noch. Es sind Ferien, er schläft bis mindestens zehn Uhr, vorher ist er nicht aus dem Bett zu bekommen. Er ist elf Jahre alt, mehr kann ich dazu nicht sagen. Lena kuschelt vor dem morgendlichen Fernsehprogramm, im Wohnzimmer auf unserer gemütlichen Couch unter einer dicken Decke. Sie hätte eigentlich Ferienbetreuung im Kindergarten, die letzte, bevor sie im September mit der Schule startet. Heute möchte sie zu Hause bleiben, das ist in Ordnung für mich. Mein echter Dienst beginnt erst um 14 Uhr, davor bringe ich die Kinder zu Kathi, meiner besten und langjährigsten Freundin, dort sind sie immer gut aufgehoben.

Bis vor ein paar Minuten ist Anton zu Hause gewesen. Wir haben noch einen schnellen, gemeinsamen Kaffee getrunken, danach ist er zur Arbeit aufgebrochen.

Wie könnte es anders sein, ich hab natürlich von meinem äußerst kurzen Dienst berichtet. Zwei Senioren musste ich offiziell das Frühstück herrichten! Passt mit der Zeit gut überein. Übernehmen musste ich den Dienst spontan für eine Kollegin, welche wegen Krankheit ausgefallen war. Alle Kunden konnten aufgeteilt werden, nur diese zwei nicht.

Memo an mich selbst: Passwörter ändern!
Das mache ich mittlerweile in regelmäßigen Abständen. Es vermittelt mir das Gefühl von Macht über mein eigenes Leben.

Ok, zurück zum eigentlichen Thema. Ich neige dazu abzuschweifen. Wo war ich stehengeblieben? Lese noch einmal den letzten Absatz über Peter. Versuche, meine Gefühle zu rekonstruieren. Es soll eine wahrheitsgetreue Dokumentation meines Lebens sein! Wenn ich es in einem halben Jahr durchlese, möchte ich nicht das Gefühl haben, mich selbst belogen zu haben.
… was ihn für mich noch attraktiver macht.
Mit seinen starken Händen zog er mich in die Reiterposition. Sein steifes Glied an meiner Scheide reibend bewegte ich mich im Einklang seiner fordernden Bewegungen. Ein kurzes Rumgefummel an unserer Kleidung und schon saß ich nackt auf ihm. Unser beider Atem wurde schneller und lauter. Küsse wurden weniger, sein Griff wurde fester. Meine Dämonen verstummten. Es wurde leise in meinem Kopf.

Meine Tochter Lena kommt zu mir und kuschelt sich unter meinen Arm. Wir liegen gemeinsam auf der Gartenliege, in unserem unperfekten Garten. 23 Grad im Schatten. Sie kann noch nicht lesen. Einen Vorteil hat das für mich, so kann ich weiterschreiben. Ich sage ihr, ich müsste einen Arbeitsbericht schreiben. Sie akzeptiert es, ohne zu hinterfragen. Die kleinen Lügen des Alltags!

Bis zu meinem raschen und intensiven Orgasmus war alles gut. Er braucht leider länger als ich. Er braucht seine Zeit, ist eben kein Typ für Quickies. Es fing an, mühsam zu werden. Ich gab mir alle Mühe, doch sobald meine Stimmen zurückkommen, bin ich nicht mehr ganz bei der Sache.

Ich kann von mir behaupten, jeden meiner Männer immer glücklich gemacht zu haben. Ich bin gut in dem, was ich mache!

Bei Peter sieht das leider anders aus. In diesem Punkt ist er nicht durchschaubar. Ich würde fast behaupten, er findet unseren Sex mittelmäßig. Ob es an meiner Optik oder an meiner Technik liegt, kann ich auch nach mittlerweile mehreren Wiederholungen nicht einschätzen. Grundsätzlich ist es mir egal. Es kommt mir auch nicht auf den Orgasmus an, meine eigene seelische Befriedigung steht für mich im Mittelpunkt dieser ganzen Schandtaten, jedoch kann ich mein Gefühl der Unzulänglichkeiten nicht verleugnen. Ich habe ihm das auch bereits sehr deutlich kommuniziert, was an meinem Empfinden jedoch nichts ändert. Ich hinterfrage gerne und natürlich würde ich gerne wissen, wie er es braucht, damit es ihn zur Gänze befriedigt. Er ist eine Herausforderung für mich.

Sobald die Dämonen zurück sind, kommen auch meine Selbstzweifel zurück. Gedanken, mit deren Inhalt ich mich nur ungern beschäftige, Gefühle, die ich nur zu gut kenne.

Mein Adrenalin fällt nach einem Orgasmus rapide ab und sobald es in meinem Kopf wieder lauter wird, möchte ich auf dem Weg nach Hause sein. Im heutigen Fall war es nicht möglich. Ich konnte mich nicht anziehen und gehen, ihn unbefriedigt zurücklassen. Ein innerer Kampf begann, der für mich kaum auszuhalten war. »Du bist nicht gut genug! Du bist nicht schön genug! Du gibst ihm nicht, was er braucht!«

Eine meiner Stimmen forderte mich ständig auf, die Situation sofort zu verlassen. Zu welchem Zweck hätte ich erst erfahren, wenn ich auf sie gehört hätte. Sie war drängend und laut. Ich habe sie heraufbeschworen und sie wird den Tag über bleiben. Ich habe sie zornig gemacht, indem ich ihrer Anweisung nicht Folge geleistet habe. Im Gegensatz zu ihr stand meine Moral. Ich lasse niemanden einfach zurück, ohne etwas ordnungsgemäß beendet zu haben!

Schließlich gelang es ihm, dieses Schauspiel zu beenden, indem er selbst Hand anlegte. Er spritzte mir in den Mund.

Meine Tochter steht ziemlich wortlos auf und geht zurück ins Haus. Ich nehme nur ein kurzes Gemurmel wahr. »Boah, ich schwitze wie ein Schwein«. Sie hat recht. Es ist heiß. Ich ziehe mein Kleid aus und lege mich mit einer angezündeten Zigarette zurück in den Liegestuhl.

Gedanken an seinen Geschmack überfallen mich. Ich habe das Gefühl, ich kann ihn noch immer schmecken. Ich bin nicht der Typ Frau zum Schlucken. Ich schlucke nicht einmal bei meinem eigenen Mann! Oftmals bei verschiedenen Männern probiert, gekostet und für nicht gut befunden!

Bei Peter ist das anders. Sein Sperma schmeckt lecker. Ich mag es. Es ist warm und süßlich. Ein ganz eigener Geschmack, der sich nur schwer beschreiben lässt. Es ist genau die richtige Menge, um es genüsslich zu verzehren. Geht etwas daneben oder spritzt er mich damit an, nehme ich es mit den Fingern auf und lecke sie ab. So gut finde ich es!

Irgendwie machte ich heute drei Kreuze, als es vorbei war. Es war anstrengend, schön, aber anders. Nicht unbekannt für mich. Fühle mich befriedigt, aber müde und ausgelaugt. Heute bin ich von getankter Energie weit entfernt. Leider! Es wird nicht positiv in mir nachhallen. Meine Selbstzweifel schreien aus jeder Pore meines Körpers. Ich bin dankbar, dass ich wenigstens keinerlei Scham empfinde. Selbstzweifel, schlechtes Gewissen meinem Mann gegenüber und meine heraufbeschworenen Dämonen sind genug für mein schwaches Nervenkonstrukt.

Ich liege noch immer im Liegestuhl. Die Sonne brennt auf meinen Bauch. Ich muss schön langsam in meinen Tag starten, die Arbeit ruft. Die Frage, wie ich heute meinen Alltag bestreiten soll, kreist in meinem Kopf.

Irgendwie beschleicht mich das leise Gefühl, meine sonntäglich aufgeladenen Akkus mit dem heutigen Date entladen zu haben!

7.7.2021
Mittwoch
5:29

Ich habe bis jetzt geschlafen. Bin verschwitzt, so wie gestern Früh. Stört mich nicht, denn dafür habe ich von 20:30 Uhr an geschlafen. Durchgeschlafen! Auf der Couch. Ich fühle mich ausgeruht. Noch schlafen meine Dämonen.

Ich war gestern Abend so dermaßen erschöpft, dass ich gegen 20 Uhr kaum mehr meine Augen offen halten konnte. Ich hatte mich müde gearbeitet. Objektiv betrachtet waren es nur fünf Kunden zur Betreuung, jedoch bei 33 Grad Außentemperatur. Bei den Kunden in den Wohnungen gefühlte zehn Grad mehr. Mit Mundschutz! Immer wieder wischte ich mir den Schweiß von der Stirn. Mein ganzer Körper schwitzte. Auf den kurzen Fahrten zwischen den Kunden erholte ich mich im Auto, Klimaanlage auf 19 Grad, Gebläse auf voller Leistung.

Ich hatte eine neue Kundin im Plan. Selten so etwas Lustiges erlebt. Noch immer muss ich schmunzeln, wenn ich an ihre Betreuungszeit denke.

Mein Job! Ich mag meinen Job. Ich liebe meinen Job. Ich komme unter Leute und meine Senioren akzeptieren mich so wie ich bin. Ich brauche mich nur bei ein paar wenigen verstellen. Keiner versteht, warum ich das freiwillig mache. Ich hätte maturiert und würde mich unter meinem Wert verkaufen. Solche Aussagen höre ich immer dann, wenn ich erzähle, was ich eigentlich gelernt habe.

Aber das ist mir egal. Ich verkaufe mich tausendmal lieber unter meinem Wert als einen Beruf auszuüben, den ich nicht mit Herz ausüben kann. Es sind 15 Wochenstunden, die ich offiziell in Elternteilzeit angemeldet bin und wenn ich Glück habe, fällt eine Kollegin wegen Krankheit aus und ich kann mehr arbeiten. Mehr arbeiten ist gut. Gut für mein Seelenwohl. Nach dem Motto »Mach mehr von dem, was dir gut tut«. Ja, ich könnte nach einer Stundenerhöhung bitten, doch um ehrlich zu sein traue ich mich nicht! Was, wenn mein Arbeitsleben zur Last wird, wenn es mich überfordert oder anfängt zu nerven? Was, wenn sich mein positives Gefühl in meiner Arbeit in ein negatives wandelt? »Never touch a running system!« Es ist gut, so wie es ist. Es wird die Zeit kommen und ich werde mir mehr zutrauen, für den Moment muss ich nehmen, was ich kriegen kann. Insgeheim hoffe ich immer auf die nächste Grippewelle, wobei das eigentlich ziemlich skurril ist, wenn man es laut aussprechen würde. Tu ich aber nicht!

Gestern habe ich mich dazu gezwungen, noch etwas länger auf meiner Gartenliege liegen zu bleiben. Milly lag, vor der Sonne versteckt, unter mir und schnaufte selig vor sich hin. Ich war fertig mit meinem Geschreibe und der Sinn des Liegenbleibens verflüchtigte sich rasch. Meine Gedanken schwirrten um meine To-do-Liste. Es gibt immer etwas zu tun. Beschäftigt sein ist gut. Beschäftigt sein tut mir gut!

Ruhig bleiben! Wie kann ein Mensch stundenlang ruhig bleiben? Sich einfach vor den Fernseher legen und »netflixen«? Es ist lange her, dass ich Ausdauer zum Nixtun hatte. Ich fühle mich getrieben, nicht zuletzt wegen der neuen Medikation. Ich bemühte mich. Blieb liegen. Sonnenbaden. Wenn es fünf Minuten waren, war es viel. Ich nahm mein Handy, machte Überweisungen, änderte all meine Passwörter, ging den Kalender durch, checkte meine Nachrichten und beantwortete sie widerwillig. Rief ein paar Leute zurück, die bereits ein paar Tage auf meinen Rückruf warteten und ärgerte mich dann, dass ich sie zurückgerufen hatte.

Ich telefoniere nicht gerne und schreibe erst recht nicht gerne Nachrichten. Ich muss mich dazu zwingen. Ich sehe mein Gegenüber nicht und bin gezwungen zu interpretieren. Sowohl beim Telefonieren als auch beim Texten. Wer mich kennt, weiß das. Da wären wir wieder beim Thema »Klare Aussagen, klare Ansagen«. Alles Schwammige nervt mich, weil es mich anstrengt. Außerdem, ganz ehrlich ... Was davon ist echt?

Ein Gespräch von Angesicht zu Angesicht, das ist echt! Das fühlt sich real an.

Der Wecker meines Mannes läutet, ich kann ihn bis auf die Terrasse hören, wo ich meinem Morgenritus fröne. Hole mir neuen Kaffee und werde ihm ein Küsschen geben. Er braucht das Gefühl, alles wäre gut. Er braucht das Gefühl, er hätte mich unter Kontrolle. Dass ich nach Plan funktioniere und lächle.

6:20
Zurück im Garten. Mann ist zufrieden und fährt gleich in die Arbeit. Kinder schlafen noch in Tobias Bett und Milly liegt auf ihrem auserkorenen Couchplatz und rührt kein Ohrwaschel.

Ich betrachte unseren Garten mit kritischem Blick. Immer wieder stehe ich zwischendurch auf, um etwas zu richten. Ich bin nicht zufrieden. Nein, ich finde es nicht gut, wie es hier aussieht. Meine Kinder haben gestern Abend draußen gespielt. Überall liegen irgendwelche Sachen herum. Handtücher, Sandkuchen, Bekleidungsstücke. Dazwischen findet sich Hundespielzeug. Ein von Milly zerfetzter Pandabär liegt mitten in der Wiese, seine blaue Füllwatte im ganzen Garten verteilt. Er hat beide Augen und seine Nase opfern müssen.

Durch diese drei Löcher wird seit Tagen sein Innenleben ausgerupft. Irgendwie brutal. Es wird nicht Millys letztes Opfer gewesen sein.

Ein reales Gespräch! Zurück zu meinen Gedanken. Ein Gespräch fühlt sich für mich nur dann sinnvoll an, wenn ich meinem Gegenüber in die Augen schauen kann. Vielleicht bin ich altmodisch, doch alles Andere fühlt sich für mich nicht sinnvoll an.

Die einzigen Menschen, mit denen ich außerhalb meines Familienlebens Kontakt über mein Handy halte, sind Peter und Thilam!

Auch bei ihnen fällt es mir nicht leicht, doch sie sind es mir irgendwie doch wert, mich dazu zu zwingen, etwas zu tun, das mir gar nicht liegt.

Mit Peter kommuniziere ich ausschließlich über den Messenger. Ich habe ihn stumm gestellt, so kann ich nicht hören, wenn er mir schreibt. Ich warte also auch nicht auf das Läuten. Eine weitere Sache, die mir nicht guttut. Das Warten auf eine Nachricht! Warum schreibt er nicht? Er hat meine Nachricht vor Stunden gelesen, aber wieso schreibt er nicht? Ständiges kontrollieren des Postfachs. Jede Frau auf dieser Welt weiß nur zu gut, was ich meine. Nein, ich bin nicht bereit dazu, mich selbst zu quälen. Ich tappe natürlich des Öfteren in diese Falle, schaue dann hundertmal nach, bemühe mich aber darum, dass es nicht so ist. Momentan bin ich relativ stabil für meine Verhältnisse, da klappt es besser. Stummschalten ist gut! Ich bestimme, wann ich mich mit ihm beschäftigen möchte. Ich bestimme, wann ich an ihn denke!

Thilam ist... was sag ich über Thilam? Um ehrlich zu sein, wollte ich ihn verschweigen. Er sollte ausschließlich in meinem Herzen zu finden sein! Niemand darf etwas darüber wissen. So war der Plan. Die Gefahr ist zu groß, jemand könnte all das lesen und ihn mir wegnehmen.

Lena ist wach, steht mit ihren Kulleraugen in der Terrassentür und fordert ihr Frühstück ein.

7:00
Frühstück für Lena gemacht. Milly ist wach und geht zum Pinkeln in den Garten. Es ist zu schwül, um mich aufzuraffen und mit ihr eine Runde zu gehen. Außerdem bin ich noch in Unterhose und Schlabbershirt, ohne BH.

Mich selbst belügen, andere belügen. Ich würde meine Aufzeichnungen in einem halben Jahr lesen und er wäre nicht ein einziges Mal vorgekommen! Ich bin eine Meisterin darin. Eine Meisterin im Tarnen und Täuschen. Seufz Ich muss auch über ihn schreiben!

Ok, normalerweise verdränge ich den Gedanken an ihn, wenn ich schreibe. Ich vermeide Geschichten, in denen er vorkommt und unterdrücke Gefühle, welche mit ihm zu tun haben. Ich schreibe jetzt seit 30.6.! Wir haben den 7. Juli. Ich glaube echt, er ist noch kein einziges Mal vorgekommen. Doch hier und heute gehört er erwähnt. Thilam ist mein einziger Telefonkontakt. Mein einziger Telefonkontakt, den ich liebe. Bei ihm gehe ich ans Handy. Immer. Wenn ich gerade nicht kann, schreibe ich ihm, in wie vielen Minuten ich ihn zurückrufe. Ich muss aufpassen. Meine Kinder sind hellhörig. Er ist diskret und vorsichtig. Selten ruft er einfach so an. Er schickt mit per WhatsApp Fragezeichen: Eines bedeutet: »Ruf bitte JETZT an!«. Schickt er mir zwei Fragezeichen, bedeutet es: »Melde dich ohne Stress, sobald du Zeit hast, bin länger alleine«. Es funktioniert! An manchen Tagen telefonieren wir häufiger miteinander. An manchen Tagen gar nicht. Kommt aber eher selten vor. Die Wochenenden sind hart für mich. An Wochenenden blockiere ich ihn. Die Gefahr ist zu groß. Ich könnte auffliegen. Ich darf ihn mir nicht nehmen lassen. Er ist mir von Herzen wichtig! Abgespeichert habe ich ihn unter »Dr. Mittner«. In meinem Telefonbuch sind so viele Ärzte, mein Mann würde sie nicht alle einzeln kontrollieren. Wir telefonieren über WA, so gibt es keine Aufzeichnungen über unsere Anrufe auf einer eventuellen A1-Abrechnung, sollte mein Mann sie verlangen. Nachrichten und Anrufliste werden von mir gelöscht, sobald ich zu Hause auf dem Parkplatz stehe.

Fotos von sich schickt er mir selten. Gut so, denn ich muss sie ohnehin immer gleich wieder löschen.

Memo an mich selbst: Foto-Ordner kontrollieren und aussortieren.

Keine Fotos zu bekommen ist nicht schlimm, ich weiß wie er aussieht, ich weiß täglich, was er anhat ... wir telefonieren mit Video. Er mit Headset, ich mit Headset, fahrend über Autobahnen und Landstraßen. Er ist Gerüstbauer. Er fährt von einer Baustelle zur nächsten. Ich bin Heimhilfe. Fahre von einem Kunden zum nächsten. Dazwischen sehen wir uns. Per Video. Ja, in diesem Fall liebe ich es zu telefonieren.

Jedes Mal, wenn er mir seine Fragezeichen schickt, denke ich mir, ich hätte ihm gar nichts mehr zu erzählen, und doch reden wir. Aber auch Stille halten wir beide ziemlich gut aus. Eine Wohltat für mich.

Es gibt kaum Menschen, die Stille aushalten können. Sie beginnen mit Biegen und Brechen irgendwelche Themen, die niemanden interessieren. Unangenehmer Smalltalk ist die Folge.

Ich denke, keiner von uns beiden fühlt sich gezwungen etwas zu sagen. Manchmal haben wir minutenlang den Videocall laufen und sagen kein Wort. Wir hören uns atmen, sehen einander an. Lächeln. Lächeln den anderen aus tiefstem Herzen an.

Um ehrlich zu sein, könnte ich noch ewig weiter schreiben, doch fürs Erste muss das genügen. Ich muss mich waschen und beginnen, den Haushalt geradezurichten. Heute bin ich überfordert und weiß gar nicht, wo ich anfangen soll. Tief durchatmen und step-by-step. Fang einfach in irgendeiner Ecke an. Doch zuallererst ziehe ich mir einen BH an und gehe meine Zähne putzen.

10:46

Liege am Pool. Muss ich, Kinder schwimmen! Ich bin die Aufsichtsperson. Sie haben Spaß ...

Sie schwimmen. Sie tauchen. Sie springen und lachen. Sie haben gemeinsam Freude. Ich bin stolz auf meine Kinder. Sie sind großartig! Jede Mutter sagt das über ihre Kinder, doch meine sind wirklich etwas Besonderes.

Überlege kurz. Auch das sagen alle über ihre eigenen Kinder.

Ich muss es anderes formulieren! Meine Kinder sind besonders, weil ich ihnen viel mitgegeben habe. Sie sind erst 6 und 11 Jahre alt, doch sie tragen eine ganz besondere Last mit sich. Eine schwere Last!

Das ist das denkbar schwerste Thema für mich. Ich schiebe es auf! Selbstschutz!

Zurück zu Thilam. Thilam ist ein toller Mensch. Nicht nur, weil ich ihn bereits länger und gut kenne, sondern auch objektiv betrachtet, ganz ohne Emotion. Der Bettler auf der Straße ist ihm genauso viel wert wie der Millionär im Porsche. Es ist faszinierend. Er geht vom Guten im Menschen aus. Immer. Er sieht in einer noch so miesen Situation immer etwas Positives. Möge es auch noch so klein sein. Er reicht jedem seine

Hand. Einmal! Wenn dieser sie nicht möchte, wendet er sich ab.

Es müssen zirka acht Monate sein. Doch noch gar nicht so lange, gefühlt kenne ich ihn eine halbe Ewigkeit. Er gibt mir das Gefühl, ihn zu kennen. Er macht es mir leicht. Er kann offen reden. Er nimmt sich kein Blatt vor den Mund. Rhetorisch liegen wir auf Augenhöhe. Würde sogar fast dazu tendieren zu meinen, ich liege knapp darunter. Ich kann von ihm lernen. Sprachlich und emotional. Das alles, obwohl seine Muttersprache bosnisch ist und er sich die deutsche Sprache selbst beigebracht hat. Manche Worte fallen ihm manchmal nicht ein oder ihre Bedeutung ist ihm nicht geläufig, dennoch ist er der einzig akzeptable Gegner, den ich habe. Ich kann mich förmlich verbal duellieren.

Wenn ich möchte, kann ich jeden Menschen in meinem Umfeld zu Tode reden und würde als Sieger den Platz verlassen. Sprache kann ich! Betonung kann ich! Gestik und Mimik kann ich! Körperhaltung kann ich!

Manipulation kann ich auch!

Nicht bei Thilam! Ich bin gut, sogar bei ihm bin ich des Öfteren bereits als Siegerin hervorgegangen, doch nicht immer. Unentschieden oder verloren. Es ist spannend, er fordert mich heraus. Wo er Übersetzungsprobleme hat, setzt er seine Lebenserfahrung ein. Spannend. Er ist wesentlich älter als ich. 52. Das sind 16 Jahre mehr Erfahrung!

Es gibt kein Thema, über welches wir noch nicht gesprochen hätten. Es wäre gelogen, wenn ich sagen würde, es nicht zu genießen. Ich genieße es in vollen Zügen. Ein Tag ohne ein Gespräch mit ihm wirkt wie ein verlorener Tag. Ich bin ihm dankbar dafür, denn es ist das Einzige, was ich momentan von ihm bekomme!

Nach meinem Zusammenbruch, meinem Psychiatrieaufenthalt, nachdem mir alles verboten wurde. Nach meiner großen Beichte und der Kontrolle, die ich nun über mich ergehen lassen muss, ist es das Einzige, das mir geblieben ist. Er hat Verständnis, ich habe es vermasselt. Gewaltig vermasselt! Die Zeit wird wieder kommen, das weiß ich und darauf freue ich mich. Wir werden uns umarmen und Sex haben können. Wir werden uns berühren und dabei Spaß haben.

Was haben wir für großartigen Spaß zusammen. Wir können gemeinsam lachen, dass die Wände wackeln. Es tut so gut, wenn das Herz mitlacht.

Jetzt heißt es erst einmal »Füße stillhalten«, abwarten und genießen, was bleibt und uns so sehr verbindet. Worte. Worte, die uns beiden gut tun und so viel geben. Mir genauso wie ihm, das fühle ich.

Ich möchte ihn behalten, egal wie!

15:00

Dienstbeginn. Sitze mittlerweile in meinem Dienstauto auf dem Parkplatz vor meiner Firma. Ich freue mich auf meine Kunden. Fühle mich entspannt und ruhig, habe heute nicht viel gemacht, außer am Pool zu sitzen und meine Kinder mit Adleraugen zu beobachten. Nichts tun zu können ist für mich meist anstrengend, auf eine andere Art und Weise, fühlt sich immer ein bisschen an, als wäre es eine mir auferlegte Zwangspause. Doch ich muss mir eingestehen, es tat mir gut. Begann die Haut zu heiß zu werden, kühlte ich mich im Pool ab. Ein Traum! Kinder hatten Spaß, was mich zusätzlich zum Lächeln brachte. Ja, heute lächle ich. Ich bin glücklich. Ich fühle mich glücklich und zufrieden.

Ich habe noch etwa 20 Minuten, bevor ich beim ersten Kunden einmarschiere. Tief durchatmen. Die Entspannung fühlen. Mein Lächeln fühlen. Es geht mir gut.

Thilam. Auch heute haben wir bereits mehrere Male miteinander gesprochen. Zwischendurch, abseits der Kinder. Dann, wenn es ohne Gefahr möglich war.

Es wird für heute nicht das letzte Mal gewesen sein. Das weiß ich. Ich habe Dienst, entfernt von meinem zu Hause. Er weiß das, er kann mich jederzeit kontaktieren. Das tut er auch, immer dann, wenn es ihm möglich ist. Bis 19:30 Uhr. Dann werde ich ihn blockieren. Sicherheitsmaßnahme. Bis zum morgigen Dienst. Sobald ich das Haus morgen verlasse, schicke ich ihm ein »Guten Morgen«, als Zeichen dafür, dass ich alleine bin. Ich weiß, er ist vorsichtig, aber ich muss alles tun, um uns zu schützen. Kein Risiko mehr! Von Anfang an hat er mich gewarnt, mein Nervenkonstrukt sei nicht stabil genug, ich solle aufpassen. Mein Fehler! Ich war schwach. Eine depressive Phase. Sie kam unerwartet.

Warum ich Thilam, meinen Herzensmenschen, nicht eher erwähnen wollte, hab ich für mich eruiert, doch worin liegt das Problem, mich mit ihm zu treffen, Sex mit ihm zu haben?

Ich treffe mich auch mit Peter und habe Sex mit ihm! Warum dann nicht mit ihm? Warum habe ich nicht ihn gewählt? Einer musste bleiben, warum nicht er?

Obwohl ich von mir behaupte, schlechtes Gewissen kaum zu kennen, es nicht wahrhaftig empfinden zu können, es nicht zu fühlen, fühlt sich ein Treffen mit ihm irgendwie nicht richtig an.

Genauer kann ich es im Moment nicht erklären. Vielleicht ist es auch einfach die Tatsache, dass ich mit ihm keinen Sex brauche, um mich befriedigt zu fühlen. Der Sex fehlt mir nicht! Seine Umarmungen, seine unschuldigen Berührungen fehlen mir, doch nicht der Sex. Nicht, dass ich nicht würde, wenn sich die Möglichkeit bietet, doch es ist nicht unbedingt notwendig.

Er kann so sanft sein!
Ewig kann er meine Haare durch seine Finger gleiten lassen, wenn mein Kopf auf seinen Oberschenkeln liegt. Er streichelt meine Wangen, meine Ohren, meinen Hals mit seinen großen, groben Männerhänden, als wäre ich etwas, das er beschützen müsste. Alles, was er tut, wirkt auf mich, als würde er es nur machen, weil er es genauso sehr genießt wie ich. Nichts gespielt. Alles echt.

Ja, Peter würde auch kuscheln, doch es ist anders. Es wirkt auf mich manchmal, als hätte er das Gefühl, es tun zu müssen, um mir einen Gefallen zu tun. Das brauche ich nicht. Wenn jemand etwas mit mir oder für mich macht, dann nur, wenn er es selbst genauso möchte. Solange ich das nicht empfinde, werde ich sanften, zärtlichen Verhaltensweisen ablehnend entgegenstehen.

Nicht bei Thilam!

15:36

Shit. Konzentration. Zurück ins Leben. Muss in den Dienst, komme zu spät.

21:59

Sitze im Keller, baue mir einen Joint. Überlege, ob ich nicht doch lieber ins Bett gehen sollte. Habe fertig gebaut und ihn angezündet. Sehr dilettantisch, er zieht schlecht. Egal, er schmeckt. Es ist bereits ein paar Tage her und irgendwie fehlte mir der Geschmack. Vielleicht ist es auch einfach nur Frustration. Ich habe Babys Geburtstag vergessen und es tut mir unendlich leid. Er gibt mir so viel und ich vergesse auf seinen besonderen Tag. Ich bin ein schlechter Mensch. Ich selbst empfinde Geburtstage nicht anders als die Tage davor und jene danach. Ich weiß leider nicht, wie dieser Tag für ihn ist. Ich weiß nicht, ob er es mir übel nimmt.

Das Gras steigt mir zu Kopf. Musik hört sich intensiver an. Mein Körper wird schwer.

Ich bin auf der Suche nach mir selbst, aber ich kann mich nicht finden. Es ist anstrengend und ich frage mich, wie lange das noch so gehen soll. Ein halbes Jahr. Ich stehe unter Druck!

Betrachte meinen Joint. Er ist wirklich schief gebaut heute. Peter würde mich auslachen. Thilam würde mich dafür hinrichten. Er hasst nichts mehr als Drogen. Ich hatte es ihm erzählt, vor Monaten. Ich hatte ihm erzählt, dass ich hin und wieder gerne etwas rauche. Er wurde zornig, sogar sehr zornig. In seinen Augen gibt es nichts Schwächeres als das Rauchen von Drogen. Ich verheimliche es. Kein Problem für mich, ich kann das. Momentan sowieso, da ich ihn nicht persönlich treffe. Auch gegen meine Zigaretten kann er täglich schimpfen. Aber egal, ich bin, wie ich bin.

Peter schreibt mir. Den ganzen Tag über war es ruhig. Jetzt schreibt er. Was macht das mit mir? Etwas Seltsames. Fühlt sich nicht gut an. Ich hätte nicht nachsehen sollen. Lege den Joint weg. Es ist nur mehr die Hälfte da. Heute habe ich mir Himbeersaft mit hinuntergenommen. Ich trinke. Ich lasse den Saft von einer Backe in die andere laufen und wieder zurück. Jetzt ist er warm. Pfui.

Schreibe nebenbei mit Peter. Wollte ich nicht, aber es ist zu viel für meine Selbstbeherrschung, für mein System ... muss mit ihm schreiben.

22:40

Er hat geschrieben, er habe mich lieb. Nicht das erste Mal, nicht das letzte Mal. Es trifft mich mitten ins Herz. Er ist kein Beziehungsmensch. Versuch es dir nicht schlechtzureden. Es ist egal, wie du es dir irgendwie bestmöglich ... ach scheiße. Ich hasse mich, ich hasse diese Welt. Ich hasse meine Ehe. Nein, ich hasse das Konzept dahinter. Ich bin verheiratet. Ich bin mächtig bekifft. Fühle mich, als hätte ich Chaos in meinem Kopf. Das Gras zeigt seine wunderschöne Vielfalt. Ich habe Chaos im Kopf, und doch mag ich es gerade. Ich fühle mich hin- und hergerissen. Wie ein Schiff im Sturm. Milly kuschelt auf meinem Schoss. Sie sucht die Wärme. Es ist kalt im Keller. Trotz 35 Grad Tagestemperatur sitze ich hier im dicken Bademantel, in meine lila Decke gewickelt und friere. Die Stelle, auf der Milly mit ihrem Köpfchen liegt, auf meinem linken Oberschenkel, wird von Minute zu Minute wärmer. Nehme meinen Joint. Muss erst wieder anzünden. Rauchig. Ekelig. Wie kann man so einen Geschmack vermissen. Wie kann ich ihn vermissen, obwohl er getan hat, was er getan hat. Tiefer Lungenzug. Meine Augen werden schwer. Peter war so garstig zu mir. Er war verletzend mir gegenüber. Und das alles in jungen, prägenden Jahren. Es tat weh. Ich habe lange darunter gelitten. Ich wäre gerne wie Thilam, er reicht einmal seine helfende Hand. Wird sie abgelehnt, dann geht er. Ich wäre oft gerne sowie er.

Lese den ganzen Scheiß noch einmal. Finde, es ist scheiße. Thilam, er schreibt nicht, ich habe mich entschuldigt für das Vergessen seines Geburtstages. Nun warte und warte ich auf eine Antwort. Ich hasse es, auf Nachrichten zu warten. Jemanden warten zu lassen ist gemein.

Mein Herzschlag erhöht sich. Ich werde unruhig. Unruhig in meinem Kopf. Es ist ein Kampf. Ich verliere mich gerade gänzlich. Ich kann es nicht beschreiben. Es ist, als würden sich zehn Türen öffnen. Ich stehe in einem dunklen Raum. Zehn Türen verteilt im Kreis um mich herum. Die Türen stehen offen. Hinter jeder steht eine Mausefalle mit köstlichem Käse. Ich kann ihn riechen. Ziehe am Joint. Ich muss mich für eine Tür entscheiden. Ich muss, doch hinter jeder Tür, egal welche ich nehme, werde ich verlieren. Ich kann sie nicht schließen und einfach fortgehen. Ich bin in dem Raum gefangen, wenn ich nicht eine wähle. Ich habe das Gefühl festzusitzen. Ich spüre meine trockenen Lippen. Versuche sie zu befeuchten. Brauche Himbeersaft. Die Musik schmerzt in meinen Ohren.

Plötzlich ist der ganze Raum irgendwie implodiert. Irgendwie in sich zusammengefallen. Ich fühle mich alleine und haltlos. Sehe den Raum von außen. Würde gerade gerne mit dem Auto gegen einen Baum fahren. In einen Fluss fahren. Ich weiß auch nicht. Ich will das alles jetzt beenden. Besser heute als morgen.

Kann nicht mehr schreiben. Dämonen sitzen zu meiner Linken.

8.7.2021
Donnerstag
4:40

Wow!

»Bin ich kaputt im Kopf.«

Das ist mein erster Gedanke, nachdem ich den Text von gestern gelesen habe. Ich hätte, ohne es zu lesen, nicht mehr gewusst, was ich geschrieben hatte. Ich war dicht, so richtig dicht.

Danach bin ich ins Bett. Ja, ins Bett! Irgendwie zog es mich dorthin! Ich hatte nicht lange überlegt, ob Bett oder Couch, die Frage stellte sich nicht. Ich folgte einfach meinem Gefühl. Es war richtig, es war gut. Wieder durchgeschlafen! Langsam aber doch, gewöhne ich mich daran. Die erste unruhige Nacht wird ziemlich fies werden, das weiß ich heute schon, doch noch ist sie nicht da. Das ist gut, dafür bin ich dankbar.

Der gestrige Abend gehört unbedingt aufgearbeitet, da war einiges dabei, was ich nicht so stehen lassen möchte.

Ich werde mir im Laufe des Tages dafür Zeit nehmen. Jetzt nicht!

Ich muss duschen, bin verschwitzt und fühle mich noch nicht bereit dazu. Außerdem stehe ich gerade ein bisschen unter Zeitdruck. Es ist 4:51 Uhr, gegen 5:15 Uhr sollte ich spätestens losfahren. Ich habe Vormittagsdienst. Heute bekommt es 38 Grad. Der heißeste Tag des Jahres. Ich möchte nicht zu sehr in meine Gefühle hineinkippen.

Drei Zigaretten. Eine Tasse Kaffee. Gedanken sortiert. Tagesplan durchgegangen. Das wird heute stressig. Einmal schauen, bin dennoch zuversichtlich.

Gehe duschen!

5:15
Heute fällt es mir schwer, in die Gänge zu kommen. Vielleicht liegt es am Gras. Weiß auch nicht. Seit »Augen auf« bin ich in meinem Kopf nicht alleine. Befürchte, das wird heute mühsam.

Fahre zur Arbeit!

5:43
Sitze im Auto vor der Firma und versuche wach zu werden. Ich bin müde. Meine Haut ist trocken von der gestrigen Sonne. Sie spannt am ganzen Körper. Schwere liegt auf meinen Schultern. Meine Augen bleiben nur unter großer Anstrengung offen. Ich hasse solche Tage. Am liebsten würde ich zurück ins Bett gehen. Mein Körper fühlt sich angespannt an. Meine Beine schmerzen, ich fühle mich alles andere als wohl in meiner Haut.

12:15
Drei Körperwäschen, ein Mal Haushalt, zwei Mittagsbetreuungen später bin ich zu Hause. Ich habe nur kurz Zeit, um mich zu akklimatisieren. Ein schneller Kaffee muss her.

Kaffee gemacht, Waschmaschine eingeschaltet, Frühstücksgeschirr in den Geschirrspüler geräumt, Gassi gegangen, Zigarette angezündet, Sohn angewiesen, seine Sachen zusammenzupacken, dann finde ich mich auf der Terrasse wieder. Kaffee ist kalt! Es ist schwül. 27 Grad im Schatten. Es sollen heute 38 Grad werden. Ich fahre heute mit meinen Kindern und den Nachbarskindern zu Oma schwimmen. Vier Kinder! Pfffff. Das kann etwas werden. Habe bereits eine kleine Jause und Abendessen besorgt, muss noch Brettspiele und Schwimmsachen zusammenpacken, dann sammle ich alle ein und fahre los. Ob ich dazu Lust habe? Ja, doch meine Energie lässt heute zu wünschen übrig. Der gestrige Abend lässt mich nicht los und gehört dringend reflektiert. Ich muss alles noch einmal lesen. Meine Merkfähigkeit, fällt mir immer wieder auf, lässt zu wünschen übrig. Kurze Zeit, bildete ich mir ein, war es besser, doch seit ein, zwei Wochen brauche ich wieder meinen Notizblock. Etwas, das ich mir nicht aufschreibe, ist weg!

Habe heute bereits mit Thilam telefoniert. Es geht ihm gut und das trotz Hitze. Bei ihm doppelt so schlimm, weil er draußen arbeiten muss, oftmals ohne Beschattung. Ich würde sterben, doch er ist stark. Er ist ein kräftiger Mann. Ich mache mir dennoch Sorgen. Er sagt, er trinke immer viel Wasser, doch in seinem Auto fanden sich auch immer Red Bull-Dosen und etliche Kaffeebecher. Wenn wir uns trafen, hatte er immer vorher etwas für uns besorgt. Für jeden von uns Saft und meist etwas Süßes. Er dürfte auch nichts Süßes essen. Er hat Diabetes, doch er hält sich nicht unbedingt an gesundes Essen. Er ist ein Genießer, will essen und trinken, was ihm schmeckt. Ich mache mir oft Sorgen um ihn. Er arbeitet zu viel. Er ist groß und kräftig, aber gesundheitlich angeschlagen. Er hat immer wieder Probleme mit den Füßen und starke Rückenschmerzen. Er ist verspannt und ausgelaugt. Er ist fleißig und tapfer. Er ist ein Beschützer. Er würde alles für mich tun, auch wenn er dafür auf etwas verzichten müsste.

Ok, ich verliere mich hier in so etwas wie Verliebtheit. Damit höre ich gleich wieder auf.

Zurück zur Realität. Kinder warten auf ihren Badespaßnachmittag.

15:32
Poolparty in vollem Gange! Kinder haben Spaß. Wie meistens. Nicht immer, aber meistens. Ich bemühe mich zumindest!

Ich bin unruhig. Rauche zu viel. Eine Zigarette nach der anderen. Meine Gedanken kreisen, meine Stimmen fordern Unmögliches. Unter anderem quälen mich Gedanken zum Selbstmord. Meine Stimmen sind heute äußerst bedrohlich. Ich fürchte mich nicht, aber ich habe Respekt vor ihnen. Ich höre ihnen zu, anders ist es heute gar nicht möglich, sie sind einfach zu laut. Das Lachen der Kinder nehme ich nur am Rande wahr. Ich gehöre beschäftigt. Die Arbeit ist mein Freund. Doch, ich bin die Bademeisterin am Pool! Wegbewegen nicht möglich!

Ich sortiere meine Gedanken. Ich lese meine Sätze von gestern Abend noch einmal!

Ok, zum »ordentlichen« Sortieren muss ich alles Punkt für Punkt abarbeiten. Schritt für Schritt. Anders schaffe ich das heute nicht, es ist einfach zu viel los in meinem Kopf. Es nutzt auch nichts, es aufzuschieben. Meine Zeit läuft unaufhaltsam!

– Joint bauen:
Ich kann es nicht und werde es nie können. Es ist mir aber egal. Meistens rauche ich alleine, somit sieht es sowieso keiner. Ich wäre durchaus eine Gesellschafts-raucherin, doch es ergibt sich eigentlich kaum. Ich will mit meinen »Baukünsten« weder einen Wettbewerb ge-winnen noch irgendjemandem imponieren. Mein ein-ziger Anspruch an meinen Joint ist, dass er gut brennt und gut zieht. Mehr muss er nicht können. Ich strebe hier keine Perfektion an. Genauso, wie es mir egal ist, wie versifft mein Raucherplatz aussieht. Ich fühle mich dennoch wohl. Ganz nach dem Motto: »Es ist meins und es geht dich nichts an!«.

Ich habe im ganzen Haus zwei Plätze, auf denen ich mich wohlfühle, zum einen meinen Raucherplatz, zum zweiten meine Couch. Punkt. Mehr gibt es dazu nicht zu sagen.

– Baby:
Baby ist meine liebevolle Bezeichnung für Thilam! Ich nenne ihn immer Baby, bis jetzt. Ich denke nicht, dass sich das im nächsten halben Jahr ändern wird. Ich nen-

ne ihn nur beim Vornamen, wenn er übermäßig Faxen macht oder ich zornig auf ihn bin. Zweiteres passiert eher selten.

Er hatte gestern nicht Geburtstag. Es war irgendwie ein schlechter Joke. Ein Joke, bei dem ich nicht lachen konnte und seinen Vornamen benutzte, um ihn zu rügen.

Ich wusste, er hätte im Juli Geburtstag, und fragte ihn gestern nach dem genauen Datum, weil ich es vergessen hatte. Er meinte daraufhin: »Heute.« Ich habe mich total geschämt. Konnte und wollte nicht akzeptieren, ihn vergessen zu haben. Gut, abgehakt. Sein Geburtstag ist am 22. Juli!

Die Geschichte mit mir und Thilam funktioniert. Ich denke nicht, dass sich hier im Laufe des nächsten halben Jahres etwas ändern wird. Ich könnte jetzt täglich erzählen, wir hätten telefoniert ... doch wozu? Es ist immer das Gleiche, also wenn ich ihn kaum mehr erwähne, dann liegt das nicht daran, dass er an Wichtigkeit verliert, sondern dass es läuft, wie es läuft, und das ist gut!

Ich beginne, mich durch das Schreiben so intensiv mit ihm zu beschäftigen, dass er anfängt mir mehr und mehr zu fehlen. Das tut mir nicht gut.

Was ihn angeht, habe ich nur zwei Wünsche. Der erste wäre, dass alles so bleibt, und der zweite wäre, dass ich gegen Ende der Zeit noch einmal mit ihm schlafen möchte. So quasi als Abschied!

– Die Suche nach mir selbst:

Ich glaube, ich kann mich nur finden, wenn ich all meine Themen für mich verarbeitet habe. Mein Weg ist das Schreiben. Es begann als Experiment und siehe da, es hilft mir. Es hilft mir, mich zu verstehen. Und es wird mir hoffentlich dabei helfen, in jetzt noch 176 Tagen alles ohne Reue beenden zu können. Ich möchte es beenden wie ein abgeschlossenes Projekt.

Ich werde hier alle Themen aufgreifen, alles, was mir wichtig ist, alles, was mich beschäftigt! Ich werde auch mit manchen Menschen abrechnen und einen fetten Schlussstrich darunter ziehen.

Es wird sie verletzen. Sie werden sich ärgern und wünschen, sie könnten ihren Zorn an mir auslassen, doch es wird ihnen nicht möglich sein, denn dann ist es zu spät. Mein Schlussstrich unter ihren Namen ist endgültig!

Es ist mir jetzt schon eine Genugtuung. Ich werde es in einem halben Jahr lesen und tiefe Zufriedenheit in mir spüren und das kann ich kaum abwarten!

Manche Menschen werden darin nicht vorkommen, weil ich mit ihnen und unserer Beziehung im Reinen bin. Sie kennen mich und wissen, was ich ihnen zu sagen hätte, wenn ich wollte. Doch dafür habe ich keine Zeit. Mir ist nicht nach Lobhudelei. Wenn mir danach ist, etwas Positives zu jemandem zu sagen, dann mache ich das, das muss ich nicht extra schriftlich festhalten und mir irgendwie mit Muss aus den Fingern saugen. Diese Menschen wissen, wie ich zu ihnen stehe und sie wissen, dass sie immer in meinem Herzen bleiben, da ist nichts, was man gesagt haben müsste.

Auch über das halbe Jahr hinaus.

16:14
Ich schreibe heute viel. Ich beweise Ausdauer. Ein bisschen Stolz überkommt mich. Dazwischen hole ich mir etwas zu trinken, mache Wurstsemmeln und lobe die Kinder für diverse »Schau mal, Mama ... «

Wenigstens den gestrigen Abend möchte ich heute noch sinnvoll zum Abschluss bringen!

– In die Falle getappt:
Obwohl ich selten wirklich darunter leide, wenn jemand nicht zurückschreibt, hab ich mich gestern Abend hineingesteigert. Passiert leider manchmal. Wenn ich erst einmal in diesem Gedankenkreisel drinnen bin, komm ich ganz schwer wieder heraus.

Toll, meine Mutter kommt. Herzrasen stellt sich ein. Der letzte Mensch auf Erden, den ich heute sehen mag. Vor zwei Wochen sagte ich ihr meine Meinung über ihr Verhalten mir gegenüber. Seitdem hat es keinen Kontakt gegeben. Eine kurze, förmliche Begrüßung. Sie wird mich hoffentlich links liegen lassen.

Mein Papa ist auch mitgekommen. Zu ihm habe ich ein gutes Verhältnis. Ich freue mich immer, ihn zu sehen, auch heute! Er ist ein gutmütiger, ruhiger Mensch, der wenig Liebe zeigen kann. Das ist so, das habe ich gelernt zu akzeptieren! Ich liebe ihn von tiefstem Herzen und bin ihm für sehr vieles sehr dankbar!

16:29
Konzentration aufs eigentliche Thema!
Dieses Warten und Hoffen, dass sich jemand meldet, ist furchtbar. Ich bemühe mich immer, dass ich es nicht mache, doch meistens, wenn ich kiffe, werde ich emotional. Ich werde angreifbar. Ich mache mich angreifbar! Meine Gefühle spielen verrückt und meist ist es eine ziemlich intensive emotionale Achterbahnfahrt.

– Was Peter getan hat:
Ich habe mein Problem von damals mit ihm geklärt. Ich habe dieses Thema abgeschlossen. Manchmal taucht es noch auf, verbunden mit dem Gefühl der Traurigkeit und Ablehnung.

Im Grunde ist es jedoch nichts mehr, was mich beschäftigt!

– Die zehn Türen:
Ich habe des Öfteren irritierende Bilder oder Szenen vor meinem inneren Auge. Sie gehören zu meinem Alltag. Manchmal sind sie stärker, manchmal tauchen sie nur flüchtig auf. Ich habe aufgehört, interpretieren zu wollen!

Zur Zeit meiner Hypnosetherapie habe ich versucht, einige meiner Visionen nochmals zu erleben, doch eigentlich empfinde ich es eher als verschwendete Lebenszeit.

Habe ich den Sinn eines aufgetauchten Bildes ergründet, warten bereits drei neue. Ich käme nicht hinterher, es setzt mich unter Druck. Ich gebe mich ihnen hin und akzeptiere sie. Ich akzeptiere, was ich nicht ändern kann.

Heute Mittag hätte ich mich bereits mit der nächsten Vision beschäftigen müssen.

Somit werde ich mir nicht die Mühe machen, weiter darüber nachzudenken.

– *Selbstmordgedanken:*
Das ist etwas, das ich spannend finde!

Sie kommen unerwartet. Sie kommen in den vielfältigsten Versionen. Manchmal versetzen sie mich in Angst und Schrecken, manchmal laufen sie einfach nebenher und manchmal sind sie weg!

An guten Tagen, an ruhigen Tagen frage ich mich ernsthaft, wie ich an so etwas überhaupt denken konnte. An schlechten Tagen scheint es mir die letztmögliche Alternative zu sein. Es ist nicht einfach zu erklären, es sind Gefühle. Mit rationalem Denken hat das nicht mehr viel zu tun, doch in diesem Moment, in diesem kurzen Moment fühlt es sich verdammt gut an. Verwirrend und doch so befreiend. Sich einen Plan machen, sein Leben, oder besser seinen Tod, selbst in die Hand zu nehmen. Mit mir alleine brauche ich das ganze kreative Szenario nicht durchspielen, denn ich bin nicht alleine. Meine Stimmen begleiten mich. Ja, in diesen Momenten sind sie meine Befürworterinnen. Es kostet Unmengen an Energie zu widerstehen!

Mal sehen, ob mein Schreiben daran etwas ändert. Meine Hoffnung ist groß. Mein Gedanke dahinter ist: Umso mehr Themen ich abschließen kann, umso zufriedener werde ich sein. Ich werde mich in mir selbst finden, in mir ruhen, mich selbst mögen und endlich wissen, wer ich eigentlich bin.

In diesem Gedankenspiel haben Selbstmordgedanken keinen Platz mehr!

– Die Dämonen zu meiner Linken:
Ok, das ist leicht und schnell erklärt. Es gibt hier keinerlei Interpretationsspielraum. Eventuell könnte ich nach einem Warum suchen, doch selbst das mache ich schon lange nicht mehr.

Meine Stimmen kommen von links! Muss ich dazu irgendetwas aufarbeiten? Es ist einfach so, schon immer. Meine linke Körperhälfte wird dadurch negativ behaftet.

Was ich nicht ändern kann, habe ich gelernt zu akzeptieren!

– Die Wahrheit über mein Gras:
Während des Rauchens gibt es ruhige Momente. Meine Stimmen verstummen und das genieße ich! Dafür nehme ich in Kauf, dass meine Emotionen verrücktspielen.

Einzig und alleine für die ruhigen Momente!

Das ist es wert!

17:16

Schluss für heute. Ich denke, ich habe alles gut beleuchtet. Ich bin alles durchgegangen. Ich finde, ich habe es gut gemacht. Ich kann das einmal so stehen lassen.

Manches wird sich sicher wiederholen, manches fühlt sich nicht abgeschlossen an, doch fürs Erste reicht mir das vollkommen.

21:26

Ich sitze gemütlich im Garten meiner Oma und lasse den Abend ausklingen. Ich sitze alleine und in völliger Ruhe. Meine Kinder liegen in ihrem selbstgebauten »Handtuchzelt« und schlafen. Wir schlafen heute im Freien. Auch für mich und meinen Mann ist ein Platz darin vorgesehen. Alles liebevoll von meinen Kindern vorbereitet. Mit Polstern und Kuscheldecken. Es war ihr Wunsch. Bleibt nur zu hoffen, dass uns das Wetter keinen Strich durch die Rechnung macht. Es wurde eine Gewitterwarnung herausgegeben. Einmal abwarten.

Ich sitze nun hier und spüre Ruhe in mir. Der Tag war lang, körperlich und seelisch anstrengend und meine Geduld ist leicht überreizt. Nun fällt alles von mir ab. Ich habe bereits meine Medikamente genommen und zusätzlich ein Seroquel. Es beruhigt mich, ich spüre dessen Wirkung. Ich wollte heute nichts mehr schreiben, doch es gibt etwas, das mich heute doch noch nicht ganz zur Ruhe kommen lässt und es will aus mir heraus.

Ein sehr wichtiges Thema, das mich tagtäglich begleitet, egal wohin ich gehe.

Geheimnis zieht Lüge nach sich

Als Kind sah ich oft »Meister Eder und seinen Pumuckl«. Ich war immer begeistert davon, dass es einem Menschen möglich war, ein so tolles und einzigartiges Geheimnis für sich zu behalten.

Dann sah ich irgendwann, selten aber doch, dass es Folgen gab, in denen Meister Eder sehr wohl seinen Pumuckl erwähnte, doch niemand glaubte ihm. Alle lachten ihn aus oder erklärten ihn für verrückt! Er lernte daraus und begann sich Geschichten auszudenken, warum dieser oder jener Schabernack geschehen war. Aus seinem anfänglichen Verheimlichen entstanden Lügen.

Inwieweit ist es moralisch bedenklich, etwas zu verheimlichen? Darf ich ein Geheimnis haben? Entstehen aus Geheimnissen nicht zwangsläufig Lügen?

Meister Eder fühlt sich gezwungen, seinen »Pumuckl« zu verheimlichen, weil ihm keiner glaubt, und daraus entstehen unwillkürlich Lügen.

Verstehe ich selbst, was ich damit sagen möchte?

Denkpause. Ich gönne mir eine Zigarette und lausche den Geräuschen der Nacht.

Ich glaube es zu verstehen. Übertragen wir seine Geschichte auf mein Leben.

Ich bin krank. Ich habe verschiedenste Diagnosen.

Meine Diagnosen sind mein »Pumuckl«. Niemand kann sehen, dass ich krank bin. Wenn ich davon erzähle, glaubt mir niemand. Abgesehen davon, dass es ohnehin niemanden interessiert.

Daraus ergibt sich automatisch, dass ich vieles verheimliche und ich infolgedessen Geschichten erfinden muss, um mich, beziehungsweise mein Verhalten, zu begründen und zu rechtfertigen. Das muss ich zwangsläufig, denn obwohl die meisten Menschen von Desinteresse geleitet sind, die Neugierde verlieren sie nie! Sie stellen Fragen, das werden sie immer tun, obwohl sie nur Antworten akzeptieren, die in ihre Weltanschauung passen.

Ein Beispiel
Wir wohnen in einer kleinen Siedlung.

Fragt mich jemand, warum er mich seit ein paar Tagen nicht gesehen hat, habe ich zwei Möglichkeiten. Entweder ich antworte mit einem lapidarem »Boah, ich hatte viel zu tun«, oder ich sage »Die Stimmen in meinem Kopf ließen mich nicht aus dem Bett aufstehen!«

Was wäre nun wohl besser?

Genau, ich HÄTTE zwei Möglichkeiten, doch in Wahrheit kann ich lediglich die erste wählen!

Mit meinem Gegenüber wird ein für mich anstrengender Smalltalk entstehen, in dem ich ihm erklären werde »Ich muss dies, ich muss das … blabla«. Die Wahrheit ist, dass alles gelogen sein wird! Ich befriedige die Neugierde und gehe meiner Wege. Eine ernsthafte Freund-schaft wird daraus nie entstehen können, weil ich beim nächsten Nachfragen schon nicht mehr weiß, was ich demjenigen erzählt habe. Ich werde den Kontakt ober-flächlich halten, wenn nicht sogar meiden, um nicht noch mehr sinnlose Energie zu vergeuden.

Hätte ich Variante zwei gewählt und wäre bei der Wahr-heit geblieben, würde man mich entweder für verrückt erklären oder denken, es sei ein schlechter Witz ge-wesen.

Folge: Ich lüge nicht vorsätzlich, sondern aus Selbstschutz!

Der zweiten Art von Lügen wende ich mich zu, wenn es um den Schutz anderer geht. Mein Mann braucht nicht zu wissen, dass ich mir mit einer Stichsäge die Pulsadern zerfetzen wollte! Punkt.

Folge: Ich lüge, um andere zu schützen! Fremdschutz!

Ist es verwerflich? Ist es in meinem Fall moralisch be-denklich zu lügen? Die Wahrheit zu kaschieren, etwas dazuzudichten oder wegzulassen? Muss ich mich des-wegen schlecht fühlen? Darf oder muss ich meinen »Pumuckl« für mich behalten?

Meister Eder weiß genau, warum er lügt, nämlich aus dem einzig plausiblen Grund: Weil er muss!

Ich würde mich selbst als sehr aufrichtigen und ehrli-chen Menschen bezeichnen, doch es ist eine lebenslang begleitende Misere. Ich bin offen dafür, über meine

Depression zu reden, doch nur innerhalb der Familie und vor Menschen, welche ich sehr schätze. Ja, auch dort stimmt nicht alles, was ich sage, doch es braucht Zeit, viel Zeit und Geduld, um sein Gegenüber für diese Thematik sensibilisiert zu haben. Das mache ich wirklich nur dann, wenn ich mir mit einer Person eine Freundschaft ersehne.

Ich habe nicht viele Freunde, doch die, die ich habe, schätze ich über alles. Es sind die, die mich sowohl am Boden liegend kennen als auch weinend vor übermäßigem Glück.

Neues aufzubauen bedeutet für mich Stress und ist in den wenigsten Fällen von Erfolg gekrönt. Habe ich jemanden endlich an meiner Seite und erlebt dieser jemand die erste depressive Phase hautnah mit, wendet er sich im Normalfall schockiert ab. Einmal abgewendet, gebe ich auf, es ist die Mühe nicht wert. Wer den ersten Sturm mit mir schafft und den zweiten und dritten, um den werde ich mich bemühen. Dieser Mensch behandelt mich auf Augenhöhe!

Ich gehe mit meinem »Pumuckl« und dessen logischen Konsequenzen bestmöglich um. Ich habe es gelernt, damit umzugehen! Ich leide nicht unter meiner Krankheit. Ohnehin sind Diagnosen für mich wenig wert, sie sagen zu wenig Wahres über einen Menschen aus. Sie drücken jedem einen Stempel auf die Stirn, welchen er nie wieder losbekommen wird.

Ich leide nicht, es sind die Menschen in meinem Umfeld, die leiden. Sie leiden, weil sie sich nicht genug mit mir auseinandersetzen, um mich richtig verstehen zu können. Sie glauben, ich verletze sie bewusst, doch die Wahrheit ist eine ganz andere und diese können sie nicht verkraften!

Ich meide es, neue Menschen kennenzulernen, doch ich glaube auch, das kann man mir nicht verübeln.

00:03
Ich habe lange darüber nachgedacht, was ich hier geschrieben habe. Ich stehe zu all dem! Doch viel wichtiger ist, ich stehe zu dem, was ich im Alltag sage.

Es gibt für alles einen guten Grund, warum ich manche Dinge sage oder mache.

Selbstschutz! Fremdschutz!

Man kann mich alles nennen, aber mit Sicherheit keine Lügnerin!

9.7.2021
Freitag
10:04

Zu kurz und zu unruhig geschlafen. Warte, dass die Zeit vergeht. Es war eine fürchterliche Nacht. Habe um 11 Uhr einen Termin bei Herrn Dr. Fanhauser für ein Zweitgutachten, um weitere 50 Therapiestunden von der Krankenkasse bezahlt zu bekommen.

Kinder sind gerade erst wach geworden, sind daher noch bei meiner Oma. Sie übernimmt die Aufsicht der beiden während meiner Abwesenheit. Sie könnten auch alleine bleiben, das schaffen sie, aber Oma macht es gerne.

Ich bin nervös. Alleine wegen der Tatsache, dass ich mich nicht gerne beurteilen lasse. Das Wort »Beurteilung« regt mich auf. Immer schon. Ich möchte mich von niemandem beurteilen lassen. Nun gut, ich komme nicht drumherum.

Mein Outfit ist mehr als unpassend. Sandalen, kurzer Rock, kurzärmeliges T-Shirt und das, obwohl es über Nacht stark abgekühlt hat. Jeans und leichter Pullover wären passender, doch ich hatte dem Wetterbericht ehrlich gesagt nicht glauben wollen. Ist jetzt so! Ich habe keine Zeit, nach Hause zu fahren und mich umzuziehen.

10:15
Fahre los. Zu früh zu kommen ist besser als zu spät. Eine meiner grundsätzlichen Einstellungen.

15:36
4 verschiedene Medikamente, 1 Mal Kuraufenthalt, 2 Mal Psychiatrie, 6 verschiedene Diagnosen! Kein Problem, weitere 50 Stunden Psychotherapie zu bekommen. Es fühlte sich an wie ein Heimspiel!

Ein weiteres Jahr gemeinsam mit meiner Lieblingstherapeutin. Ja, ich kann behaupten, dass ich mich wahnsinnig freue. Es muss natürlich erst von der Krankenkasse bewilligt werden, doch laut Hr. Dr. Fanhauser ist alles reine Formsache.

Wieder zu Hause gibt es Essen vom gelben M. und eine nette Plauderei mit Oma. Ein kurzes Nickerchen, danach Gartenarbeit, gemeinsam mit meinem Onkel.

Die Chance nutzte ich gleich für ein Gespräch mit ihm. Immer wiederkehrendes Problem: meine Mutter.

Mit diesem Thema habe ich abgeschlossen, was die Kinder-und Jugendzeit betrifft. Ich habe alles lange und intensiv aufgearbeitet, verarbeitet und für mich zu einem akzeptablen Ende bringen können. Doch nun handelt es sich um eine aktuelle Situation, welche nur peripher mit mir zu tun hat.

Ich möchte gar nicht weiter darauf eingehen. Im Grunde wiederholen sich diese Situationen in regelmäßigen Abständen und können von mir meist sehr gut, sagen wir einmal, »ignoriert« werden.

Es gibt diesbezüglich nichts, was in einem halben Jahr relevant wäre von mir gelesen zu werden. Was ich aber aktuell für sie empfinde, möchte ich sehr wohl niederschreiben, denn ich bin neugierig, ob sich im Laufe der nächsten Monate etwas daran ändert.

Meine Mutter!
…

Ok, der Plan war ein anderer. Eigentlich wollte ich gestern endlich meine Seele über meine Mutter erleichtern, doch ich legte nach der Überschrift mein Handy weg, um zu überlegen. Ich überlegte lange. Sehr lange. Vielleicht bin ich noch nicht so weit, ich weiß auch nicht! Es ist einfach etwas, das ich nur zu gerne verdränge.

Ich sitze in meinem Garten, zerknittert von einer halbwegs ruhigen Nacht. Bedeutet: ich habe in meinem Bett geschlafen, ohne aufzustehen!

Das ist gut! Es hätte schlimmer kommen können. Ich habe aber auch, um ehrlich zu sein, die doppelte Menge Schlaftabletten genommen. Das war nötig, ich war unruhig, die Stunden vor dem Zubettgehen regten mich auf.

Wir waren gemeinsam mit unseren Nachbarn zum Großheurigen gegangen. Es wurde verbal ziemlich gegen mich gewettert. Ich sei nicht lustig genug, wäre eine Spielverderberin, weil ich keinen Alkohol trinken würde und unterhaltsam wäre ich schon gar nicht. Ich fühlte mich fehl am Platz.

Es waren mir außerdem zu viele Leute. Es war zu laut und die Musik war furchtbar. Ich wollte nach Hause. Dringend! So lange, bis es nicht mehr ums Wollen ging, sondern ich gezwungen war, die Situation ehestmöglich zu verlassen.

So kam es zu einem schnellen Abbruch und wir gingen.

Auf dem Weg nach Hause gingen wir mit den Kindern noch zur Schießbude. Das war fein, das war ein Spaß. Mein Mann war ausgelassen und wirkte zufrieden, meine Kinder ebenso. Ich bemühte mich, die Contenance zu bewahren und meine Gesichtszüge der Situation anzupassen. Zuhause würde ich meinen Emotionen freien Laufgewähren, um die Anspannung abbauen zu können.

So war es auch! Zuhause weinte ich mich aus, vor Emma, welche noch auf eine Plauderei vorbeikam.

Ich weinte bereits öfter vor ihr. Sie kennt mich gut. Manchmal denke ich »zu gut«. Aber es tut gut. Es tut gut, jemanden zu haben, der meine Heulattacken aushält, ohne mich dafür mitleidig anzusehen. Sie hält es aus! Das hat sie bereits des Öfteren bewiesen.

Es hat lange gedauert, mich bei ihr zu öffnen, so zu sein, wie ich bin.

Doch ich habe es geschafft und ich darf behaupten, sie wurde zu einem wichtigen Puzzleteil in meinem Leben. Sie hat ihre Probleme und ich habe meine! Gegenseitige Akzeptanz, obwohl wir nicht immer verstehen, warum die andere so ist, wie sie ist. Wir sind füreinander da. Ein gutes Gleichgewicht ist zwischen uns entstanden. Ein Geben und Nehmen! Respekt und Toleranz der anderen gegenüber.

Ich saß mit ihr im Garten und weinte, mein Mann und meine Kinder waren im Bett? Still, ohne reden zu müssen, ohne eine Erklärung abgeben zu müssen. Dabei sortierte ich meine Gedanken und forderte meine Stimmen dazu auf, mich in Ruhe zu lassen. Purer Wahnsinn in meinem Kopf. Nach ein paar Minuten verharrend in dieser Situation und unaufhaltsamen Tränen wurde mir leichter. Meine Körperhaltung entspannte sich, obgleich die körperlichen Schmerzen nicht nachließen.

Weinen, eines der besten Ventile, die es gibt!

Wir verbrachten noch gut eineinhalb Stunden zusammen. Es war ein schöner Ausklang eines fordernden Tages!

Ich bin ihr dankbar, für so vieles. Das weiß sie, obwohl sie Dank nur schwer annehmen kann.

7:46

Dritte Zigarette. Ich beobachte Milly, wie sie sich, mit dem Kopf der Sonne entgegen, auf ihrem Polster im Garten zusammengerollt hat. Mein Kaffee wurde mittlerweile wieder einmal kalt.

Ich weiß nicht, was der Tag bringen wird, doch auch dieser wird vorübergehen.

Ich werde mich anziehen, waschen und fertig machen für den Tag. Alle schlafen noch, gut eingekuschelt in ihren Betten. Ich genieße die Ruhe vor dem Sturm. Sind die Kinder erst einmal wach, muss ich anfangen zu funktionieren. Ich bemühe mich sehr, manchmal klappt es besser. An manchen Tagen klappt es gar nicht. Aber ich bemühe mich. Wirklich!

Ich denke darüber nach, zum Flohmarkt zu fahren. Das kann ich mittlerweile alleine. Ich kenne den Flohmarkt sehr gut. Ich bin dort öfter. Selten gibt es dort etwas Neues, aber ich finde mir dennoch immer irgendetwas Brauchbares für meine Projekte. Diesmal sollen es kleine Kästchen werden, welche ich bereits seit Längerem im Auge habe. Ich würde sie gerne reparieren und als Medikamentenschrank nutzen. Ich kaufe mir immer nur etwas, das auch einen Nutzen hat, ansonsten sehe ich die Sinnhaftigkeit darin nicht. Dekoration ist für mich eher ein Staubfänger und Ballast für meine Seele. Hat der erworbene Gegenstand jedoch eine Funktion, zusätzlich zu seiner Optik, kann ich mich daran erfreuen. Für die Optik sorge ich selbst. Ich gestalte ihn um, ganz nach meinem persönlichen Geschmack.

Das erfüllt mehrere Funktionen! Ich bin mit etwas beschäftigt, das mir Spaß macht, kann mich handwerklich austoben und meine Gedanken sind fokussiert. Ich baue dabei Stress ab, bin ganz bei mir und die Kinder können mitmachen, wenn sie Lust haben.

Momentan baue ich Lena ein neues Spielpferd für den Garten. Also eigentlich ist es fertig, bis auf den Kopf, der fehlt noch aufgrund mangelnden Materials. Ich bemühe mich immer, dass ich Material auftreiben kann, welches mich wenig bis gar nichts kostet. Bei der Platte für den Kopf brauchte ich etwas länger, um sie auftreiben zu können. Gestern hab ich es geschafft und heute wird es fertiggestellt! Bin gespannt, wie Lena reagieren wird, wenn es endlich seinen Platz im Garten findet.

Ich lege das Handy nun beiseite und überwinde mich zur Körperpflege. Ich beginne mit meinem täglichen Kampf mit mir selbst!

13:40

Ein paar schöne Fundstücke auf dem Flohmarkt ergattert. Gemeinsam mit meiner Tochter. Sie hat genauso viel Ausdauer beim Suchen und Finden, beim Stöbern und Verhandeln wie ich. Man könnte fast sagen, es ist ein gemeinsames Hobby von uns.

Mein Schränkchen war leider schon verkauft.

Es sind die letzten Minuten, bevor ich alleine zu Hause bin. Alle fliegen aus. Alle haben etwas vor. Gut so, denn es ist eine besondere Seltenheit für mich, die Stille genießen zu dürfen. Ich werde in den Keller gehen und basteln, woran genau, weiß ich noch nicht, doch ich werde etwas finden. Ein paar Ideen habe ich bereits. Es werden zwei einsame Stunden sein. Meine Hündin wird sich irgendwo in meiner unmittelbaren Nähe zusammenkauern und ein Nickerchen machen. Es wird so leise sein, dass ich sie schnarchen hören werde. Ich kann meine Freude darüber kaum unterdrücken. Ich habe das Gefühl, ein Lächeln umspielt dauerhaft meine Lippen. Alleine sein! Ich freue mich darauf!

Alleine mit Milly und meinen Gedanken, ich wünschte es wäre länger, doch um 16:30 Uhr muss ich beim Covid-Dienst erscheinen. Wenn ich danach nach Hause komme, werde ich bereits wieder erwartet werden.

Meine Familie, ein Segen für mich, das Glück meines Lebens, gleichzeitig so viel Arbeit, Verantwortung, so viele Sorgen und Ängste. Ohne meine Familie wäre ich nicht glücklich, doch eine Auszeit ist manchmal wahre Erholung. Eine Zeit, in der ich nicht funktionieren muss, eine Zeit, in der ich mich ausschließlich mit mir beschäftigen darf.

15:40

Ich rauche eine Zigarette. Dachte mir, es sei die beste Gelegenheit, um nochmal den Versuch zu starten, über meine Mutter nachzudenken und anzufangen etwas über sie aufzuschreiben.

Doch ich kann nicht. Ich weiß nicht genau, was mich hindert, doch ich würde lieber aus einem Flugzeug springen, als meine Gedanken zu sortieren. Ich weiß genau, was ich fühle und denke, doch es ist so ein Chaos, dass es in Buchstaben nicht aus mir heraus möchte. Das war mir nicht bewusst. Es war mir bis dato nicht bewusst, wie sehr mich dieses Thema belastet. Es geht nicht um früher, es geht um heute! Heute stört sie mich. Sie stört meinen inneren Frieden, obwohl ich kaum mit ihr zu tun habe.

Schiebe es auf, muss mich ablenken. Blödes Thema. Muss Pipi. Etwas zu essen wäre auch nicht schlecht.

19:56

Dienst beendet. Ich will zu Peter fahren. Werde auch zu Peter fahren. Weiß nur noch nicht, wie ich es Anton am besten verkaufe, ohne streiten zu müssen. Muss mich konzentrieren und all meine manipulativen Künste hervorholen. Körperspannung! Willensstärke! Redekunst!

Pffff, auf in den Kampf. Ich habe eine Stunde, dann war ausgemacht, dass ich losfahren würde. Es war nicht von langer Hand geplant, sondern relativ spontan. Er will mich sehen. Ich will ihn sehen. Ich will plaudern. Ich will einen Joint in Gesellschaft rauchen. Mehr will ich nicht, mehr brauche ich heute nicht!

11.7.2021
Sonntag
5:39

Ich kann kaum geradeaus schauen. Schlecht geschlafen, Augenringe, den Tränen nahe. Musste für meinen heutigen Covid-Dienst aufgeweckt werden. Kopfschmerzen! Ich sitze im Garten, rauchend. Vor mir, ein Stapel Holzzwerge für unseren »Holzzwerge-Zaun«. Muss ich heute noch aufstellen! Eines meiner Projekte, gehört zu Ende gebracht.

Gestriger Abend war furchtbar. Emotionaler Zusammenbruch sondergleichen.

Das war es nicht wert!

Was war passiert?

Reibe meine Augen, kann sie kaum offenhalten. Versuche bestmöglich, einen klaren Kopf zu bekommen.

Wiederhole den gestrigen Abend! Denk darüber nach! Was war passiert? Warum war es passiert?

Es ist harte Kost für mich und schwer zu akzeptieren!

Lege das Handy beiseite und reflektiere, sobald ich wieder zu Hause bin. Ich muss, obwohl ich es lieber vergessen würde.

10:15

Wenn du nichts verheimlichen und in Folge lügen möchtest, dann darfst du nichts Verbotenes machen!

Ich habe gar nichts gemacht.

Ich hatte aber auch keinen schönen Abend im klassischen Sinn.

Ich hatte ein echt schlechtes Gewissen. Ich hatte ständig meinen Mann im Hinterkopf.

Ich fuhr hin, ohne Sex haben zu wollen. So war der Plan. Jedoch sah ich Peter und wollte mich vor lauter Lust auf ihn stürzen.

Zum ersten Mal konnte ich es nicht!

Ich sah ihn an, lag in seinem Bett und erfreute mich schließlich an dem entstandenen Gespräch, denn ich wusste, mehr würde heute nicht passieren. Es war ohnehin nicht so, als hätte er mir Avancen gemacht, somit war es ein netter Abend, nicht mehr und nicht weniger. Die Initiative hätte von mir kommen müssen, doch insgeheim hoffte ich, dass er sich nimmt, wonach ihm ist. War ihm wohl nicht danach. Das ist in Ordnung. Gegen 23 Uhr bin ich gegangen. Es waren ein paar für mich aufreibende Themen dabei, die mich den Tränen nahe brachten. Keine Seltenheit. Abends. Emotional. Psychisch anstrengende Woche erlebt. Mensch, bei dem ich mich geborgen fühle. In solchen Momenten kippt nur zu oft und zu gerne die Stimmung bei mir. Für mich normal, für mein Gegenüber irritierend. Ich stand auf, entschuldigte mich für mein Verhalten, begründete es ehrlich und ging. Sagte ihm noch, es würde nicht an ihm liegen, sondern an mir. Was auch zu hundert Prozent der Wahrheit entsprach. In solchen Momenten geht es leider gar nicht anders als die Situation zu verlassen. Dazu kommt, dass mich seine Räumlichkeiten einengen und ich wenig bis gar keinen Spielraum hatte, um meinen gefühlten Stress anders, zum Beispiel mit Bewegung, ausgleichen zu können.

Ohne Sex fiel auch die Möglichkeit der Ablenkung weg.

Alle Anspannung der Woche fiel von meinen Schultern. So ist das, wenn ich reden darf und ich das Gefühl habe, es hört mir jemand zu. Das Gefühl hatte ich. Es war schön!

Meine Tränen mussten jedoch aus mir heraus. Ich spürte es, versuchte es zu unterdrücken, doch wie sage ich es am besten? »No Way«. Ich ging, um mir nicht die Blöße geben zu müssen, von ihm getröstet werden zu wollen. Mit solchen emotionalen Ausbrüchen kann er nicht viel anfangen. Er sieht zu, aber er kann nicht damit umgehen. Er weiß nicht, wie er sich verhalten soll. Um ihn nicht zu überfordern oder ihm eine unangenehme Situation zu bescheren, war es besser zu gehen.

Das empfinde ich auch heute noch so. Es war die richtige Entscheidung.

Ich habe mich heute nicht für mein Verhalten entschuldigt. Ich hatte es überlegt, doch wenn er mich ein bisschen kennt, dann weiß er, was in mir vorging und braucht keine Entschuldigung. Sollte das ein Grund sein, mich nicht mehr sehen zu wollen, dann ist das so. Wer so etwas nicht gemeinsam mit mir erleben und aushalten kann, ist zu schwach für eine wahre, tiefgehende Freundschaft mit mir.

Meine Tränen gehören zu mir. Es sind meine. Ich weine gerne alleine. Das tat ich dann auch, im Auto und zu Hause auf meiner Couch. Ich weinte mich aus. Lange. Mein Mann brachte mir ein Seroquel, um es mir ein wenig zu erleichtern und war für mich da. Wie immer. Er sah mich weinen, half mir, es durchzustehen und kümmerte sich in der Früh darum, dass ich nicht zu spät in den Dienst kam. Das ist mein Mann! Da gehöre ich hin!

Er machte das, obwohl wir vor meinem Ausgehen einen Streit hatten. Ich rechne ihm das hoch an und bin ihm sehr dankbar. Das weiß er.

15:01
Der gestrige Sturm in meinem Kopf war heftig. Zu meinem Glück ging es erst so richtig los, als mein Mann

zurück in sein Bett ging. Ich konnte ihm glaubhaft versichern, es wäre schon wieder besser und das Weinen würde gleich aufhören.

Ich denke nicht, dass es lustig gewesen wäre, das mitanzusehen.

Er hatte zum Glück Schlaf nötig, da er am nächsten Tag bei einem Laufturnier teilnahm. Es war bereits nach Mitternacht.

Ich hatte zwei Stimmen in meinem Kopf. Zwei der stärksten. Sie quälten mich so furchtbar, redeten auf mich ein, versuchten mich dazu zu zwingen, mich umzubringen. Ich hatte bereits das Stanleymesser auf meinem Schoß liegen. Eine rostige Klinge. Irrwitzigerweise hatte ich Sorge, mir damit eine Infektion einzufangen, anstatt zu überlegen, dass das beim nahen Tod eher nicht wirklich mein Problem sein konnte.

Ich kenne diese Stimmen und weiß nur zu gut, wie ich sie überliste. Dennoch, es sind Schmerzen, es kostet Energie, es ist kaum auszuhalten. Das Problem, sie lassen nicht mit sich reden. Sie lassen sich nicht lenken oder manipulieren, sie lassen sich nicht beeinflussen von mir oder gar ignorieren. Sie sind da und reden auf mich ein. Ich kann bei dieser Heftigkeit in keinen Dialog mit ihnen treten, das Überlisten liegt darin, selbst beginnen zu reden, um ihnen zu signalisieren, egal wie laut sie seien, ich würde sie nicht hören können, auch wenn ich wollte. Einher geht all das mit dem Verlust der Realität. Mein Bild von der Außenwelt verschwimmt. Der Raum, in dem ich mich befinde, beginnt »schwammig« zu werden. Die Lichtqualität verändert sich. Die Temperatur scheint um einige Grade zu fallen. Ich beginne mich zu verlieren. Ich beginne daran zu zweifeln, wer ich bin, verliere die Taten und Fakten meines Lebens aus den Augen. Ich werde ein Teil meiner Stimmen.

Es hilft nur eines. Lauter sein als die Stimmen selbst. Die Oberhand zu gewinnen, bis der Sturm sich gelegt hat. So begann ich gestern Abend mein Mantra auf- und abzubeten. Es hat mir im wahrsten Sinne bereits mehrmals das Leben gerettet.

Ich saß da, tränenüberströmt, zitternd vor Kälte, Anspannung in jedem Millimeter meines Körpers. Angsterfüllt. Angst vor dem, was noch kommen mag. Angst davor, wie lange es dauern würde. Angst davor, es nicht zu schaffen.

Mit dem Messer auf meinem Schoß, rostige Klinge ausgefahren, begann ich mich in Dauerschleife zu wiederholen. Ich sagte meinen Namen, meinen genauen Wohnort und mit wem ich mein Leben verbringe. Immer und immer wieder. Wippend mit dem Oberkörper wiederholte ich die gleichen Sätze immer wieder. Ein Kampf gegen mein Inneres.

Höre nicht hin, sag dein Mantra!

Etwas Anderes zählte in diesem Moment nicht. Daten, Fakten, nicht gänzlich aus der Realität gleiten, sich festhalten an dem, was man ist, was man in dem Moment glaubt zu sein.

Ich weiß nicht mehr genau, wie lange es dauerte. Gefühlt waren es Stunden, den Schmerzen in meinem Kopf nach waren es Tage, der realen Uhrzeit entsprechend wahrscheinlich knappe 15 Minuten. Minuten, in denen es für mich um Leben und Tod ging.

Nachdem es vorbei war, wurde mir leichter. Ich begann, meine Sätze zu beenden und lauschte. Ich lauschte auf meine Umgebung, sie war still. Man hätte eine Stecknadel fallen hören können. Millys Schnauze lag auf meinem Schoß, direkt neben dem Messer. Ihre Augen waren weit aufgerissen, ihr Atem war ruhig und gleichmäßig. Nicht das erste Mal, dass sie mit dabei war. Mit dabei bei meinem Überlebenskampf!

Meine Kinder kommen gemeinsam mit den Nachbarskindern in den Garten. Mein Gedankengang wird abrupt beendet. Das ist gut! Zu wiederholen, was gestern passiert war, strengt mich an. Meine Pulsuhr zeigt einen erhöhten Herzschlag. Ich kann es fühlen.

Zeit für eine Pause!

16:07
Kinder sind zum Rollerskaten auf die Straße gegangen. Bei uns geht das, wir wohnen in einer kleinen Siedlung. Nicht, dass nicht dennoch etwas passieren könnte, doch meine Kinder kennen und befolgen unsere Regeln. Ich vertraue ihnen und hoffe, dass andere ihnen nicht zu nahe kommen. Das Vertrauen in andere ist bei mir nicht wirklich vorhanden. Doch so ist das Leben, ich

muss meine Kinder loslassen, um sie leben lassen zu können. So schwer mir das manchmal fällt, so gut tut es ihnen in ihrer Entwicklung. Ich muss sie gehen lassen, damit sie immer wissen, dass sie zurückkommen können.

Zurück zum eigentlichen Thema. Muss den Text noch einmal lesen, um zu wissen, in welche Situation ich mich versetzen muss, um weiterschreiben zu können!

Text gelesen. Kaffee und Himbeersaft bereitgestellt. Neue Zigarettenschachtel geöffnet.

... ich lauschte auf meine Stimmen.
Sie hatten sich beruhigt, wurden leiser, die Bedrohlichkeit nahm ab und das Drängen zu etwas, dass mir nicht guttun würde, verstummte. Ich begann die Räumlichkeiten um mich herum wieder klarer wahrzunehmen. Ich schwitzte, obwohl ich zuvor gefroren hatte. Ein paar Mal wiederholte ich noch mein Mantra, leise und ohne jegliche Energie in meiner Stimme, doch ich hatte das Gefühl, auf Nummer sicher gehen zu müssen. Sicher sein, dass es vorüber war!

Ich hatte es überstanden! Meine Tränen stoppten und der Wunsch nach einer Zigarette kehrte zurück. Ich zündete mir mit zittrigen Fingern eine Zigarette an, atmete einige Male tief ein und aus. Ich seufzte. Ich schüttelte den Kopf darüber, was gerade geschehen war und konnte nur schwer glauben, dass ich unbeschadet geblieben war. Es war heftig. So heftig ist es selten, aber es kommt leider vor. So real und doch so unwirklich.

Ich nahm das Messer wahr, nahm es in meine Hand, fuhr die Klinge ein und schoss es mit einem gekonnten Wurf gegen die Wand in die andere Ecke des Raumes. Ich lächelte dabei, weil mir klar wurde, mein innerlicher Kampf gegen mich selbst war für heute vorbei!

Wie kam es dazu? Was war passiert? Ich muss es für mich versuchen zu erklären. Ich brauche eine Erklärung. Ich muss einen Strich darunter setzen können, nur so ergibt all das, was ich hier mache, einen Sinn. Ich schreibe, um mich kennenzulernen. Ich schreibe, um mich zu finden.

Alles hatte mit dem Wunsch begonnen, zu Peter fahren zu können. Doch woher kam der Drang, das zu wollen. Es gibt nichts, das er mir geben könnte, was ich zu Hause nicht bekomme, außer Sex. Das ist momentan echt das Einzige! Doch habe ich es so nötig, gevögelt zu werden?

16:32
Heute nahm ich mir die Zeit, die Aufzeichnungen meiner letzten Tage zu lesen. Interessanterweise habe ich gerade zwei aktuelle Themen, welche mich irgendwie im Untergrund beschäftigen.

Zum einen hätte ich die Geschichte mit meiner Mutter, bei der ich aufschiebe, mich damit zu befassen, und zum anderen wäre da noch der Abend des 9. Juli, der mich gedanklich nicht loslässt. Dazu paaren sich unruhige Nächte und eine unregelmäßige Tabletteneinnahme. Ich nehme sie, doch schaffe es momentan nicht, sie zur regulären Zeit zu nehmen, da ich des Öfteren Spätdienst hatte, das bringt mich immer ein wenig aus meinem Rhythmus. Unbestritten bin ich müde und gereizt, lasse es mir aber wenn möglich nicht anmerken.

Ich vermute bereits, was der Auslöser für gestern hatte sein können, doch zuvor fehlt noch eine ganz bestimmte Situation, welche ich am liebsten unter den Tisch fallen lassen würde. Werde ich nicht! Darf ich nicht! Alles, was zu mir gehört, muss ich aufschreiben. Es gehört zu meinem Plan. Ich kann in einem halben Jahr nicht auf Detailsuche gehen. Ich möchte nichts ungeklärt lassen. Ich muss es zu Ende bringen.

Ich möchte einen gewaltigen Punkt hinter meinen letzten Satz setzen können!

Hinter all dem, was gewesen ist!

Ich beichtete meinem Mann vor kurzem all meine Fehltritte. Es sollte ein Neubeginn sein. Ein Neubeginn für uns beide! Im Zuge dessen versprach ich ihm, nicht mehr abends auszugehen. Natürlich sagte ich auch, ich würde ihn nie wieder betrügen und ihn nicht mehr anlügen oder ihm etwas verheimlichen. Ich versprach es nicht, doch ich sagte, es käme nicht mehr vor.

Ich weiß, dass ich ihn bereits wieder betrogen habe. Er weiß es nicht. Er hofft, indem ich ihm meinen Standort freigebe und er mich orten könnte, hätte ich keine Möglichkeit dazu. Wie sag ich das jetzt? Mich zu orten macht es für mich irgendwie ein bisschen komplizierter, jedoch nur noch aufregender. Egal, meine Betrügereien habe ich alle festgehalten und das werde ich auch die nächsten Monate über weiterhin machen. Ich muss einfach ergründen, warum ich das scheinbar brauche.

Ich hatte versprochen, abends zu Hause zu bleiben. Ein großes Versprechen, dass ich auf Dauer einfach nicht halten konnte. Gestern Abend war es so weit, ich wollte raus. Raus aus unserem Haus, weg von meinen Kindern, weg von meinen Gedanken, weg von meinem Mann. Ich wollte abschalten und alles hinter mir lassen.

Ich wusste nicht genau, wie ich es ihm sagen sollte, oder besser gesagt, wie ich ihn darum bitten sollte, mir die Erlaubnis dafür zu geben. Ich folgte ihm in den Keller, stellte mich mit meinem zuckersüßesten Lächeln vor ihn und improvisierte. Die Frage war gestellt.

Doch während ich anfing, meine Frage zu stellen, zog er mich an sich und wollte mich küssen. Zum ersten Mal seit Wochen. Er ging auf mich zu! Meine Frage war jedoch so schnell aus meinem Mund gekommen, dass er sichtlich genervt zurückschoss. Er war sauer. Wie konnte ich nur? Warum? Warum Peter? All solche Fragen prasselten wie Geschosse auf mich ein. Ich hatte keine plausible Antwort. Keine Erklärung, welche uns beiden in irgendeiner Weise geholfen hätte. Ich wusste es doch selbst nicht! Ich hatte einfach den Drang zur Flucht, etwas Anderes konnte ich nicht empfinden. Weg! Einfach weg! Es wäre mir auch egal gewesen, wenn er es verboten hätte, ich wäre trotzdem gegangen.

Er war nicht einverstanden, sagte in seinem Zorn einige Dinge, an die ich mich nicht zurückerinnern möchte und sie deshalb nicht in Schrift festhalte. Ich hatte ihn verletzt, wieder einmal. Aber es war anders. Irgendwie tat es mir leid. Es tat mir sehr leid, doch es gab kein Zurück. Ich fuhr zu Peter. Ich stand unter Anspannung. Meine Gedanken kreisten um meinen Mann, ich konnte nicht abschalten. Ich schrieb ihm, es täte mir leid und ob ich ins Bett kommen sollte, wenn ich zurück wäre. Er schrieb, es sei besser, wenn nicht!

Das tat weh! »Es ist besser, du schläfst unten.« Wow, ich war ... Ich weiß nicht genau, war es Traurigkeit, Ablehnung, Angst vor dem, was nun kommen mochte. Ich war verwirrt. Ich wollte sofort zurück nach Hause, wollte mich erklären, doch andererseits fühlte ich mich nicht unwohl bei Peter. Es war seltsam, doch ich wusste für mich, mehr als geredet wird nicht werden.

Egal, was ich bis jetzt ausgefressen hatte. Er hat mir noch nie mein Bett »verboten«.

Ich wusste nicht damit umzugehen. Dazu kam noch unser »Fast-Kuss«. Meine Gedanken ließen diesen Kuss immer und immer wieder schön enden, hätte ich meine Frage nicht gestellt und wäre ich geblieben. Es hätte ein schöner gemeinsamer Abend werden können, wäre ich nicht zu dumm dafür, endlich zu verstehen, wo ich wirklich hingehöre.

All das, der Abend mit den Nachbarn, die Nicht-Initiative von Peter, das »Bettverbot«, mein Problem mit meiner Mutter, die generellen Abweisungen meines Mannes in den letzten Wochen und Monaten, die Nichteinhaltung meiner Tabletteneinnahme.

All das trägt eine Überschrift: »Abweisung!«

Ich fühle mich nicht akzeptiert, so wie ich bin. Ich fühle mich abgewiesen von anderen sowie von mir selbst.

Endlich ging mein Mann einen Schritt auf mich zu, es hätte so schön werden können, wenn ich Glück und Zufriedenheit zulassen könnte, wenn ich es mir selbst wert wäre, in die richtige Richtung zu schauen.

Für heute habe ich genug von mir, ich werde morgen alles noch einmal gedanklich durchgehen und schauen, ob ich es noch genauso empfinde.

12.7.2021
Montag
7:00

Meine Emotionen sind heute noch die gleichen! Ablehnung, ein Thema, dass es zu ergründen gilt!

Die heutige Stunde bei Frau Dr. Glasli wird spannend werden. Ich hatte ihr letzte Woche ein paar direkte Fragen gestellt, auf welche noch Antworten ausständig sind. Sie ist die Therapeutin, sie muss die Lösung haben. Sie wollte sie letzten Montag nicht beantworten! Sie wollte ihre Supervision abwarten, um mit ihren Kollegen besprechen zu können, was sie mir am besten raten sollte.

Es war das erste Mal, dass ich Antworten zu einem Thema eingefordert hatte. Im Normalfall rede ich, sie hört zu.

Ich bin aufgeregt, heute lasse ich sie zu Wort kommen!

12:02

Sie hatte keine Antworten parat. Sie hat mir gesagt, sie hätte sich nicht damit beschäftigt. Es hätte in ihrer Supervision wichtigere Themen gegeben! Bäm, ein Schlag ins Gesicht!

Die ganze Stunde war heute durchwegs negativ behaftet.

Ich erzählte ihr, dass Emma versucht hat, ein schönes Foto von mir zu machen, ich mir jedoch auf keinem gefallen würde. Meine Körperhaltung gefällt mir nicht und auch sonst gäbe es kaum etwas Positives an mir. Sie bestätigte, dass meine Körperhaltung wirklich den Ansatz eines Buckels hätte, als würde ich eine schwere Last tragen!

Einen Buckel?! Diese Aussage traf mich hart. Nicht, dass ich es nicht wüsste, doch ich fühle mich nicht, als hätte ich eine schlechte Haltung. Ja, ich erkenne es auf Fotos, doch es fühlt sich einfach nicht so an. Klar weinte ich, die Tränen darüber, wie sie mich sah, waren nicht aufzuhalten. Eine Träne nach der anderen kullerte meine Wange hinunter.

Ich fühlte mich angegriffen und beendete die Stunde relativ rasch. Egal, worüber wir noch gesprochen hätten, ich hätte es nicht mehr hören wollen. Ich machte dicht.

Ich sitze jetzt hier auf meinem Raucherbänkchen neben der vor sich hin scheppernden Waschmaschine und frage mich, wie ich mich eigentlich fühle. Meine Stimmung ist gedrückt, meine Emotionen kann ich nicht deuten, es ist von allem etwas dabei. Ich brauche dringend Ablenkung. Ich weiß, Ablenkung ist Verdrängung, Verdrängung ist nicht gut, doch ich kann gerade nicht damit umgehen. Zu viel wurde heute gesagt.

Ich entschließe mich, das Projekt Vorgarten zu starten.

16:39

Vorgarten sauber gemacht und umgestaltet. Das Material dazu lag bestimmt zwei Wochen vor der Tür. Die Ideen bestehen bereits seit Monaten. Erledigt war es in eineinhalb Stunden. Ich könnte mich selbst dafür ohrfeigen, dass ich manche Dinge ewig vor mir herschiebe.

Über Frau Dr. Glasli habe ich bis jetzt nicht mehr nachgedacht. Mein Sohn hatte zwischenzeitlich noch einen Kontrolltermin beim Zahnarzt. Mein Mann ist in der Arbeit. Ich liege am Pool, Kinder plantschen. Es ist schön, es sind die ersten Minuten des Nichtstuns an diesem Tag.

Peter möchte, dass ich heute Abend vorbeikomme. Ich kann nicht, schlafe mit den Kindern wieder bei Oma, mein Mann bleibt zu Hause bei Milly. Es wäre ein Sexdate gewesen. Er hatte bereut, dass er mir am Samstag nicht näher gekommen war. Sein Wunsch für heute wäre wilder, harter Sex. Wären die Umstände anders, hätte ich Zeit, würde man mich nicht zwei Mal bitten müssen.

Wäre, hätte ... wenn diese Worte nicht wären. Darüber muss ich schmunzeln.

Vielleicht kann ich es auf morgen früh verschieben, ich wäre emotional stabiler als abends und kühler wäre es auch. Außerdem hätte ich das Gefühl eines Hochs, das mich den ganzen Tag begleiten würde. Dieses Mal würde es sich nicht wie Betrug anfühlen, mein Mann hätte keine Ahnung von unserem Treffen. So ist es besser. So mag ich das.

Ich warte erstmal ab, vielleicht sagt er von sich aus ab. Wie ich ihn kenne, macht er wieder Überstunden, kommt nach Hause und empfindet unser geplantes Treffen als zusätzlichen Stress. Irgendwie wird er sich aus unserer Verabredung herauszuwinden versuchen. Mal schauen. Überhaupt, weil es eher ein »wir könnten uns treffen ...« war, als ein »wir sehen uns um 19 Uhr ...«

Einmal schauen, ob ich ihn richtig einschätze.

17:24

Richtig eingeschätzt. Er gibt mir bereits das Gefühl, es würde doch nicht so ganz passen. Zuerst hat er sich eine Uhrzeit mit mir ausgemacht und nun verschiebt er bereits um eine halbe Stunde nach hinten, denn er habe noch einen Pfusch zu erledigen.

Ich bin in einer mir nicht unbekannten Warteposition. Obwohl ich organisatorisch nur schwer Zeit habe, habe ich es dennoch geschafft zu organisieren. Die Kinder sind dabei, sich bettfertig zu machen, ich habe meine Kleidung bereitgelegt, um nur noch hineinschlüpfen zu müssen. Geduscht habe ich bereits. Oma weiß Bescheid, wir schlafen im Haus neben ihrem. Sozusagen unser Sommerwohnsitz für heiße Badetage. Offiziell fahre ich zum Kirschenpflücken zu einer meiner Lieblingskundinnen. Ich bekomme wirklich Kirschen geschenkt. Jedoch von Peter und der wahre Grund ist natürlich Sex. Die Kirschen sind nur mein Ablenkungsmanöver! Tarnen und Täuschen!

Ich wäre bereit, obwohl mir morgen früh noch immer lieber wäre, aber absagen kann ich auch nicht. Die Aufregung darüber, was passieren wird, ist zu groß. In Wahrheit male ich mir den ganzen Tag bereits einen göttlichen Abend aus.

19:58

Ich warte. Ich bin nervös. Ich warte, dass die Minuten vergehen und ich losfahren kann. Es läuft alles nach Plan. Gegen 20 Uhr fahre ich los. Vielleicht 20:10 Uhr. Es muss ja nicht ganz so aussehen, als hätte ich es unbedingt nötig, gevögelt zu werden.

Kinder liegen im Bett. Alles ist besprochen. Mein Mann weiß von nichts. Gar nichts, nicht einmal den Teil mit den Kirschen. Heute verschweige ich, morgen lüge ich. Irgendwoher müssen die leckeren Früchte ja kommen. Sind ja nicht vom Himmel gefallen. Verschweigen zieht Lüge nach sich. Unweigerlich. Es ist ein ungeschriebenes Gesetz. Es ist mir egal. Dieses Mal ist es mir egal. Wobei ich ein bisschen Angst davor habe aufzufliegen, denn in Wahrheit ist es das alles nicht wert und doch mache ich es schon wieder! Ich könnte mir selbst dafür in den Arsch beißen, doch absagen kommt nicht in Frage. Warum, kann ich mir selbst nur schwer erklären.

Ich begehe den gleichen Fehler immer und immer wieder, nur für das bisschen gute Gefühl, dass ich dabei erhalte. Ich lade meinen Lebenswillen auf. Ich habe Spaß. Es wird mir guttun, vor allem weil es niemand weiß. Es ist für mich ganz alleine.

20:06

Ich werde meine Zigarette fertig rauchen und losfahren.

22:18

»Ein Gentleman genießt und schweigt!«

Heute werde ich schweigen. Ich brauche es nicht aufschreiben, denn ich werde es nicht vergessen. So etwas kann man nicht vergessen.

Absolute Stille in meinem Kopf. Es waren eineinhalb schöne Stunden mit Peter.

Eine Zeit der Ruhe in meinem Kopf. Es war so, wie ich es mir wünschte. Ach ja, seine Kirschen sind übrigens die besten dieser Erde!

Fertig für den Dienst. Es geht mir gut. Werde noch einen kurzen Abstecher zu Peter machen. Ein schneller, gemeinsamer Kaffee, bevor der Tag beginnen kann. Kinder schlafen.

Tobias hatte sich extra seinen Wecker gestellt, um mir dabei zu helfen, wach zu werden. Eine liebevolle Geste. Papa ist nicht da, mein Sohn übernimmt dessen Rolle. Ich weiß, dass das nicht gut ist, doch es gehört irgendwie zu ihm. Seine Bürde. Anderes Thema.

Ich starte meinen Tag.
Wo bin ich?

19:17
Heute nur mehr ein kurzes Update. Fühle mich, als hätte ich zu viel Sonne erwischt. Körperlich angeschlagen.

Kinder sind nicht zu Hause. Lena möchte eine weitere Nacht bei ihrer Oma bleiben, Tobias ist bei seinem Freund und wird dort auch übernachten. Bin mit Mann und Hund in unserem Zuhause, in unserer kleinen idyllischen Ortschaft. Sarkasmus Ende.

Psychisch etwas instabil. Hatte heute ein Erlebnis der anderen Sorte.
    Ach, ich hätte so viel zu schreiben. Bin heute aber ziemlich konfus.

Seufz. Ich habe mich sofort nach meiner letzten Notiz ins Bett gelegt. Kurze Katzenwäsche musste reichen. Mein Bett, mein Hund an meiner Seite, nasses, kaltes Tuch auf meinem Kopf, mehr wollte ich nicht mehr. Augen zu!

Habe bis jetzt geschlafen, durchgeschlafen! Ich war fix und fertig mit meiner Welt. Kopfschmerzen sondergleichen!

Heute sieht die Welt wieder anders aus. Es geht mir gut. Ich fühle mich fit. Ich bin heute zu Hause, habe frei. Mein Mann fährt in die Arbeit. Lena nimmt er auf seinem Weg mit in den Kindergarten. Ja, sie ist zu Hause. Papa musste sie spät nachts abholen, sie konnte nicht schlafen. Ohne Mama oder zumindest ihrem Bruder ist sie es halt doch noch nicht gewohnt, woanders zu schlafen. Kein Problem, wir würden unsere Kinder immer und von überall abholen, wenn es nötig ist. Sie schläft noch. Beide, Mann und Tochter schlafen noch. Ich trinke meinen Kaffee und überlege, wie ich meinen Tag gestalten werde. Hausarbeit! Mehr wird es heute nicht werden. Es gewittert und schüttet ohne Pause, den Tag kann ich also ohne schlechtes Gewissen drin verbringen. Es gibt ohnehin genug zu tun. Die Wäsche stapelt sich und der Keller beziehungsweise die Werkstatt gehört dringend aufgeräumt. Meine Projekte sind abgeschlossen, Sägespäne und Co wollen beseitigt wer-

den. Werkzeug will an seinen Bestimmungsort zurück-
gelegt werden. Genug zu tun. Auch sonst steht einiges
auf meiner Liste. Langweilig wird mir nicht.

Aber ich werde es langsam angehen. Eines nach
dem anderen. Ich habe Zeit, lange Zeit. Wenn ich so
überlege, ein äußerst seltener Genuss. Mindestens sieben Stunden alleine zu Hause. Ein Rekord!

Oh ja, ich werde es genießen, es wird für ein ausge-
dehntes Nickerchen auch noch Zeit bleiben.

Am Wichtigsten erscheint mir das Niederschreiben
des gestrigen Tages, das werde ich vielleicht sogar als
Erstes machen, denn es arbeitet in mir und ich habe
Angst, gestrige Emotionen nicht mehr gut wiedergeben
zu können, wenn ich nicht zeitnah damit anfange.

Das Schreiben wurde zu einem wichtigen Teil von
mir, ich fühle, dass es mir guttut.

Ich werde alle modernen Gerätschaften aktivieren,
Waschmaschine, Geschirrspüler, Trockner, Staubsauger
und mich danach an den PC setzen. Heute nutze ich
ausnahmsweise den PC, nicht das Handy. Mir ist danach. Ich habe Zeit und keiner schaut mir über die
Schulter.

Auf die Plätze, fertig, los!

10:02

Gewaschen, angezogen, alles läuft und scheppert im
Hintergrund. Milly habe ich versorgt und mit einem
Knochen beschäftigt. Leise Musik. Kaffee bereitgestellt.

Zigaretten und Aschenbecher neben der Tastatur, es geht los.

Gedanken fokussieren und zurück zum gestrigen Tag!

Ok, im Nachhinein zu schreiben fällt mir immer schwer. Ich muss irgendwie Punkt für Punkt vorgehen, sonst komme ich gedanklich nicht klar!

Die zeitliche Reihenfolge meiner Gedanken und Geschehnisse würde nicht stimmen, daher fallen Zeitangaben heute weg.

–

Thilam

Ich möchte mit Thilam beginnen! Die letzten zwei Tage waren sehr anstrengend mit ihm. Er forderte immer häufiger ein persönliches Treffen. Er könne und wolle nicht mehr warten. Er schrieb mehrere Nachrichten täglich und forderte baldige Rückmeldung. Er rief vermehrt an, er setzte mich unter Stress. Ich bat ihn um eine Pause. Ein paar Tage nicht hören, kein Telefonieren, keine Fotos, keine Nachrichten. Ich komme mit dem Beantworten und Löschen seiner Nachrichten kaum hinterher. Ich überlege, ihn für ein paar Tage zu blockieren, um ein bisschen Ruhe einkehren zu lassen.

Er versprach, zu warten, bis ich mich wieder bei ihm melde, doch heute ging der Wahnsinn bereits in den frühen Morgenstunden wieder los. Kein Wunder, er hat Zeit, es ist ein Regentag. Für Menschen, die am Bau arbeiten, bedeutet das Freizeit. Er hat Zeit und Langeweile!

Ich nicht! Heute nicht! Ich möchte meine Zeit anders nutzen, als am Handy zu sitzen und Rede und Antwort zu stehen. Er setzt mich gewaltig unter Druck und beginnt mich regelrecht zu nerven. Ich spüre, wie sich meine Gefühle zu ihm ins Negative wandeln. Das möchte ich gar nicht, doch ich gehe bereits mit einem tiefen Seufzer ans Telefon, wenn es wieder einmal läutet. Ich spüre, wie ich mir Ausreden einfallen lasse bzw. sogar überlege, ob ich überhaupt rangehen soll.

Fazit für mich:
Ich schaue mir den heutigen Tag noch an, dann werde ich ihn für zwei Tage blockieren. Das wird er mir nicht übel nehmen können, es ist unser üblicher Rhythmus fürs Wochenende!

Letztes Wochenende hatte ich unseren Chat nicht blockiert, da ich viel Zeit ohne meinen Mann verbrachte. Es war niemandem aufgefallen, dass ich zwischendurch geschrieben hatte, doch es war zu viel. Überhaupt am Sonntag, fast stündlich erwartete er meine Antwort. Zu viel für meine Nerven!

–

Dienst
Laut meinen handschriftlichen Notizen wollte ich anscheinend irgendetwas zu meinem Dienst aufschreiben, weiß aber ehrlich gesagt nicht mehr, was so Wichtiges dabei gewesen wäre.

Muss leider kurz eine Zwangspause einlegen. Mein Magen knurrt wie wahnsinnig und ich brauche dringend etwas Essbares zwischen meinen Zähnen. Stört mich gerade gewaltig, aber wenn ich meine Grundbedürfnisse nicht zeitnah befriedige, werde ich unruhig.

11:01
Gegessen!
–

Peter
Zweimal in kurzer Zeit hintereinander gesehen. Zweimal genossen. Der morgendliche Kaffee artete etwas aus, was mich heute noch schmunzeln lässt. Klar schliefen wir miteinander und besonders schön war es noch dazu. Der Tag fing für mich gut an. Ich bin ihm dankbar für seine Zeit, die er sich für mich nimmt. Es ist nicht selbstverständlich, das weiß ich nur zu gut. Seine körperliche Nähe empfinde ich als sehr befriedigend. Körperliche Nähe, einen anderen berühren dürfen und berührt werden, das ist es, was ich anscheinend brauche. Ich kann mich so dermaßen fallen lassen, ich kann abschalten. Ich schließe meine Augen und folge keinem bestimmten Schema, ich tu, wonach mir ist. Geleitet von meinem Bauchgefühl, nicht von meinen Gedanken oder Stimmen. Das wirklich Einzige, was ich manchmal denke, ist: »Bitte lass es nicht zu Ende gehen«.

Leider ist es immer irgendwie zu Ende, bevor ich noch möchte, dass es das ist und das Warten auf das nächste Mal beginnt.

Die Auszeit für meinen Kopf! Die Befriedigung körperlicher Bedürfnisse! Ich hab ihn lieb und möchte ihn behalten. Ich brauche ihn momentan mehr als ich Thilam brauche, so traurig ich das finde, doch durch das viele Niederschreiben meiner Gedanken vergeht mir oft die Lust auf das Reden mit ihm, das mir noch vor kurzem so viel bedeutet hat.

Das bisschen Reden, wonach mir ist, mache ich mit meinem Mann und Frau Dr. Glasli, dazu brauche ich sonst niemand Außenstehenden.

Meine körperlichen Bedürfnisse befriedige ich durch Peter. Eigentlich könnte es so weiter gehen. Ich fühle mich in einem guten Gleichgewicht. Es darf nur keiner dieser Bausteine wegfallen, dann, so habe ich das Gefühl, geht es mir gut.

11:30
Nochmal eine kurze Schreibpause eingelegt. Bei dem Gedanken an Sex überkam mich die Lust, ich musste es mir schnell selbst besorgen. Ich sagte ja bereits, mit dem Aufschieben von Grundbedürfnissen hab ich so meine Probleme. Außerdem, worauf warten? Bin alleine zu Hause, da kann ich die Zeit für die Dinge nutzen, die ich sonst nicht machen kann.

Zurück zu gestern:
–

Aura:
Gestern Abend sah ich, wahrscheinlich bedingt durch meine Kopfschmerzen, alles irgendwie doppelt. Es war merkwürdig, als hätte alles einen Schatten. Ein doppeltes, durchsichtiges Bild dessen, was dieses Phäno-

men in Wirklichkeit war. Sah ich meine Hand an und bewegte sie, bewegte sich, etwas versetzt, die gleiche Hand in einem durchsichtigen Schimmer ebenso mit. Es war creepy. Hätte ich es nicht besser gewusst, hätte ich meinen können, ich sei auf einem abgedrehten Trip gewesen. Hatte ich noch nie erlebt, war sehr irritierend für mich. Ich hatte das Gefühl, ich hätte eine Aura sehen können, wenn man an so etwas wirklich glaubt und sich damit schon einmal beschäftigt hätte. Was ich noch nie habe, doch so, stelle ich mir vor, könnte es aussehen. Verrückt. Mein erster Gedanke war, dass ich nun komplett den Verstand verlieren würde.

Morgens war es weg!

–

Die Bürde meiner Kinder:
Ich glaube, ich habe dieses Thema bereits einmal anklingen lassen. Ein Thema, dem ich mich bereits mehrmals stellen musste. Ich musste lernen zu akzeptieren, sonst würde ich an diesen Gefühlen zugrunde gehen.

Meine Kinder werden mit einer depressiven Mutter groß. Sie leben mit einer kranken Mutter zusammen. Tobias hat mich nie anders kennengelernt. Bereits als er in meinem Bauch war, musste er mitfühlen, was ich fühle. Zwei, drei Jahre war es ziemlich ruhig um meine Launen. Es war jene Zeit, als Lena geplant wurde. In unseren täglichen Alltag war Ruhe eingekehrt. Ich hatte mich bewusst gegen ein zweites Kind entschieden, weil ich nicht noch einem kleinen Menschen antun wollte, was ich Tobias bereits angetan hatte.

Doch es ging mir gut und so entschieden wir uns doch für ein Geschwisterchen für Tobias. Im Nachhinein, wenn man den Blick auf meine Krankheit richtet, war es eine Fehlentscheidung. Ich war jedoch zu dieser Zeit stabil und hätte mir im Leben nicht träumen lassen, dass all meine Dämonen mich jemals wieder heimsuchen würden. Doch alles kam anders. Sie kamen zurück, sie blieben und wurden schlimmer als je zuvor. Keiner kann mir sagen, was noch kommen mag und das ist mit Abstand das Schlimmste für mich. Doch ich vertraue darauf, dass meine Kinder zusammen stärker sind als alleine. Sie haben einander, sie sind einander ein gegenseitiges Geschenk, sie werden alles zusammen meistern können. Zusammen werden sie stark sein, auf mich zurückschauen können und mit Stolz sagen können »Mama hat ihr Bestes gegeben«.

Wie ist das Leben mit einem depressiven Menschen in unmittelbarer Nähe?
Ich kann es nicht mit Sicherheit sagen, ich kann mir nur ausmalen, wie es sich anfühlen mag.

Folgendes schreibe ich aus einer möglichst objektiven Perspektive. Als Person, die von außen beschreibt, wie sie es wahrnehmen könnte.

So stelle ich es mir vor:
Unberechenbar! Das Leben mit einem depressiven Angehörigen (kurz d. A.) ist eindeutig unberechenbar. Pläne, die für einen Tag besprochen wurden, können binnen Minuten umgeworfen werden. Egal, ob es etwas

war, worüber man sich gefreut hätte, es wird nicht statt-finden, man muss damit leben, dass es aufgeschoben werden könnte. Unberechenbare Gefühlsausbrüche wer-den unmittelbar miterlebt. Das Gefühl, man habe etwas falsch gemacht, oder etwas Falsches gesagt, begleitet einen immerzu.

Das ständige Gefühl, helfen zu wollen und nicht zu können, umgibt einen, man versucht zuzuhören und doch versteht man nicht, was einem der d. A. sagen möchte. Man kann es einfach nicht nachvollziehen, weil man es selbst nicht so empfindet. Man versucht seine Worte so zu wählen, dass sie nicht wie ein Vorwurf oder gut gemeinter Ratschlag klingen, weil man nicht will, dass sich sein d. Ä. zurückzieht und aus Erfah-rung weiß man bereits, dass das der schlechteste Weg ist. Man hat das Gefühl, das Verhalten des d. A. darf einen nicht nerven, weil er kann ja selbst nichts dafür, jedoch hat man ein schlechtes Gewissen, weil es einen doch manchmal ziemlich nervt. Die Krankheit sieht man nicht und doch steht sie ständig irgendwie im Mittelpunkt. Immer wieder liest man sich die Inhalte von Selbsthilfegruppen durch, doch zugleich erscheint es nutzlos, denn die Gemütszustände eines d. Ä. kön-nen im Sekundentakt wechseln. Es ist anstrengend und manchmal erscheint es ausweglos und man hinterfragt den Nutzen der Beziehung. Es könnte viel einfacher sein, ohne diese Person zu leben, doch solche Gedan-ken werden schnell beiseite gedrängt und bestmöglich unterdrückt.

Man versucht, aktiv auf einen d. A. zuzugehen, der aber oft einfach abblockt und sich nur zu gerne verschließt. Es muss jederzeit mit Traurigkeit und vielen Tränen gerechnet werden, welche für einen selbst sinnlos vergossen werden. Man sucht nach Begründungen und wird sie nicht finden. Niemals! Man macht sich Vorwürfe und lässt sich, wenn man nicht auf sich selbst achtet, von der Traurigkeit anstecken.

Man versucht bestmöglich, tägliche Abläufe einzuhalten, weil man weiß, wie wichtig sie für den d. A. sind, und schränkt sich dabei selbst in seiner Weiterentwicklung ein. Man stellt sich selbst und sein Träume hintan, nur um für den anderen da sein zu können. Man versucht, freundlich und geduldig zu sein, eine ermutigende Haltung an den Tag zu legen, obwohl der eigene Tag einfach nur erschöpfend war. Man übernimmt wie selbstverständlich Aufgaben für einen d. A. und überfordert sich damit selbst. Man leistet Unmenschliches, manchmal bis zur Erschöpfung. Man weint heimlich, um dem d. A. nicht das Gefühl zu geben, eine Last zu sein. Man versucht bei Antriebslosigkeit Ideen zur Tagesgestaltung zu geben und die Person dabei zu unterstützen, zur Eigenmotivation zurückzufinden. Man sieht dabei zu, wie sein d. A. seine Zeit tagelang im Bett verbringt, und fühlt sich hilflos. Man sucht Hilfe von außen, doch alles scheint umsonst.

Hat man die schlimmste solcher Phasen gemeinsam überwunden und wieder Hoffnung geschöpft, beginnt alles von Neuem!

Das Leben mit einem d. A. stelle ich mir als große Last vor!
Ja, ich fühle mich als große Last für meine Mitmenschen!
Ja, ich fühle mich als große Last für meine Kinder!

Damit musste ich lernen umzugehen, denn ich kann es nicht ändern. Ich kann immer nur versuchen, mein Bestes zu geben!

So stelle ich mir das Leben meiner Kinder mit mir als d. A. vor:
Das nun niederzuschreiben ist nicht leicht. Im Gegenteil, es ist das Schwerste, das ich je gemacht habe. Ich werde danach lesen können, was ich denke. Ich werde in Worten festgehalten haben, womit ich Jahre gebraucht habe mich auseinanderzusetzen. Ich habe lange gebraucht, um zu akzeptieren, welches Schicksal ich meinen Kindern mit ihrer Geburt geschenkt habe.

Meine Kinder Tobias, 11 Jahre, und Lena, 6 Jahre, kennen mich in jeder meiner depressiven Phasen. Sie sehen mich weinend, lachend, erschöpft und wütend. Sie kennen mich überglücklich und am Boden zerstört, sie kennen mich demotiviert und überaktiv, laut und wortlos. Sie kennen mich laut lachend und sie kennen meine Tobsuchtsanfälle. Ich bin ein Mensch mit allen Emotionen, die zum Menschsein dazugehören. Das Einzige, das sie an mir nicht kennen, ist Aggressivität!

Wir leben bei uns zu Hause so frei wie nur möglich. Jeder darf Emotionen zulassen, jeder darf sich entfalten, jeder darf sagen, wonach ihm ist. Sobald wir das Haus verlassen, achten wir darauf, unsere Worte passend zu wählen und unsere Gefühle nicht jedem aufs Auge zu drücken. Meine Kinder haben gelernt, wie dieses Spiel funktioniert.

Sie mussten lernen, über ihre Mama nicht alles auszuplaudern. Wenn man so will, könnte man meinen, wir halten unsere Kinder dazu an, Dinge zu verheimlichen und in Folge zu lügen. Es ist zum Schutz unserer, ihrer Welt. Es ginge ihnen nicht besser, wenn man sie mitleidig ansehen würde. Sie kennen den Unterschied zwischen einer Notlüge und einer echten Lüge genau und wissen, was sie erzählen können und was sie besser weglassen bzw. beschönigen. Manchmal tut es mir in der Seele weh, sie dabei zu beobachten, doch das werden sie gezwungenermaßen beibehalten müssen.

Beide sind liebevoll und einfühlsam, sie sind sensibel und empathisch. Sie sind hilfsbereit und wissen, wann es gut ist zu reden, und genauso, wann es gut ist zu schweigen und zuzuhören.

Sie bieten jedem Hilfe an, der sie braucht, erkennen aber mittlerweile, wenn jemand ihre Hilfe nicht möchte. Sie drängen sich keinem auf. Abgesehen von ihrer kindlichen Naivität sind sie intelligent. Sie denken nach, bevor sie handeln und können gut um Hilfe bitten, wenn sie mit etwas nicht zurechtkommen.

Sie können sich meiner Gefühlslage gut anpassen, sich ihr aber auch entziehen. Sie wissen, wann es besser ist, mich in Ruhe zu lassen und mir besser nicht nahe zu sein. Sie nutzen im Gegenzug jene Zeit, in der es mir möglich ist, ihnen körperliche Nähe zu schenken, auch wenn ich sie dann meist fast damit erdrücke.

Sie müssen jederzeit damit rechnen, dass ihre Mama von einem Tag auf den anderen nicht für sie sorgen kann und Papa alles übernehmen muss. Meine drei Liebsten sind mittlerweile ein eingespieltes Team. Sie halten in diesem Fall zusammen, darauf bin ich sehr stolz. Tobias übernimmt nur zu gerne auch im Alltag Aufgaben von seinem Papa, die ihm eigentlich nicht gebühren, er hat einen ausgeprägten Beschützerinstinkt. Ich versuche ihn aktiv aus dieser Rolle herauszuholen. Er ist das Kind. Die Balance gelingt meist sehr gut.

Meine Kinder mussten früh lernen, selbstständig zu sein und sich bestmöglich selbst zu versorgen. Sie wissen, wie man sich etwas zu essen macht. Sie wissen, wo sie ihre Kleidung finden und es gibt keine unauffindbaren Gegenstände in unserem Zuhause. Alles wurde von mir so organisiert, dass sich alle Familienmitglieder zu jeder Zeit zurechtfinden. Bedeutet, kurz gesagt, dass jeder Gegenstand seinen Platz hat.

Die Gegenstände werden von den Kindern auch wieder zurückgebracht. Tobias ist die Wichtigkeit dieser Tatsache bereits bekannt, bei Lena fehlt dafür noch etwas das Verständnis.

Falle ich für ein paar Tage aus, ist gewährleistet, dass alles gut weiterlaufen kann, ohne dass der Haushalt im Chaos versinkt. Ein Punkt weniger, um den sich mein Mann kümmern muss und der Frustration bei den Kindern minimiert.

Beide meiner Kinder haben ihre individuellen Ansprechpartner. Sie kennen sie und wissen, dass sie sich jederzeit an sie wenden können. Das war mir persönlich sehr wichtig. Sie brauchen außenstehende Personen, jemanden mit objektivem Blick auf unser Familienleben, jemanden, der ihnen hilft zu verstehen.

Es war klar, dass ich bei diesem Thema anfangen werde zu weinen. Es bewegt mich, es macht etwas mit mir. Es tut mir weh.

Doch ich versuche, es manchmal einfach positiv zu sehen, indem ich immer wieder bemerke, wie großartig sie sind und wie toll sie sich trotz allem entwickeln.

Sie werden großartige Erwachsene werden, weil sie durch eine harte Schule gehen, welche wir ihnen leider nicht ersparen können.

Ich hoffe so sehr, dass ich ihnen nichts von meiner Traurigkeit mitgegeben habe, doch sicher werde ich mir nie sein!

Es ist für beide mit Sicherheit nicht leicht. Mama macht vormittags Quatsch mit ihnen und nachmittags liegt sie drei Stunden im Tiefschlaf auf der Couch. Manchmal verstehen sie die Welt nicht, doch sie sind stark und vor allem sagen sie mir ins Gesicht, wie scheiße sie das alles zeitweise finden. Sie dürfen das. Sie dürfen ehrlich sein. Sie dürfen mich scheiße finden, das gehört zu unserem Leben. Was ich niemals zulassen werde ist, dass sie Mitleid für mich empfinden. Wut, Zorn, Unverständnis, all das ist in Ordnung! Aber Mitleid lasse ich nicht zu.

Mitleid hilft uns allen nicht!

16:20

Ich öffne eine weitere Packung Zigaretten. Tobias und Anton sind noch nicht zu Hause. Lena ist gemeinsam mit ihrer Freundin und deren Mutter Eis essen gegangen. Es ist schwül geworden. Ich sitze im Bikini auf der Terrasse und überlege, mich in den Liegestuhl zu legen. Eigentlich würden noch acht Wäschekörbe bereitstehen, Wäsche möchte gefaltet und weggeräumt werden. Doch ich kann mich nicht mehr aufraffen, zeitgleich habe ich Unruhe in mir und würde gerne, doch es geht nicht. Notdürftig hatte ich angefangen, damit wenigstens die wichtigsten Kleidungsstücke morgen in den Schränken liegen, doch mehr wird es heute nicht mehr werden.

Wenn ich ehrlich zu mir selbst bin, würde ich mir gerne einen Joint anzünden. Eine Stunde dicht sein. Eine Stunde nicht fühlen, was ich heute fühle. Dabei muss ich sagen, ist heute einer meiner seltenen guten Tage, obwohl mir das Thema Kinder schwer im Magen liegt.

Heute ist ein normaler, guter Tag und dennoch hätte ich nichts gegen einen Joint. Vielleicht am Abend, wenn die Kinder schlafen.

Peter hat sich heute bereits ein paar Mal gemeldet. Mit Nichtigkeiten, aber es tut gut zu wissen, dass er an mich denkt.

17:17

Ich wurde abgelenkt vom Schreiben, weil Thilam angerufen hat. Er ist sauer, weil ich »zickig« bin und er mich so »nicht mag«. Es folgten seine üblichen Motivationssprüche, die er mir jedes Mal herunterbetet, wenn ich ihm sage, ich hätte einen miesen Tag und wolle nicht mit ihm reden.

Ein kurzer Auszug seiner- nennen wir es »Lebensmottos«:

– Jeden Tag musst du glücklich verbringen, denn jeder vergangene Tag ist einer weniger.
– Jammern bringt niemandem etwas. Man ändert durch Jammern keine Situationen ins Positive, man verschlechtert sie.
– Sei frech und fröhlich. Lache, denn das steht einem Menschen am besten.
– Die eigenen Kinder stehen immer an erster Stelle. Alleine ihnen zuliebe muss man sich zusammenreißen.
– Mach Pausen, aber bleib in Bewegung.
– Alle Menschen haben Probleme und Sorgen.
– Alle Menschen tragen ihr persönliches Päckchen mit sich herum.
– Wer leidet und nichts daran ändert, ist selbst schuld.

– Die kleinen, positiven Dinge darf man niemals aus den Augen verlieren.

... Es gäbe noch mehr, das er zu mir sagt, doch das sind die wichtigsten Aussagen.

Es ist seltsam, so sehr ich auch nicht mit ihm telefonieren wollte, so sehr geht es mir danach besser. Manchmal, wenn ich eigentlich nicht reden will, lässt er mich nicht zu Wort kommen. So wie eben gerade! Das Einzige, was er akzeptiert, ist ein »Ok, mache ich« oder ein »Ich habe dich verstanden«, alles andere löst aus, dass er mit seiner Litanei von vorne beginnt. Er redet mich gegen die Wand und ich lasse es nur zu gerne geschehen, weil ich insgeheim weiß, dass es mir danach besser geht.

Es tut gut, mit ihm zu reden. Es tut gut, ihm zuzuhören. Danach geht es mir besser, danach fühle ich mich ruhiger. Danach ist ein Dialog möglich. Danach lachen wir gemeinsam. Danach befinden wir uns wieder auf Augenhöhe.

Warum ich es nicht eher zulasse? Vielleicht leide ich manchmal einfach zu gerne. Ich befinde mich manchmal, ja, das muss ich mir eingestehen, gerne in meiner Opferrolle. Thilam erkennt das, akzeptiert vieles, aber das nicht. Niemals!

Mein Ich in seiner Opferrolle
Ja, es wäre gelogen, wenn ich nun sagen würde, ich hasse es zu leiden. Ich weiß nicht, woher es kommt, doch manchmal leide ich gerne. Das hört sich skur-

ril an, dessen bin ich mir, wie so vieler anderer Dinge bewusst, doch in diesem Moment, im Moment des starken Leidens, des Vor-sich-Hinsiechens, des Vergrabens und des Decke-über-den-Kopf-Ziehens, kann ich Glück empfinden. Wohlig warm eingekuschelt, die Augen vor der Welt und des empfundenen Grauens verschlossen. Nichts hören, nichts sehen, ganz bei mir. Für Außenstehende mag es befremdlich erscheinen, sie lassen es geschehen und in genau diesem Geschehenlassen suhle ich mich. Ich zögere es hinaus, gebe vor, fürchterlich zu leiden, ein Opfer dieser schrecklichen Welt zu sein, doch in Wahrheit genieße ich es. Es ist mein ganz persönlicher Rückzug aus der Realität, ein Entfliehen aus dem Alltag, ein Mich-Herausnehmen aus mir unangenehmen Situationen. Ja, manchmal gebe ich vor zu leiden, um mich genau in diese Situation bringen zu können. Tarnen und Täuschen.

Ist es verwerflich? Wahrscheinlich. Werde ich mich dieser Methode noch öfter in meinem Leben bedienen? Mit Sicherheit!

21:57

Ich habe Thilam gesehen. Er war so fordernd und drängend, dass ich mich überreden ließ, ihn zu treffen.

Es war schön. Meine Gefühle waren so konfus. Freude und Wehmut. Sehnsucht und »Erdrückt-Werden«.

Ich war nervös. Nervös, erwischt zu werden, doch ich bereue keine Sekunde.

Ganz fest nahm er mich in seine Arme. Er küsste meine Stirn, beinahe väterlich beschützend. Eine gefühlte halbe Ewigkeit hielt er mich fest. Seine Arme lagen stark um mich und zwangen meinen Brustkorb dazu, flacher zu atmen. Mein Kopf lag auf seiner Brust. Er roch nach Arbeit, harter körperlicher Arbeit, nach Sonne und Staub. Ich atmete seinen Duft nur zu gerne ein. Immer und immer wieder. So lange hatte ich ihn nicht mehr gesehen, ihn nicht mehr anfassen dürfen. Er fehlte mir. Das reale an unserer Beziehung fehlte mir. Es driftete dazu ab, eine rein gedankliche Vorstellung zu werden. Irgendwie wie eine Phantasie, etwas Ausgedachtes, eben etwas nicht Reales. Es fing an, mich zu nerven. Er fing an, mich zu nerven. Momentan weiß ich gar nicht genau, wie es dazu kommen konnte. Er ist doch mein Herzensmensch!

Das Handy wird niemals solch schöne Eindrücke ersetzen können. Berühren, schmecken, riechen. Ja, man hört und sieht sich, man spricht miteinander, doch etwas Inniges braucht alle fünf Sinne. Nur wenn ich alle fünf Sinne benutzen kann, kann etwas eine wahre Herzensangelegenheit sein. Er ist meine ganz persönliche Herzensangelegenheit. Ich hatte in den letzten Tagen begonnen das zu vergessen. Ich hatte nicht mehr an seinen Duft, seinen Atem, seinen Körper, seine liebevollen Gesichtszüge und sein charmantes Lächeln gedacht. Sie waren mir entglitten. Er wusste das, weil er es spürte. Daher drängte er mich zu einem Treffen mit ihm. Alles wird gut, wenn wir uns sehen. Das waren seine Worte gewesen. Er hatte recht. In vielen Dingen sind wir uns ähnlich, er erkennt vieles einfach früher, weil er älter ist und viel erlebt hat. Ich brauche immer etwas länger, um zu erkennen, zu begreifen, zu akzeptieren und dann auch noch eine Lösung zu finden.

Nach unserem Treffen habe ich angefangen zu kiffen. Gerade jetzt schreibe ich das mit schweren Fingern und zufallenden Augen. Ich sehe verschwommen, wenn ich auf die Tastatur meines Handys schaue.

Die Wahrheit ist, ich brauche ihn. Er ist mein Mentor. Jede meiner Krisen kann er mit mir so zerreden, dass es plötzlich Lappalien sind. Ich schaue zu ihm auf. Ich bewundere sein Können, mich zu lesen wie ein Buch. Er weiß, wovon er redet. Er ging bereits mehrmals durch schwere depressive Phasen und hat sich immer wieder selbst herausgezogen. Rhetorisch sind wir auf einer fast gleichen Ebene, doch ich werde besser. Ich gebe Kontra, das turnt ihn an. Das spüre ich.

Ein Geben und Nehmen. Er beschützt mich, dafür schenke ich ihm meinen Körper.

Er will manchmal nichts mehr als meinen Körper. Am besten nackt. Er will ihn ansehen und berühren. Es gibt keine Stelle, die er noch nicht kennt, die er noch nicht geküsst hat. Ich fühle mich nackt nicht verletzlich, sondern einfach nur beschützt.

Ich fühle mich wie ein kleines, armseliges, zerbrechliches Mädchen, das von seinem großen, starken Ritter rund um die Uhr umsorgt, behütet und verehrt wird.

Nie würde er mir Schaden zufügen wollen. Er hat das größte Herz, das ich kennenlernen durfte. Dafür bin ich dankbar.

Als er mir mein Höschen heruntergerissen hatte, war sein Penis bereits steif. Sehr steif. Er presste meinen Oberkörper zurück auf den Sitz und zog mich an der Hüfte zu ihm. Er kniete nieder, spreizte meine Beine und leckte meine feuchte Muschi. Ich war gierig auf ihn. Er war gierig auf mich. Er nahm sich, was er brauchte. Ich bekam, was ich brauchte. Fest und stürmisch saugte er meinen Saft in sich auf. Als er hochkam, legte er meine Füße auf seine Schultern, sah mir tief in die Augen und stieß in mich hinein. Ich schrie vor Lust. Hart und brutal fickte er mich, bis ich innerlich explodierte.

Ein Quickie, so wie ich das mag. Ein ruhiges Plätzchen und einen Beifahrersitz, mehr braucht es manchmal nicht. Zwei Körper, die sich verstehen, die sich kennen und einander gegenseitig vertrauen. Mehr braucht es nicht.

Ich bin müde. Ich habe meinen Joint fertiggeraucht und fühle mich gerade sehr einsam. Ich wäre gerne noch länger mit ihm zusammen gewesen, doch es war nicht anders zu organisieren.

Ein wenig verbaler Austausch wäre noch das Tüpfelchen auf dem I gewesen, doch wie sagt Thilam: »Nimm, was du bekommen kannst und freue dich darüber.«

Das mache ich. Ich freue mich und gehe zufrieden schlafen.

16.7.2021
Freitag
6:38

Ich starrte ein paar Minuten lang Datum, Tag und Uhrzeit an, bevor ich nun anfange zu schreiben. Was genau soll ich schreiben? Ich bin mir nicht sicher, ob das gut ist, was ich hier mache. Ich habe Zweifel.

Gestern habe ich kein einziges Wort niedergeschrieben, mir war nicht danach.

Lena liegt mit ihrem Kakao vor dem Morgenfernsehen, Tobias und Anton schlafen noch. Milly war bis vor ein paar Sekunden mit mir im Garten, tapste jedoch gerade hinein. Wahrscheinlich legt sie sich zu Lena unter die warme Decke. Ich sitze noch etwas müde beim Gartentisch und hinterfrage mein ganzes Dasein!

Wozu? Wozu schreibe ich alles auf?
Ich hatte gestern keine Lust zu schreiben, doch ich habe gerade einiges davon gelesen, was ich geschrieben hatte. Irgendwie liest es sich, als wäre es nicht von mir.

Es würde mich interessieren, was jemand, der mich nicht kennt, von mir denken würde, wenn er sich meine Zeilen zu Gemüte führt.

Nichts Gutes, das ist sicher!

Ich hatte mir fest vorgenommen, alles erst in einem halben Jahr zu lesen, doch irgendwie war mir gestern danach. Ich habe nicht alles gelesen, doch die letzten drei vergangenen Tage und das mehrmals!

Ich beginne wieder einmal zunehmend aus meinem Alltag zu fliehen. Aus der Realität. Es ist zugleich schön zu sehen, wie gut mir manches tut und wie verzweifelt manche Taten wirken. Vermehrt möchte ich fliehen, vermehrt möchte ich jemand sein, der ich einfach nicht bin.

Ich bin Ehefrau und Mutter!

Und trotzdem treffe ich mich wieder in regelmäßigen Abständen mit anderen Männern. Das ist doch Irrsinn?!

Heute kommt mir mein ganzes Verhalten lächerlich vor. Noch dazu, weil es zu Hause momentan – sagen wir einmal »besser« läuft.

Es kehrt schön langsam, aber doch, Ruhe in unseren Familienalltag ein. Das Verhältnis zu meinem Mann ist trotz all meiner Eskapaden relativ entspannt.

Ich würde sogar fast sagen, dass er sich sehr bemüht, unsere Ehe aufrechtzuerhalten. Mein Verhalten zeigt eher das Gegenteil, als würde ich mit allen Mitteln gegen unser Glück ankämpfen.

Anton ist aufmerksam und freundlich, er lässt sich seine Kränkungen und seine Verletzungen nicht anmerken. Alles, was ich mache, oder zumindest vieles, ist ihm gegenüber unfair und ohne Zweifel verwerflich. Das hat er nicht verdient.

13:54

Vor zwei Tagen haben Anton und ich entschieden, uns einen Tag Auszeit zu nehmen. Echte Auszeit! Nur wir, ohne Kinder, weg von daheim. Wir haben uns gemeinsam für eine kinderfreie Therme entschieden.

Ich habe bereits alles geplant und organisiert. Kinder werden gut untergebracht sein, Eintritt ist reserviert, Geld habe ich bereits abgehoben. Kinder wissen Bescheid und freuen sich auf unser Kindermädchen.

Früher hatten wir sie öfter bei uns, beinahe einmal im Monat. Das war es uns wert, doch dann kam Corona und es kehrte ein Schlendrian ein. Es fing an, in Vergessenheit zu geraten, dass wir als Eltern auch noch Mann und Frau sind.

Es ist momentan eine schwierige Zeit zwischen uns. Ich habe es verursacht. Wie schon ein paar Mal zuvor! Doch wir scheinen doch die Kurve zu kriegen und es irgendwie wieder kitten zu können. Das sind wir. Können manchmal nicht miteinander, doch ohne einander schon gar nicht.

Der einzige Punkt in der Geschichte, an dem es hakt: Ich muss aufhören, ihn zu betrügen.
Das weiß ich.

Wir könnten es zusammen so schön haben, doch mein krankes Hirn spielt dabei nicht mit.

Auch gestern und heute wieder. Es ist zum Schreien. Wie ich mich kenne, wohl auch morgen wieder. Keine Kontrolle dieser Welt kann mich davon abhalten. Es fühlt sich manchmal an, so blöd das auch klingen mag, wie ein Zwang. Ich komme nicht dahinter, warum das so ist. Immer dann, wenn ich glaube, es zu wissen, erscheint es mir nach ein paar Tagen wie eine zurechtgelegte Ausrede. Eine Ausrede für ein unmoralisches Verhalten.

22:10

Bin ziemlich bekifft und habe es schon wieder getan. Nebenbei so ein kurzer Quickie. Was könnte ich nun für eine Ausrede haben?

Vielleicht, dass es sich halt einfach so ergeben hätte?! Oder, um mir die Tatsache zu beweisen, dass ich es kann?! Noch besser wäre: Ich hatte einfach Bock auf Sex oder ich hatte es dringend nötig?!

Ich weiß es doch auch nicht! Ich liebe meinen Mann von ganzem Herzen. Wirklich! Ich bin manchmal einfach nicht ich selbst.

Nein das war jetzt eine bombastische Ausrede. Ich bin nicht ich selbst! Mir wäre danach, meinen Kopf gegen die nächste Wand zu knallen. Das darf doch alles nicht wahr sein. Ich spüre noch immer den warmen Saft in mein Höschen laufen. Ich würde gerne sagen, wie ekelig ich das finde, doch es turnt mich an. Ich finde es aufregend und würde mir am liebsten den Finger hineinstecken, um ihn danach genüsslich abzulecken.

Solche Gedanken habe ich, woher kommen die bitte? Das ist doch an Irrsinn nicht zu überbieten.

Muss den Joint neu anzünden, ein bisschen was gibt es noch. Ich werde ihn fertig rauchen. Mir wird gerade alles ziemlich egal. Mein Kopf verharrt immer wieder in leichter Schräglage, mein Mund ist trocken und meine Augen beginnen zuzufallen. Scheiße, den ganzen schaffe ich heute nicht mehr. Lege ihn weg, mir wird übel. Mein ganzer Kopf dreht sich. Noch mehr, wenn ich mich schnell bewege. Schnell geht gerade gar nichts. Muss aufhören zu schreiben. Muss mich aufs nicht Kotzen konzentrieren.

17.7.2021
Samstag
5:52

Es schüttet, donnert und blitzt, als gäbe es kein Morgen mehr. Toll, Thermenausflug mit meinem Mann wird ein Indoor-Schwimm-Tag mit tausenden Leuten, die sich natürlich auch indoor aufhalten werden. Nichts mit Sonnen und Eiskaffeetrinken auf der Terrasse.

Es geht mir gut. Ich habe gut geschlafen, fühle mich körperlich fit und vom Kopf her ok.

Dennoch, die Wetterlage nervt mich ein wenig. Kann jedoch keiner ändern!

Zu meinen gestrigen Aufzeichnungen möchte ich mich gar nicht mehr äußern.

Eines weiß ich, das Handy bleibt heute im Spind! Es wird keine Anrufe und keine Nachrichten geben. Peter hat sich ohnehin kaum gemeldet in den letzten

24 Stunden, da wird nichts Weltbewegendes kommen und Thilam weiß Bescheid, dass ich den Tag mit meinem Mann verbringe. Der Sonntag wird auch still werden, weil ich alle auf stumm stellen werde.

Meine Kinder werden sich nicht melden, das ist so ausgemacht. Unser Kindermädchen Tanja hat eine Notfallnummer, und zwar die von Emma. Gegen Mittag und Nachmittag werde ich einen kurzen Kontrollblick aufs Handy wagen, doch es wird nichts drauf sein, da bis jetzt noch nie etwas geschehen war. Wir tragen immer Sorge dafür, dass unsere Kinder bestmöglich versorgt sind und alles gut vonstattengeht.

Emma wird im Notfall sofort kommen. Sie verbringt den Tag zu Hause bzw. kommt heute ohnehin öfter zu uns, um Milly zu füttern und mit ihr Gassi zu gehen. Sie kennt unseren Haushalt, unseren Alltag, unsere täglichen Abläufe!

Ich mache mir keine Sorgen. Bis 18 Uhr sind die Kinder bei ihrer Uroma, dann werden sie von Tanja, dem Kindermädchen, abgeholt und nach Hause gebracht. Dort wird alles so ablaufen wie gewohnt. Einerseits werden die Kinder ihren üblichen Rhythmus leben und ihn Tanja vorgeben, andererseits wurde sie von mir genauestens instruiert. Sie kennt uns und unsere Kinder bereits ziemlich gut, trotz einer längeren Betreuungspause. Außer dass Tobias und Lena in der Zwischenzeit gewachsen sind, hat sich nicht wirklich etwas verändert. Wir sind Gewohnheitstiere, bei uns ändert sich selten etwas.

Beide Kinder werden Vorzeigekinder sein. Das sind sie immer. Sie werden sich bestens verhalten, sie wissen, wie man sich in der Gegenwart eines anderen Menschen verhält.

Ich bin stolz auf sie.

Ich freue mich, trotz Genervtheit über das Wetter, auf diesen Tag.

Ich hoffe, mein Mann geht nicht davon aus, dass wir uns stundenlang intensiv miteinander beschäftigen. Ich möchte Leute beobachten, lesen, schlafen und in Ruhe meine Runden im Pool schwimmen. Ich möchte gut essen und die Wärme der Sauna genießen.

Ununterbrochen quatschen zu müssen gehört nicht zu meiner Traumvorstellung. Habe ich ihm aber bereits gesagt. Es ist das erste Mal seit langem, dass wir eine so lange gemeinsame, kinderfreie Zeit verbringen. Ich habe große Erwartungen. Immer schlecht! Ich kann nur enttäuscht werden. Erwartung führt meist zu Enttäuschung! Doch die Vorfreude ist so groß, dass ich mir seit zwei Tagen ausmale, wie es denn werden könnte.

Ich werde die Zeit bis zum Losfahren damit verbringen, unsere Sachen zu packen und alles vorzubereiten. Ich werde mich noch rasieren und mich aufhübschen, so gut es geht. Ich möchte nicht, dass sich mein Mann für mich schämen muss.

Am meisten freue ich mich auf meinen neuen Bikini, den ich mir gestern gekauft habe. Der war notwendig für mein Wohlbefinden. Ein gut sitzender, hübscher

Bikini. Nicht zu knapp, damit alles dort sitzt, wo es hingehört.

Die Zeit habe ich mir gestern genommen. Wir waren shoppen. Nicht lange, doch es hat Spaß gemacht. Meine Kinder waren mit und haben von meiner seltenen Shoppinglaune profitiert. Ich gehe nur ungern einkaufen und nur dann, wenn es mir psychisch möglich ist. Lena bekam einige hübsche neue Kleider und Tobias ein Sportoutfit für sein Lauftraining und ein paar coole T-Shirts in seinen Lieblingsfarben Neongrün und Orange. Alles im Abverkauf ergattert, auch meinen Bikini. Einen zweiten habe ich direkt im Geschäft bestellt, er wäre mir noch lieber gewesen, doch es gab leider meine Größe nicht mehr. Nebenbei suchte ich mir auch noch ein Fußkettchen aus, das mir beim Vorbeigehen ins Auge gestochen war. Ich steh auf solch einen Kram und gönne mir so etwas viel zu selten. Aber dadurch, dass Einkaufen bei mir ein ganz eigenes Problem darstellt, kommt es eher selten vor, dass ich mir etwas Neues kaufe.

Bikini hab ich gestern bereits im Pool meiner Oma probegetragen und das Kettchen ziert auch bereits meinen Knöchel. Alles gut, ich freue mich auf heute.

Vielleicht sollte ich mein »Einkaufsproblem« auch einmal in Form des Schreibens zu hinterfragen versuchen. Wäre das erste Mal, dass ich mich damit beschäftigen würde.

So, auf die Themenliste gesetzt!

Ich rauche noch eine Zigarette und fange danach an, unsere beider Sachen zu organisieren, damit es uns an nichts mangelt.

7:23

Das ging schneller als gedacht. Wir nehmen nicht viel mit. Ein paar Handtücher, Badeklamotten, für jeden ein Buch, etwas zum Schreiben, etwas zu trinken. Sehr minimalistisch. Alles Andere wäre im Grunde nur Ballast. Wir hatten noch überlegt, Spielkarten mitzunehmen, doch wir sind übereingekommen, dass wir ohnehin nichts spielen werden. Wir sind nicht die Typen für so etwas. Tja, was soll ich sagen, Minimalismus, ohne Kinder durchaus machbar. Schön! Ein Tag ohne unnötigen Ballast, ich fühle mich irgendwie befreit bei diesem Gedanken.

Minimalismus! Ein langes Wort für eine kurze Bedeutung. Wenig!

Definition laut Google
»Minimalismus ist ein Lebensstil, bei dem du dich von überflüssigen Dingen trennst, um freier zu sein und um dich auf die wirklich wichtigen Dinge in deinem Leben konzentrieren zu können ... Minimalismus ist kurz gesagt die Antwort auf die Frage, welche Dinge in deinem Leben wirklich einen Mehrwert für dich haben.«

Wie schön das wäre, nur mit dem Nötigsten leben zu können. Lange arbeite ich bereits darauf hin. Vor drei

Jahren habe ich das erste Mal groß ausgemistet. Damit meine ich wirklich groß!

Von der Mentalität her sind mein Mann und auch ich eher Sammler. Wir schmeißen nichts weg, wenn es noch funktioniert. Wir reparieren Dinge so oft es nur geht. Wir nehmen gerne Dinge entgegen, die man uns anträgt. Wir heben auf, was man eventuell irgendwann brauchen könnte. Bereits öfter konnten wir aus unserem angesammelten Fundus schöpfen, doch irgendwann musste ich einen Schlussstrich ziehen. Es war zu viel. Unser Haus schien zu platzen vor lauter Dingen, deren Nutzen sich mir nicht erschloss. Es war irgendwie Chaos, obwohl es augenscheinlich aufgeräumt aussah, einen Kasten hätte man nicht öffnen dürfen. Es fing an, mich zu erdrücken. Abgesehen davon, dass es mich immer schon stresste, etwas suchen zu müssen.

Ich begann auszumisten. Kästchen für Kästchen, Karton für Karton, beginnend bei unserer Kleidung. Das war das Einfachste, um einen Start zu finden. Alles zu kleine, löchrige oder ausgewaschene flog in die Altkleidersammlung. Den gesamten ersten Stock schaffte ich innerhalb weniger Wochen. Tag für Tag, je nachdem, wie viel Zeit ich hatte. Es war befreiend. Mit jedem Gegenstand, der das Haus verließ, fühlte ich mich wohler. Ich begann im wahrsten Sinne des Wortes mein Zuhause wieder besser kennenzulernen und mich wohlerzufühlen. Das Schwierigste war, die Sachen so zu verwerten, dass nicht alles im Müll landete. Das sprach gegen meine Überzeugung. Wir haben in unserer Siedlung Gemeinschaftstonnen und meine Nachbarn wären nicht begeistert gewesen, wenn ich diese über Monate hinweg überbeansprucht hätte.

Ich sortierte also fein säuberlich, fuhr über Wochen jeden Freitag zum Bauhof, um Kaputtes zu entsorgen und investierte viel Zeit, etliche Dinge zu verschenken, zu verkaufen oder wenn möglich anders zu verwerten, umzufunktionieren oder zu reparieren und zu neuem Leben zu erwecken. Dabei machte ich bestmöglich alles Schritt für Schritt, damit das Bild von Ordnung nicht zerstört wurde. Ich hätte keinen Mehrwert darin gesehen, in allen Ecken auf einmal anzufangen und alle Kästen gleichzeitig irgendwie in einer Hauruckaktion auszuräumen, es hätte das Familienleben belastet und mich überfordert. Also step-by-step! Es war schon so schwer genug für mich und eine echte Herausforderung.

Irgendwann war der erste Stock bereinigt und ich hatte Feuer gefangen. Das Erdgeschoss war etwas anstrengender. In den ersten Stock durfte nur mehr, was dort auch hingehörte. Ins Bad durften nur noch die nötigsten Pflegeprodukte, von jeglicher Dekoration in den Schlafräumen sah ich gänzlich ab.

Unsere Kinder bekommen viel geschenkt und tragen einfach viel mit nach Hause. Heute noch! Ob es Steine, Muscheln, Bilder, leere Tintenpatronenhülsen oder sonstige Dinge sind, in allem sehen sie etwas, das es wert ist, aufgehoben zu werden. Es wirkte manchmal wie ein Kampf gegen Windmühlen. Konnte ich für mich einen Erfolg verbuchen, kam danach eine depressive Phase und ich war eine Woche außer Gefecht gesetzt. Dann gab es wieder 150 neue Gegenstände, deren Sinn sich mir nicht erschloss, die aber für die Kinder extrem wichtig waren. Es war manchmal wirklich aussichtslos. Ich entwickelte ein Kistensystem. Alles, was herumlag, kam in diese beschrifteten Kisten. War die Kiste nach kurzer Zeit voll setzten wir uns hin und entmisteten gemeinsam. Die Kinder lernten, dafür Verständnis zu haben und sich mit der Zeit selbst von unnötigen Dingen zu trennen. Es war ein Lernprozess für uns alle. Unser kleiner Windfang entwickelte sich zu einer Art Schleuse für Unbrauchbares. Im Sinne von »überlege, ob dein Mitgebrachtes wirklich das Haus betreten soll«. Es klappt heute noch gut. Auch das Kistensystem wurde zum festen Bestandteil. Jeder weiß, wo etwas hingehört. Jeder weiß, wo er was findet.

Nichtsdestotrotz dauerte es Monate. Mitunter auch, weil meine Kinder wirklich viele schöne selbstgemachte Dinge aus Schule und Kindergarten mit nach Hause bringen. Unser aller Herz hängt an so mancher selbstgetöpferten Tonschale. Doch irgendwann ist auch die zehnte Schale im Weg. Das Erdgeschoss ist demnach etwas mehr dekoriert. Nicht viel, aber mehr. Wir leben in unserem Zuhause, mit diesem Gedanken konnte ich mich gut anfreunden. Dinge mit Nutzen sind für mich ohnehin kein Problem. Staubfänger sind mein Problem! Unnötiges! Ballast!

Mittlerweile dürfen ausgewählte Dinge auch in den ersten Stock.

Der Dachboden war eine weitere große Hürde, wobei ich daran immer noch arbeite. Jedes Jahr, gerade erst wieder zwei Wochen her, gehe ich hinauf und schaue alles durch. In einer Ecke sammle ich Gegenstände, welche meines Erachtens aussortiert werden können. Ich warte ein Jahr lang, und wenn die Sachen nie gebraucht werden, kommen sie weg. Heuer waren es neun Säcke! Neun schwarze Säcke! Ich frage mich immer, wo denn die Gegenstände überhaupt hergekommen sind. Ich hätte alles letztes Jahr entsorgen können, doch die »Ein-Jahres-Regel« hat sich beim Dachboden sehr bewährt. Die Dinge stören nicht, wenn sie dort stehen.

Weitere zwei große Kisten und ein bisschen Kleinkram warten auf ihre Abholung. Es sind Kinderspielsachen, denen meine Kinder entwachsen sind. Aufgehoben werden sie nicht mehr, denn sie werden vom Herumstehen nicht besser. Im Gegenteil, die Motten und Mäuse freuen sich. Sie dürfen andere Kinder beglücken und mich mit ihrem Auszug glücklich machen.

War das erledigt, hatte der Dachboden endlich eine Form angenommen, mit der ich leben kann. Nun kommt nichts mehr nach oben, das dort nicht wirklich hingehört. Koffer, Reisetaschen, wichtige Erinnerungsstücke, Weihnachts- und Osterdekoration, Gebasteltes, ein paar Spiele, LEGO und Duplo (was in der Anschaffung nicht gerade billig war), mehr bleibt nicht mehr. Drei Jahre Arbeit. Nächstes Jahr ist bestimmt wieder etwas dabei, obwohl nichts mehr nach oben kommen wird. So ist das nun einmal, was heute als wichtig und brauchbar erscheint, ist morgen nicht mehr der Rede wert.

Bei jeder Schublade weiß ich, was sich darin befindet. Das ist gut so. Ich kenne mein Haus und dessen Inhalt. Ich glaube, wir alle vier ziehen einen Nutzen daraus.

Beim Keller sieht die Lage etwas anders aus. Der Keller ist für mich der wichtigste Aufenthaltsort des ganzen Hauses. Erst vor kurzem haben wir Fliesen legen lassen. Die Wände wurden von meinem Mann fein säuberlich verputzt. Das war jede Mühe und jeden Cent wert. Er ist mein persönlicher Chaosort. Hier tobe ich mich aus, der hintere Teil gehört mir. Hier wasche ich meine Wäsche, hier bastle ich an meinen Projekten, hier befindet sich mein Raucherbänkchen, wohin ich mich nur zu gerne zurückziehe.

9:09
Im Keller befinden sich durchaus Dinge, die nicht unbedingt aufgehoben werden müssen, doch eine momentane Bestandsaufnahme macht mich nicht unzufrieden. Sagen wir so, es ist akzeptabel. Ich miste auch hier regelmäßig aus, doch umso öfter benutze ich Dinge. Ich verarbeite sie. Mache etwas Nützliches daraus, entweder für mich oder die Familie. Die optische Ordnung ist hier eher etwas, das mich ein bisschen stört. Sagen wir so, so wie es momentan aussieht, würde ich außer Emma niemanden gerne hier herunterkommen lassen. Sägespäne, Staub, Wäscheberge. Im vorderen Teil der Erholungsort meines Mannes, Computerraum und Fitnessbereich. Auch alles etwas unordentlich. Dort ist es zumindest nicht schmutzig, aber unauf-

geräumt. Es sind Bereiche des täglichen Gebrauchs und dementsprechend sieht es auch aus. Auch er nutzt seinen Bereich dann, wenn es zeitlich gerade passt. Bei Bedarf wird alles stehen- und liegengelassen. Sei es, wenn die Kinder schreien oder einem die Motivation für sein Hobby vergeht.

Ja, im Keller verwirklicht sich jeder von uns beiden so ein bisschen selbst. Vor zwei, drei Jahren sah das noch anders aus. Es war Abstelllager für alles. Und damit meine ich wirklich für alles. Es stapelten sich Kisten die Wände hinauf, ausrangierte Möbel, Fahrräder, alles, was keinen Platz hatte, landete im Keller. Das ist zum Glück anders geworden. Es wird sehr genau darüber nachgedacht, was in den Keller darf. Das hört sich seltsam an, doch die Wahrheit ist, was einmal im Keller landet, kann in den meisten Fällen direkt zum Müll gebracht werden.

Er ist sowieso der Nächste, der wieder an der Reihe ist. Auch hier gilt die »Ein-Jahres-Regel«. Ein genauer Blick und die Prüfung der Notwendigkeit so mancher Gegenstände, ist längst wieder einmal überfällig.

Minimalismus! Irgendwie ein Dauerthema in meinem Leben. Unerreicht und doch so sehr wünschenswert. Unbestritten eine Wohltat für mein Seelenleben. Mit äußerer Ordnung geht innere Ordnung einher.

Nicht umsonst gibt es so viel Literatur darüber. Ich habe viel gelesen und mir vieles abgeschaut, für mein Leben übernommen und fest in den Alltag integriert.

Ich hätte es gerne rigoroser, doch wie bei so vielen Dingen kommt einem das Leben dazwischen!

Ich habe jedoch einen ganz persönlichen Vorteil: Ich gehe nicht gerne shoppen, bzw. gehe ich nicht einmal gerne Notwendiges einkaufen. Es fällt mir schwer, mich dazu zu überwinden. In neue Geschäfte bzw. welche, die ich nicht kenne, gehe ich gar nur unter äußerst großem Stress!

Also wie sollte ich Neues nach Hause tragen?!

Wie bereits erwähnt, ein weiteres nicht unbedingt leichtes Thema für mich. Steht bereits auf meiner Liste und möchte abgearbeitet werden!

9:21
Zeit zum Aufbrechen!

15:19
Ich stehe mit Handy in der Hand im Raucherbereich der Therme. Fünf Stunden ohne waren genug. Es fiel mir schwer, mir war nicht bewusst, wie abhängig ich doch bin. Dabei rede ich nicht vom Empfangen oder Versenden von Nachrichten, sondern eher von dem Rundherum. Fotos machen, Termine nachschauen, Infos notieren, Gedanken aufschreiben. Irgendwie ist alles mit meinem Handy verbunden. Ohne Scherz, sogar mein Herzschlag wird ohne Internet nicht synchronisiert. Meine Werte werden zeitversetzt dokumentiert. Ich bin abhängig von der Technik. Dieser Gedanke stört mich. Und ja, auch meine Nachrichten habe ich

mittlerweile bereits gecheckt. Zwei Mal, seitdem ich es aus dem Spind holte. Jetzt steh ich hier, rauch gemütlich eine Zigarette und meine Gedanken drehen sich. Vielleicht sollte ich, gemeinsam mit den Kindern, ein Experiment starten. Ein paar Tage ohne jegliche Technik.

– Wem fällt es am schwersten?
– Was fällt alles weg?
– Wie beschäftigt man sich ohne Technik?
– Ist es uns möglich, ohne Technik, ohne Strom, auszukommen?
– Was würde dabei herauskommen?
– Wie bringen sich die Kinder ein?
– Wie fühlt es sich an?

Interessant. Ohne Handy fühle ich mich gleichzeitig gestresst wie auch entspannt.

17:02

Ich vergleiche mich beinahe die ganze Zeit über. Nicht nur heute und jetzt!

Ich bewege mich hier in der Therme auf leisen Sohlen- bloß nicht auffallen. Es ist ein unangenehmes Spektakel für mich. In einer Therme, unter Menschen, ohne Maske zu sein. Corona hat mich verändert. Mehr als zuvor scheue ich Menschen. Bloß nicht zu nahe kommen. Generell ein guter Rat im Umgang mit mir, doch nun noch mehr als vor Corona. Ich habe keine Angst, mich anzustecken, ich mag einfach fremde Menschen generell nicht. Was nicht bedeutet, ich wäre unhöflich, doch ich gehe auf Distanz.

Was ich dennoch gerne mache ist beobachten. Ich schaue mir Menschen gerne an. Nicht aufgrund von Oberflächlichkeit, ich versuche sie zu lesen, mir anhand ihrer Gesichter ihre Geschichten vorzustellen. Die Augen eines Menschen finde ich am interessantesten. Narben, Wunden, Haltung, Bräune, Statur, all das finde ich spannend zu sehen.

Im Zuge dessen vergleiche ich mich zwangsläufig.

Dr. Glasli sagt immer, ich solle das nicht machen, weil es nichts bringt. Ich bin wie ich bin. Jedoch kann ich das nicht einfach abstellen, ich glaube niemand kann das. Treffe ich auf eine andere Person, wird diese sofort abgecheckt. Die ersten Sekunden entscheiden, ob ich jemanden kennenlernen mag, ob er mir sympathisch ist oder nicht. Allem vorausgesetzt, diese Person wirkt authentisch. Wenn ich deren Gehabe nicht einordnen kann, mich ihr Verhalten irritiert oder verwirrt, halte ich sofort Abstand. Ich kann mit so jemandem nicht umgehen, schon gar nicht auf Dauer.

Wurde die Person von meinem Gehirn erst einmal gescannt, gibt es kein Zurück mehr. Ich vergleiche mich und – was soll ich sagen – ich komme dabei niemals gut weg!

20:19
So, Schluss. Selbstversuch:
Ich werde mich bestmöglich objektiv zu beschreiben versuchen.

Danach das Gleiche aus subjektiver Sicht. Mal schauen, was dabei herauskommt.

20:40

Ok, es ist heute alles nicht so einfach. Habe Probleme dabei, mich zu konzentrieren. Meine Stimmen arbeiten gegen mich. Je später es wird, desto lauter werden sie und umso unruhiger werde ich. Meine Abendtabletten sind ausständig. Ich nehme sie erst, wenn ich gegen 23:30 Uhr nach Hause komme. Ich beginne wieder den »Schatten« meiner Hände oder anderer Gegenstände zu sehen. Ich habe Kopfschmerzen. Es ist irritierend. Ich bräuchte etwas zur Beruhigung. Für ein Seroquel wäre ich gerade äußerst dankbar. Ich habe nichts dabei. Meine »Notfallration« befindet sich in einer silbernen, kleinen Dose mit Schlüsselring, an meinem Autoschlüssel befestigt. Ich bin nicht gefahren, mein Schlüsselbund hängt zu Hause an seinem Aufbewahrungsort. Mein Herz rast, ich kämpfe gegen die Lautstärke in meinem Kopf. Die linke Seite positioniert sich zum Angriff.

Mit dem Schreiben wird das heute wahrscheinlich nichts mehr, ich verschiebe es auf morgen.

Aus dem gestrigen Schreiben wurde wirklich nichts mehr. Keine Chance. Zu viele Menschen, zu viele neue Eindrücke, neue Umgebung, unsicheres Terrain.

Heute bin ich wieder fit und setze da an, wo ich gestern aufgehört habe, nämlich bei mir.

Los geht es mit meiner möglichst objektiven Betrachtung von mir selbst:

Daten und Fakten:
Ich werde morgen 36 Jahre alt; bin 1.65m groß; wiege 75 kg; trage Konfektionsgröße 42/44; Schuhgröße 40/41; Hüftumfang 108 cm; Bauchumfang 98 cm; Beinlänge 87 cm; BH-Größe 85C; meine Augenfarbe ist braun; meine Haare sind kupferfarben gefärbt, etwas länger als schulterlang; leichte Sommerbräune; ich bin tätowiert an Hals, Knöchel, Unterarm, linker Handrücken, linker Ringfinger, rechter Unterarm, über der rechten Brust; trage ein Tragus-Piercing im rechten Ohr (Stecker); einen Tunnel mit 12mm im rechten Ohr, ein Labret-Lippenpiercing links unten (Ring); ein Fußkettchen am rechten Fuß; vier Armbändchen am rechten Handgelenk; eine silberne Kette mit einem kleinen Herzanhänger um den Hals; meine Fingernägel sind dunkelrot lackiert.

Wie ich mich selbst empfinde:
Ok, das wird nun um einiges schwieriger. Ich brauche eine Zigarette.

Es geht los, frei von der Leber weg. Kurz gesagt: ich mag mich nicht!

Meine Haare wirken spröde und farblich ausgewaschen, sie bräuchten dringend gute Pflege und einen besseren Schnitt; die Farbe auf meinen Fingernägeln blättert ab, sie gehören ablackiert, ordentlich gefeilt und neu lackiert. Eine neue Farbe wäre auch nicht schlecht, ich kann sie schon nicht mehr sehen. Der Grund, warum ich überhaupt Nagellack trage ist simpel: Ich mag nicht, dass jemand sieht, wenn sich unter den Fingernägeln Schmutz befindet; eine Fußpflege wäre auch dringend notwendig. Ich wirke plump und träge, meine Oberschenkel sind gezeichnet von Orangenhaut; für meine Größe wirke ich eindeutig zu fest gebaut. Ich habe keine feinen Züge, bin nicht grazil oder anmutig. Ich wirke weder elegant noch zerbrechlich. Ich bin eindeutig zu dick. Meine Hüften und mein Po sind ausladend, mein Becken definitiv zu breit. Meine Brust hat längst den Kampf gegen die Schwerkraft verloren. Ein Hängebusen im klassischen Sinn, der seine besten Tage hinter sich hat. Meine Brust und mein Bauch werden geziert von Dehnungsstreifen, so teilweise auch Hüfte und Po, jedoch nicht in so starkem Ausmaß. Ich bin unsportlich, ja, faul, das sieht man mir an. Außer meinen täglichen Hunderunden bewege ich mich nicht. Das war schon einmal anders, doch ich habe nicht die

Ausdauer, um sportliche Aktivitäten auf Dauer in meinen Alltag zu integrieren. Mein Bauch wirkt wie eine Wampe, ich werde von meinen Kunden nicht selten gefragt, ob ich denn vielleicht schwanger sei. Meine Oberarme sind zu kräftig, die Haut darunter schwabbelig, vom vielen Ab- und wieder Zunehmen in meinem Leben. Meine Augen haben eine wirklich wunderschöne dunkelbraune Farbe und ich würde über mich sagen, dass sie das Schönste an mir sind. Meine mir selbst zugefügten Verschönerungen werten mein Erscheinungsbild etwas auf. Ich mag meine Tattoos und meinen Körperschmuck und bereue nichts davon, sowie auch meine Piercings und meine Schmuckwahl. Alles Selbstgewählte habe ich bewusst platziert. Meinen Schmuck trage ich zu jeder Tages- und Nachtzeit, egal welche Jahreszeit. Ich variiere nicht. Er ist Teil meiner Optik, genau wie meine Tattoos. Lege ich eines ab, fühle ich mich unvollständig.

Ich sollte mehr auf mich achten, das weiß ich. Mehr trinken, mehr Sport bzw. wenigstens mehr Bewegung, gesünderes Essen bzw. weniger Fast-Food. Aufhören zu rauchen, regelmäßig zu Vorsorgeuntersuchungen gehen, mehr Psychohygiene, mehr Ganzkörperpflege, mehr Sonnenlicht, ausgewogenes Schlaf-Wach-Verhältnis. Doch wenn all das so einfach wäre, hätten viele Menschen viele Probleme weniger! Vielleicht gehört es zu meinem selbstzerstörerischen Verhalten, mit hoher Wahrscheinlichkeit bin ich aber schlichtweg einfach zu faul, um mich besser um mich selbst zu kümmern!

Die Sorge um andere trägt mehr Gewicht, macht für mich seit jeher mehr Sinn. Ich bin äußerst sozial eingestellt. Ich helfe, wenn ich kann, wenn es für mich im Bereich des Möglichen ist. Egal wobei. Anderen eine Freude zu machen und sei sie noch so klein, gibt mir unheimlich viel. Nicht zuletzt, weil ich gerne wahrgenommen werde und ich in den Augen von anderen wichtig sein möchte. Dabei geht es nicht um lautstarke Anerkennung! Es ist das stille, kleine Lächeln meines Gegenübers, wenn er sich über etwas freut, zu dem ich meinen Beitrag leisten konnte. Mit ein Grund, aus dem ich meinen Beruf mit aller Liebe und Hingabe ausübe. Die von mir betreuten Senioren lasse ich mit einem Lächeln auf ihren Lippen zurück, wenn ich hinter mir die Haustür schließe. Ich weiß, sie hatten eine gute Zeit mit mir und freuen sich, obgleich sie nicht dement sind, über ein Wiedersehen mit mir. Gemeinsam schreiben wir ein schönes Stück Geschichte, keiner weiß davon, doch die betroffene Person ist sich dessen bewusst und daran erfreut sich meine Seele.

That's me!

10:34

Der gestrige Tag mit meinem Mann ...

Bevor ich mich dem gestrigen Tag widme, muss ich hier kurz notieren, was mir in Bezug auf mein Schreiben aufgefallen ist.

Es tut mir sehr gut! Ich springe zwar augenscheinlich zwischen vielen Themen hin und her, doch irgendwie ist das auch Ausdruck meiner Gedanken. Ich schreibe nieder, wie es gerade kommt. Ich schreibe in dem Moment, in dem mich etwas beschäftigt. Ich schreibe dann, wenn mir gerade danach ist. Ich schreibe irgendwie ohne Konzept, doch ich glaube, nur so wird es mir am realistischsten vorkommen, wenn ich es im Ganzen lesen werde. Ich möchte schließlich keinen Pulitzerpreis gewinnen oder mit meinen Memoiren in die Geschichte eingehen. Es ist für mich bestimmt, einzig und alleine für meine Augen. Noch wirkt alles, als würde es nicht aus mir herauskommen. Vieles schockiert und trifft mich in tiefster Seele. Ich vermeide es, zwischendurch etwas davon zu lesen, doch manchmal überkommt es mich, überhaupt dann, wenn ich, aus welchen Gründen auch immer, mitten in einem Thema stoppen muss.

Ich schreibe seit 30.6.2021, es kommt mir bereits viel länger vor. Ich bekomme ein immer genaueres Bild von mir. Ich zeichne mich irgendwie selbst, ich erfinde mich nicht neu, doch ich entdecke meine Probleme. Meine Sorgen werden differenzierter, meine Gefühle werden klarer. Die Beziehungen zu mir wichtigen Menschen kann ich gut hinterfragen und meine Bedürfnisse werden erkennbar, auch wenn ich für manches keine Lösung und für mein Verhalten oder meine Vorgehensweise keine Erklärung habe.

Das Schreiben wurde zu einem wichtigen Ventil. Besser als weinen! Ich weine noch immer häufig, doch weitaus weniger. Ich bin fokussierter und konzentrierter. Ich habe eine für mich sinnvolle Beschäftigung und finde immer mehr Freude darin, haltlose Gedankengänge in Worte zu verwandeln und daraus brauchbare Sätze zu formen.

Ich hoffe, ich beweise Ausdauer und bleibe dran, mein Ziel zu verfolgen.

Beende, was du angefangen hast!

10:38

Der gestrige Tag mit meinem Mann ...

Es war ein schöner Tag. Nur wir zwei. Wir hatten Zeit füreinander, wir hatten Zeit für uns selbst. Auch wenn ich nicht ganz ohne Handy konnte, habe ich zumindest keine Nachrichten beantwortet. Ich war wirklich ganz bei uns, bei mir, bei meinen Gedanken. Schöne Gespräche, wenn auch nicht tiefgründig, waren entstanden. Wir aßen gut, genossen die Wärme des Wassers und kamen uns endlich wieder einmal etwas näher. Es gab Berührungen. Es gab Küsse. Anfangs wirkte es etwas erzwungen, doch gegen Ende waren wir sehr innig im Umgang miteinander. Ohne Zweifel tat es uns gut. Ohne Kinder! Mann und Frau. Ein erfolgreicher Tag, so wie ich ihn mir erhofft hatte, ich wurde nicht enttäuscht. Selbst Gewitter und Stromausfall konnten meine Laune nicht trüben.

Gegen meine Stimmen konnte ich leider nichts machen. Sie kommen, wann sie wollen, ohne Vorwarnung.

Sie sind so laut, wie sie es für nötig halten. Doch ich lebe mit ihnen und habe den Umgang mit ihnen auch gestern gut gemeistert.

Ich werde lange positiv an gestern zurückdenken und es lange in Erinnerung behalten. Als etwas, das längst überfällig war. Als etwas, das uns beiden gutgetan hat.

Den Ausklang hatte sich mein Mann anders vorgestellt. Er hätte gerne Sex gehabt, doch das konnte ich ihm nicht ermöglichen. Nicht, dass ich nicht grundsätzlich Lust auf Sex hätte, doch in unserer Basis stimmt etwas nicht, sodass ich es nicht zulassen konnte. Ich wäre gedanklich nicht bei ihm gewesen, hätte es wie ein Programm geschehen lassen, das schien mir nicht richtig zu sein. Er hat es verdient, dass ich auch vom Kopf her voll bei der Sache bin. Es ist kein Herzensproblem, sondern ein Kopfproblem! Der Gedanke daran fühlt sich momentan nicht richtig an. Ich hätte nicht abschalten und mich fallen lassen können. Jede Bewegung wäre überlegt und durchdacht gewesen. Ich schäme mich vor ihm, das muss ich einfach einmal niedergeschrieben haben, vielleicht verliert es dann seinen Schrecken. Abgesehen von meinen »Schandtaten« fühle ich mich ihm gegenüber nicht perfekt genug. Ich fühle mich ihm gegenüber als Zumutung, ich spüre sein durchdringendes Mitleid und kann das alles einfach nicht ausblenden!

Vor kurzem erst hat er mir gesagt, wie sehr ich ihn anwidern würde und wie sehr ihm vor mir grause.

Mich nun zu öffnen klappt irgendwie nicht. Seine Aussage ist natürlich berechtigt und nachvollziehbar, doch traf sie mich mitten ins Herz. Ich sehe meine Betrügereien anders als er. Für mich ist es immer noch nichts Beliebiges, sondern eine Notwendigkeit. Der Nutzen für ein positives Ergebnis, zuträglich zu einem positiven Gefühl, für mich selbst. Wieder wirkt es wie eine Ausrede, doch so empfinde ich das nun einmal. Ich fühle mich nicht, als würde ich »herumhuren«. Mein Herz ist und bleibt bei meinem Mann!

Ich danke ihm für diesen Tag!

Eines sei noch erwähnt: Im Zusammenhang mit den Zeilen über unseren Tag, über meinen Mann und unser Sexualleben etwas unpassend, doch es muss aus mir heraus:

Wie ich mir bereits selbst eingestehen musste, war ich mit mir und meinem Körper noch nie zufrieden. Das ist auch der Grund, warum ich niemals einen Bikini getragen hatte. Noch nie zuvor. Es ist der erste Sommer, in dem ich mich traue. In dem ich ihn mit Freude trage. Auch in der Therme, also nicht nur zu Hause im eigenen Garten oder im Kreismeiner Familie, nein, auch außerhalb. Der Grund ist für mich ein ganz besonderer. Es liegt an Thilam. Er sagt mir seit dem Beginn unserer Freundschaft, wie toll ich doch sei, wie gut ich aussehe, wie stolz ich auf meinen »ausgeleierten« Bauch sein könne, ich habe in ihm meine Kinder ernährt, wie gern er mich ansehe und berühre. Wie sehr er jede Stelle meines Körpers gern habe. Er behandelt mich wie die schönste Prinzessin dieser Erde.

Am Anfang habe ich ihn dafür ausgelacht. Niemals hätte ich mir gedacht, er würde seine Worte ernst meinen können, doch sie veränderten mich und meine Einstellung zu mir selbst. Nein, ich finde mich nicht attraktiv, das wird wohl immer so bleiben, doch ich habe eine gewisse charmante Ausstrahlung und ich bin es wert, angesehen zu werden. Das wichtigste dabei: Wer mich nicht sehen möchte, kann sich jederzeit von mir abwenden, es ist sein Problem, nicht meines!

Das hat er mir, in doch sehr kurzer Zeit, beigebracht.

Vielleicht braucht es im Leben nur einen einzigen Menschen, der dich bedingungslos so nehmen kann wie du bist. Einen einzigen Menschen, der dir zeigt, wie wertvoll du bist. Einen einzigen Menschen, der dir sagt, dass du toll bist und du wirst anfangen, es zu glauben. Du wirst es nicht nur glauben, es wird dich verändern, du wirst anfangen zu fühlen, dass du es wert bist. Wert, gesehen zu werden.

Wer dieser Mensch ist, kannst du nicht bestimmen, du kannst ihn dir nicht aussuchen, du kannst es nicht erzwingen.

Ich musste bereit dafür sein, ihn in mein Leben zu lassen. Gehen lassen werde ich ihn auf keinen Fall jemals wieder. Ich brauche ihn!

Es war 00:07 Uhr, als ich das letzte Mal auf den Radio-
wecker geschaut hatte. Ich konnte nicht einschlafen.
Ich lag in meinem Bett und wälzte mich von einer
Seite auf die andere. Ich zählte von 100 abwärts, ich
probierte die Jacobson-Entspannungs-Methode, ich versuchte, im klassischen Sinn Schäfchen zu zählen, ich
ließ den Tag Revue passieren, ich versuchte, nicht an
meine To-do-Liste zu denken, ich streichelte Milly, nichts
half. Doch ich konnte liegenbleiben und hatte nicht
den Drang, aufstehen zu müssen. Es war spät, dementsprechend fühle ich mich heute. Noch dazu habe ich
Hunger, mein Magen ist leer und krümmt sich förmlich zusammen. Vor dem Zubettgehen musste ich mich
übergeben. Der Beginn einer neuen Woche stand an.
Heute ist mein Geburtstag. Einige Leute werden sich
heute bei mir melden. Aus Höflichkeit, aus Pflicht-
bewusstsein. Ich werde mich gezwungen fühlen, an
mein Handy zu gehen oder Nachrichten zu beantworten. Ebenfalls aus Höflichkeit und Pflichtbewusst-
sein. Alleine der Gedanke daran ließ mich gestern
Abend bereits unruhig werden. Den ganzen Tag über
wird man von mir erwarten, glücklich zu sein und zu
lächeln, es ist schließlich mein Tag, mein Geburtstag.
36 Jahre!

Dass sich der Tag für mich anfühlt wie jeder andere
auch, können die Menschen um mich herum nicht ak-

zeptieren. Das weiß ich aus leidsamer Erfahrung. Es ist jedes Jahr, jedes verdammte Jahr, das Gleiche. Es ist mühsam und anstrengend.

Am meisten wird es mich an den kommenden Tagen nerven, mich über Geschenke freuen zu müssen, welche mir freudestrahlend überreicht werden, bei denen ich jedoch weiß, dass sie wahllos ausgesucht wurden. Rein aus dem Grund, dass sich meine Mitmenschen dazu genötigt fühlen, mir etwas schenken zu müssen. Selten war bis heute etwas dabei, bei dem in mir das Gefühl geweckt wurde, man hätte sich speziell über mich Gedanken gemacht. Es wurde gewählt, weil es zu mir passt, von langer Hand überlegt. Bis heute gibt es nur einen einzigen Menschen, der sich diesbezüglich wirklich Mühe gibt: Das ist Kathi. Sie ist wirklich mit Abstand die Einzige. Jedes Jahr freue ich mich auf ihre Überraschung. Meine beste und längste Freundin. Auch heuer war es wieder so! Ihr Geschenk habe ich bereits bekommen und es war ein Volltreffer!

Es wäre nicht notwendig, das weiß sie, doch meine Freude ist jedes Jahr riesig.

Apropos Kathi, ich muss sie anrufen! Es gibt etwas Dringendes zu besprechen. Etwas Wichtiges.

Gestern Abend bekam ich eine WhatsApp-Nachricht von ihr. Sie brauche dringend Geld und wolle es sich von mir borgen. Prinzipiell war das noch nie ein Problem. Es ging, die seltenen Male, die es vorkam, immer um Kleinbeträge, welche ich aus meinen monatlichen Einnahmen verborgen konnte. Dieses Mal handelt es sich um einen größeren Betrag. 5000 Euro. Ich habe das Geld nicht, doch ich habe gemeinsam mit meinem Mann besprochen, wie wir ihr dennoch helfen könnten.

Das Problem am Verborgen wäre eigentlich nicht per se, dass wir es nicht hätten, sondern dass all unser überschüssiges Geld sofort in irgendwelche festen Sparmaßnahmen fließt, auf welche wir nicht ohne Verluste zugreifen können.

Aber mein Mann könnte als Bürge gelten. Er könnte nicht nur, er würde es auch. Die zweite Variante wäre, ich nehme einen Kredit auf, den sie zurückzahlen würde. Sie selbst ist voraussichtlich nicht kreditwürdig. Beide Möglichkeiten würde mein Mann unterstützen, er weiß, wie wichtig mir Kathi ist!

Wenn ich müsste, würde ich ihr eine meiner Nieren spenden.

In Sachen Geld war ich die letzten zwei Jahre ebenfalls nicht ganz aufrichtig zu meinem Mann, jedoch habe ich auch diesbezüglich alles auf den Tisch gelegt. Geld ist ein heikles Thema zwischen uns, es führt immer wieder zu Streit. Wir haben eine ganz unterschiedliche Einstellung. Ich bin eher der Typ »Geld kommt, Geld geht; die letzten Taschen sind leer; Geld wird sein, wir nicht mehr; ich möchte es zu Lebzeiten ausgeben«. Er ist der Typ »Anlegen, sparen für schlechtere Zeiten; vorsorgen fürs Alter; Geld arbeiten lassen, um es zu vermehren; fest anlegen, nicht versacken lassen«. Die Kluft zwischen unseren beiden Ansichten ist riesengroß.

Seine Einstellung ist ohne Frage die bessere und es ist nicht so, dass ich unser verdientes Einkommen beim Fenster hinausschmeiße. Doch ja, wenn ich könnte und dürfte, wie ich wollte, sähe mein Leben anders aus. Unser ganzes Familienleben sähe anders aus. Nur dank seiner Einstellung ist es mir möglich, weniger zu arbeiten und mehr für unsere Kinder da zu sein, und das, obwohl man sich heutzutage mit einem vollen Gehalt schon kaum etwas leisten kann.

Mein zweiter Kaffee. Anton ist mittlerweile wach und beginnt umgehend mit seiner Arbeit. Er hat heute einen Homeoffice-Tag, weil er um 15:30 Uhr einen Termin beim Augenarzt hat. Ein schnelles Frühstück, Katzenwäsche, ein schneller Gutenmorgenkuss und er ist bereits auf dem Weg in den Keller, in seinen Bürobereich. Er ist fleißig, immer schon!

Ich wäre auch fleißig, oder anders gesagt, bin auch fleißig, jedoch habe ich täglich mit fehlender intrinsischer Motivation und Antriebslosigkeit zu kämpfen. Gewinne ich meinen Kampf, besteige ich morgens bereits sinnbildlich den Mount Everest, verliere ich, verbringe ich den Tag auf der Couch. Dazwischen gibt es momentan nicht viel. Stunden oder Tage auf der Couch entstehen nicht aus Faulheit, das möchte ich hier und heute festgehalten haben. Deutlich für mich niedergeschrieben!

Die neuen Tabletten treiben mich sehr an, ich würde sagen, meine Medikamentenumstellung war diesbezüglich ein Erfolg. Ich gewöhne mich täglich mehr an meine

Aktivitätslust, obwohl sie anstrengend und fordernd und auch körperlich erschöpfend ist. Ich gewöhne mich daran. Eine um ein paar Milligramm geringere Dosis wäre eventuell eine Überlegung wert, doch das zu besprechen dauert noch bis zu meinem Termin mit meinem neuen Psychiater. Meine bisherige Psychiaterin harmonierte weder mit mir noch mit Fr. Dr. Glasli. Ich habe sie guten Gewissens beiseite geschoben. Ich mag sie nicht, sie mag mich nicht. Punkt. Mehr habe ich über sie nicht zu sagen!

Es ist kalt. Es ist windig. Mein Bademantel, der von meinem erst kürzlich verstorbenen Opa stammt, wärmt mich. Ich sitze im Garten und tippe auf meinem Handy. Sein Tod ist erst sieben Monate her. 23. Dezember 2020. Ein trauriger Tag! Ich musste jemanden gehen lassen, der mir sehr am Herzen lag. Erst nach Wochen konnte ich über den Verlust weinen. Es hat gedauert, es akzeptieren zu können. Jemanden gehen lassen, den man liebt. Niemals leicht, es war für unsere gesamte Familie eine schwere Zeit. Er war das Familienoberhaupt. Seine liebevolle Seite wog immer mehr als all seine »Spinnereien«. Er war ein guter Mensch, ein Mensch, den wir achteten und respektierten. Er gab so viel und erwartete niemals Dank. Ich werde immer mit schönen Erinnerungen an ihn zurück denken. Er fehlt mir sehr!

In unserem Garten steht bereits Lenas neues Pferd. Es ist mir gut gelungen. Ohne mich selbst loben zu wollen, es ist mir wirklich gut gelungen. Es ist stabil und wirkt massiv und groß. Seine Rückenhöhe misst gute 1,30 m.

Lena muss klettern, um es zu erklimmen. Sie hat es bereits eingeweiht und mehrmals mit ihrer Freundin damit gespielt. Es wird gefüttert, gebürstet und geritten. Es ist DIE neue Attraktion in unserem Zuhause. Lena hat Spaß daran, das war mir wichtig, es gefällt ihr, die Arbeit hat sich gelohnt, das war mein Ziel. Das alte, zu kleine Pferd wurde von mir verschenkt. Ich hatte es ebenfalls selbst gebaut und es darf nun ein anderes, kleineres Mädchen glücklich machen, dessen Gewicht es noch gut tragen kann. Lena selbst wurde zu schnell zu groß dafür.

Täglich sehe ich meine Kinder wachsen, es macht mich wehmütig und traurig. Die Zeit wird kommen, da muss ich beide Kinder gehen lassen, sie werden ihre eigenen Familien gründen. Sie werden ihren Alltag selbst bestreiten müssen, sie werden erwachsen sein müssen. Ob mit mir oder ohne mich, sie werden ihren Weg gehen, ihren Platz in unserer Gesellschaft finden. Mein letzter Gedanke wird ihnen gewidmet sein. Ich habe gegeben, was mir zu geben möglich war. Ich habe mein Bestes versucht, zu jeder Sekunde, seit ihrer Geburt.

7:45
Schluss mit Schreiben. Ich bewege meinen faulen Arsch ins Badezimmer und freue mich auf einen schönen, tollen Tag. Meinen Geburtstag. Sarkasmus beendet!

8:13
Sieben Nachrichten, zwei Telefonate. Nervt mich jetzt

bereits. Am liebsten würde ich mein Handy abdrehen und in eine Ecke schmeißen.

Ich gehe gleich eine große Runde mit Milly, das brauche ich dringend. Heute ist mein Therapietag. Nach dem Desaster letzte Woche und ihrer »Buckel«-Aussage habe ich heute keine Lust, sie zu sehen. Aber es ist die letzte Woche vor der achtwöchigen Sommerpause. Ich fühle mich verpflichtet hinzugehen.

Das Thema mit Kathi habe ich auch bereits erledigt. Hat sich irgendwie von alleine erledigt. Beide Varianten hat sie sofort ausgeschlagen, mit der fadenscheinigen Begründung, was wäre, wenn sie einmal nicht zahlen könne. Ok, ist in Ordnung für mich, ich lasse dieses Thema erst einmal ruhen, mal sehen, ob es sich wirklich erledigt hat.

Thilam hat sich ebenfalls bereits gemeldet, unabhängig von meinem Geburtstag. Er meldet sich täglich. Ich glaube, er dachte gar nicht daran. Gut so! Ich darf mir mein Geschenk selbst aussuchen, ja, ich soll es mir selbst aussuchen. Das war sein Wunsch sein Wunsch und ich freue mich darüber. Sehr unromantisch. Alleine bei dem Gedanken, er überreicht mir im Nachhinein das Geld für ein selbstausgewähltes Geschenk, muss ich schmunzeln. Ich darf etwas auswählen, das ich wirklich möchte. Ich weiß, was ich möchte. Ich möchte etwas, das ich bei mir tragen kann, etwas, das mich an ihn erinnert, wenn ich es ansehe. Gedanklich habe ich mich bereits entschieden. Gekauft habe ich noch nichts. Es soll eine Halskette sein. Keine teure Halskette, sondern Modeschmuck, irgendeine billige Kette. Es soll ein symbolischer Wert sein, kein materieller. Er wird es belächeln, sagen, ich hätte etwas Besseres, Wertvolleres, Teureres kaufen sollen, doch darauf kommt es mir nicht an. Der Preis spielt für ihn keine Rolle, er würde mir alles ermöglichen, was ich mir wünsche. Das weiß ich. Doch wie gesagt, es geht um die Symbolik dahinter.

Ich freue mich darauf. Ich freue mich darauf, loszufahren und mir etwas auszusuchen. Etwas Hübsches, etwas nach meinem Geschmack. Ich werde nach Hause kommen und sie mit Freude um meinen Hals legen. Ich werde ein Foto machen und es ihm schicken, mit großem Dank und vielen Kuss-Smileys. Es wird das Highlight meines Tages sein. Um halb zehn fahre ich los, laute Musik aus dem Autoradio, alleine der Gedanke löst Freude in mir aus. Danach fahre ich zur Therapie, mein Geschenk in meiner Tasche gut aufbewahrt. 45 Minuten noch. 45 Minuten heftige Vorfreude auf etwas, das ich mir schon lange wünsche, nämlich etwas von ihm, das ich bei mir tragen kann, zu jeder Tageszeit. Er wird sie nicht ausgesucht haben und doch wird sie von Herzen kommen.

Meinem Mann werde ich sagen, ich hätte sie mir selbst zum Geburtstag gegönnt. Wäre zum Drogeriemarkt gefahren, um mir selbst eine Freude zu machen. Er wird es mir glauben. Es wird nicht zur Gänze gelogen sein, doch auch nicht der Wahrheit entsprechen. Die Geschichte dahinter wird mein Geheimnis bleiben. Verheimlichen zieht Lüge nach sich. In diesem Fall Fremd-

und Selbstschutz zur gleichen Zeit. Ich schütze mich vor Unverständnis, Streit und Ärger und ihn vor Verletzung und Enttäuschung.

Eine für mich gerechtfertigte Verdrehung der Tatsachen! Mein Leben, mein Alltag, gezeichnet von Unaufrichtigkeiten, obwohl ich mich doch selbst als äußerst ehrlichen Menschen empfinde. Eine Gratwanderung zwischen Sein und Schein.

9:35

Ich mache mich gleich auf den Weg. Kinder bleiben zu Hause bei Papa. Lena wollte heute nicht in die Ferienbetreuung. Das ist ok, sie spielen miteinander. Alle drei denken nicht an meinen Geburtstag. Kein Theater um mich in meinen eigenen vier Wänden. Ich hoffe, das bleibt auch so! Nachbars Glückwünsche, von jenen die es wissen, habe ich bereits gespielt überglücklich entgegengenommen.

Letzte Zigarette, dann breche ich auf.

Der Einzige, von dem ich mir wünschen würde, er würde an mich denken, mal ganz vom Thema Geburtstag abgesehen, wäre Peter. Er hat sich die letzten zwei Tage kaum gemeldet. Es kamen nur kurze, nichtssagende Lebenszeichen, das war es aber auch schon.

Na gut, kann ich nicht ändern. Die Gedanken auf meine neue Halskette gerichtet fahre ich los.

13:24

Meine Kette gekauft. Letzte Therapiesitzung zu Ende gebracht, schnell die notwendigsten Lebensmittel eingekauft, weitere zig Nachrichten mit einem langgezogenen »Daaaaanke« beantwortet.

Gekocht, alle gemeinsam gegessen; so verlief mein Vormittag.

Therapie bei Frau Dr. Glasli war schwer in Ordnung. Es war wirklich eine schöne Sitzung mit gemütlichem Charakter. Empfangen wurde ich mit Kaffee und einem liebevoll vorbereiteten Punschkrapferl anlässlich meines Geburtstags. Es war ein guter Ausklang, um ruhigen Gewissens und mit einem guten Gefühl in die Sommerpause entlassen zu werden.

Unsere Themen von letzter Woche fanden einen für mich persönlich zufriedenstellenden Schlusspunkt. So mag ich das.

Thilam habe ich bereits ein Foto von meiner neuen Halskette geschickt. Ich freue mich wirklich sehr darüber. Wie bereits erwähnt geht es nicht um den materiellen Wert. Sie hat 12.90 Euro gekostet. Minimalster Silberanteil, Modeschmuck, doch ich finde sie bildhübsch. Ein dezentes florales Muster säumt einen silber-weiß glänzenden, ovalen Stein in silberner Fassung. Mit viel Phantasie könnte das Muster zwei kleine Schmetterlinge darstellen. Mein Geschmack. Schlicht, aber aussagekräftig. Fein und zierlich, aber nicht zu zerbrechlich wirkend für meine Statur.

Ich spüre sie um den Hals liegen, ich habe schon lange keine neue Kette getragen.

Es fühlt sich ungewohnt und neu an, ständig betrachte ich sie. Ein gutes Gefühl, dabei an Thilam zu denken, so hatte ich es mir gewünscht. Sie gefällt ihm, es sei sein Geschmack. »Ein schönes Stück für meine Prinzessin«, das hat mich berührt. Nach dem Preis hat er nicht gefragt. Ich vermute ohnehin, dass er mir einfach einen beliebigen von ihm ausgesuchten Betrag geben wird. Zu viel für das, was sie gekostet hat. Ich kenne ihn gut. Ich bin neugierig, ob ich recht behalten werde.

Heute wird es kein Treffen geben, vielleicht jedoch morgen Vormittag.

Ich habe frei, darf die Kinder zu meiner Oma bringen und in die Shopping-Mall fahren. Ich darf ihre 100 Euro Geburtstagsgeld ausgeben. Das mache ich zum ersten Mal. Ich bekomme jedes Jahr den gleichen Betrag, jedoch gebe ich das Geld immer für Notwendiges aus. Heuer nicht! Ich will alles bis auf den letzten Cent für mich ausgeben.

Um genau zu sein fahre ich nicht direkt in die Mall, sondern in ein Geschäft in ihrer Umgebung. Ich kenne und liebe es! Ich fühle mich wohl dort. Es ist groß, aber dadurch hat man das Gefühl, es seien weniger Menschen um einen herum. Außerdem haben die alles, was mein Herz höher schlagen lässt. Ich werde mir mit Sicherheit etwas Schönes finden.

Mein Adrenalinspiegel wird hoch sein, ich werde angespannt und nervös sein. Menschen, Lärm, stickige

Luft, die verschiedensten Gerüche, meine Stimmen. Shoppen, wahrlich kein Vergnügen, zumindest nicht für mich, doch heute werde ich mich zusammenreißen.

Im Zuge dessen wird es sich vielleicht für Thilam ausgehen, gemeinsam mit mir eine Kleinigkeit Essen zu gehen. Ich würde mich darüber freuen.

17:17

Peter denkt nicht an meinen Geburtstag. Bis jetzt zumindest nicht. Ok, jetzt, muss ich zugeben, bin ich doch ein wenig enttäuscht. Die letzten Tage waren rar an Nachrichten, zumindest heute hätte ich mir mehr erwartet, gerade vielleicht, weil es mein Geburtstag ist.

Ja, er ist in der Schweiz. Früh morgens bereits losgefahren, gemeinsam mit einem Kollegen, gerade erst angekommen, er hat andere Dinge im Kopf. Ich hatte zu viel erwartet. Ich kann schließlich nicht davon ausgehen, dass er 24/7 an mich denkt. Thilam sagt: »Nimm, was du bekommen kannst, und freue dich darüber«. Peter hat sich wenigstens gemeldet.

Sei zufrieden, sei zufrieden, sei zufrieden, es gibt Schlimmeres, außerdem ist der Tag noch nicht um.

22:15

Ich bin nicht zufrieden. Er hat vergessen. Bin bekifft und unzufrieden.

20.7.2021
Dienstag
7:25

Scheißtag, Scheißwelt, Scheißleben, Scheißfamilie,
Scheißsinnlosigkeit, Scheiß ich.

Finstere Wolken hängen über meinem Kopf. Keine
Lust auf nichts. Nicht einmal auf das Schreiben, nicht
einmal auf Thilam, nicht auf meine Medikamente.

Hinlegen, einschlafen, sterben.

Habe in den letzten Tagen für den Dachboden eine
Mausefalle mit Giftköder besorgt. Überlege, mir die
Körnchen unter mein Müsli zu mischen. Zum Glück
hab ich keine Lust auf Müsli.

16:00

Ok, irgendwie muss ich das Thema Peter verarbeitet
bekommen. Ich schreibe hier im Folgenden nieder, was
ich ihm eigentlich gerne sagen würde, vielleicht fühle
ich mich dann leichter.

Let's try!

An Peter, per WhatsApp:
Du hast gar nicht an meinen Geburtstag gedacht. Ich
weiß, es ist ab einem gewissen Alter ein Tag wie jeder
andere, dennoch ...

Die letzten Tage hast du dich kaum gemeldet und
ich habe insgeheim gehofft, dass du wenigstens am
Montag an mich denken wirst. Hast du nicht. Du hast
vergessen. Es kränkt mich. Es wäre ein Eintrag im Ka-

lender gewesen. Eine kurze Erinnerungsnotiz, mehr hätte es nicht gebraucht, um mich glücklich zu machen. Auch wenn es dumm ist, bin ich halt doch irgendwie noch das kleine naive Mädchen … mit Träumen, Wünschen, Hoffnungen und Erwartungen. Du hast recht, das ist mein Problem und trotzdem sollst du wissen, wie es mir heute geht. Nicht gut! Ich habe nicht viele Freunde, um ehrlich zu sein, habe ich einen ganz kleinen Freundeskreis, du solltest dazugehören. Ich hatte gehofft, du würdest dazugehören. Doch irgendwie glaube ich, ich hänge mehr an dieser Geschichte, als du es jemals tun wirst.

Ich weiß noch nicht, was ich daraus schlussfolgern werde. Ich muss mir selbst klar darüber werden, was es mit mir macht. Momentan bin ich einfach nur traurig und ja, auch verletzt. Es mag dir lächerlich erscheinen, doch es ist irgendwie bezeichnend für unser Verhältnis …

16:24

Ich dachte, ich würde weiterschreiben, doch eigentlich war das alles, was ich sagen wollen würde.

Der einzige Grund, warum ich es nicht sage, ist, dass ich nicht als überempfindlich und zickig abgestempelt werden möchte.

Punkt, Thema beendet!

Heute las ich bei meiner Oma einen Zeitungsartikel, der mich zum Grübeln brachte. Er handelte von Dreiecksbeziehungen. Das Verhältnis dreier Personen, welche aufgrund sexueller Lust zusammengefunden haben.

Der Regelfall: Mann und Frau verheiratet, Mann hat eine Affäre!

Es steht die Frage im Raum: Lust oder Frust?

Für den Mann positiv, seine Frau bestreitet mit ihm gemeinsam den Alltag, seine Affäre befriedigt seine sexuellen Phantasien. Die Frau ahnt etwas, weiß aber von den Betrügereien offiziell nichts, ist aber glücklich, weil ihr Mann ausgeglichen und zufrieden erscheint. Sie wird gut versorgt, für sie ist die Welt in Ordnung. Die geheime Affäre genießt die kleinen Aufmerksamkeiten des Mannes, braucht sich aber nicht ums Kochen, Waschen und Bügeln kümmern.

Alle drei Parteien in diesem Szenario sind zufrieden und niemand wird an der Situation etwas verändern wollen. In den meisten Fällen sei es angeblich auch förderlich für das Eheleben.

Die Frage des Ehebruchs steht nicht im Raum, denn sobald einer der Ehepartner Geschlechtsverkehr mit einer anderen Person hat, ist es definitiv Ehebruch!

So, meine Interpretation:
Solange jeder seine Rolle lebt, verheimlicht, verschweigt und lügt, dass sich die Balken biegen, dazu noch alle drei einen gleich großen Nutzen daraus ziehen, könnten alle drei ein glückliches Leben führen und das tatsächlich eine gute Sache sein.

Ja, KÖNNTE, denn in den meisten Fällen gibt es keine »Bilderbuch-Dreiecksbeziehung«. Über kurz oder lang wird eine dieser drei Personen anfangen, sich in ihrer Rolle unwohl zu fühlen.

Misstrauen der Ehefrau, bei beiden Frauen das Gefühl, nicht gut genug zu sein; Rivalitäten des Mannes zu eventuellen Nebenbuhlern seiner Affäre; Konkurrenzkampf, wenn die Frauen untereinander eventuell bekannt sind; Verliebtheit der Affäre in den Mann, in Folge der Wunsch nach einer offiziellen Beziehung; der Wunsch des Mannes nach Ehrlichkeit;

Es gibt tausende Gründe, warum eine Dreiecksbeziehung scheitern könnte und wahrscheinlich auch wird. Kommen Gefühle, egal welcher Art, hinzu, wird die Dreierlust zum Dreierfrust.

In meinem Leben bin ich die Betrügerin und hier reden wir nicht nur von Dreiecksbeziehungen. Ich spreche aus leidvoller Erfahrung und bin alles andere als stolz darauf. Ich betrüge meinen eigenen Ehemann mit einer Affäre, meine Affäre mit einer Affäre, meine Affäre mit einer Affäre usw.!

So etwas ist noch niemals gut ausgegangen! Verheiratet bin ich noch, dahintergekommen, warum ich es mache, bin ich noch nicht.

Vielleicht sollte ich mich dem Thema aus psychologischer Sichtweise nähern? Dazu gibt es bestimmt Studien oder irgendwelche Literatur. Ich setze es auf meine To-do-Liste, heute ist mir das alles schon zu anstrengend. Check, erledigt, ich kümmere mich in den kommenden Tagen darum. Ich muss essen und zur Ruhe kommen, fühl mich den ganzen Tag schon irgendwie komisch.

18:23

Sitze im Garten. Kinder versorgt. Mann beschäftigt. Bin alleine. Es ist laut in meinem Kopf. Der Tag dauert bereits zu lange. Ich warte, dass er vorbeigeht. Wie ist es, wenn man auf etwas wartet? Genau! Die Zeit vergeht gefühlt noch langsamer. Ich will mich verkriechen. Ich will auf meine Couch. Es fühlt sich an wie ein Grundbedürfnis, das schnellstmöglich gestillt werden will. Ich ertrage mich heute selbst nicht mehr. Habe heute nur kurze Momente des klaren Denkens. Helle, lichte Momente, in stundenweiser Abwechslung mit dunklen Wolken über mir. Stimmungsschwankungen par excellence. Kaum auszuhalten. Ich strenge mich an, bemühe mich, mit mir selbst klarzukommen, doch es ist schwer. Es ist echt schwer. Jeder Handgriff fühlt sich heute an, als würde ich eine Tonne Zement von A nach B tragen müssen. Ein bisschen muss ich noch aushalten, dann darf ich mich in meine Kissen kuscheln, in die von mir geformte Mulde auf meiner Couch.

Mindestens fünf Fliegen surren gleichzeitig um mich herum. Es nervt mich. Vor mir liegt die Fliegenklatsche. Fühle mich zu kaputt, um sie zu erschlagen. Möchte schlafen. All meine Muskeln schmerzen von der heutigen Anstrengung, nicht körperlicher Anstrengung, sondern seelischer Anstrengung. Ich mag mich heute keinen Meter mehr bewegen müssen. Die Schmerzen einer Depression. Ich habe auch nichts Wichtiges mehr zu tun. Für die Arbeit morgen ist alles vorbereitet. Meine Kleidung lege ich mir vor dem Schlafengehen zurecht. Das mache ich immer so. Morgens muss alles nach dem gleichen Schema ablaufen, abends eigentlich auch. Außer ich kiffe, dann ist alles etwas anders. Ich fühle mich alleine. Alleingelassen. Bin es nicht, aber fühle mich so. Alleingelassen von der Welt. Ich spüre, dass sich meine Augen mit Tränen füllen, so wie gestern Abend. Ich hatte geheult. Fürchterlich geheult. Jetzt ist nicht der richtige Zeitpunkt dafür. Durchhalten! Mann und Kinder sind noch nicht in ihren Betten, es ist noch zu früh. Habe zwei Fliegen getötet. DIE Leistung des Tages. Nein, stimmt nicht, beim Zahnarzt war ich auch und zum Einkaufen habe ich mich auch aufgerafft-nein, gezwungen. Eine knappe Stunde dauerte es, dann hatte ich genug. Genug von fremden Menschen, von ihren Geräuschen, von ihren Gerüchen.

Milly spielt mit ihrem Ball, sie stört sich nicht an meinen Launen. Nie! Ich töte zwei Fliegen, drei neue kommen nach. Wo kommen die her? Ich seufze. Ich hasse Fliegen, ich hasse mich, ich hasse die ganze Welt.

19:19

Zeit noch immer nicht abgelaufen. Tag noch immer nicht um. Um 19:30 Uhr gehe ich mit dem Hund eine große Runde. Milly braucht das. Ich brauche das. Emma geht mit. Ich warte auf sie, sie sollte gleich kommen. Gleich! Beschissene Zeitangabe, wenn man auf etwas wartet. Ich warte. Ich habe das Gefühl, immer zu warten. Warten, dass die Zeit vergeht. Warten. Ich hasse es, warten zu müssen. Egal worauf. Ich bin ein ungeduldiger Mensch. Verdammt ungeduldig. Ich bin immer 15 Minuten zu früh, egal wobei. Dann warte ich meine 15 Minuten, die ich zu früh bin und die 15 Minuten, die die andere Person zu spät kommt. Ich schaffe es nicht anders. Zuspätkommen ist unhöflich. Zufrühkommen auch, das weiß ich. Dennoch besser zu früh als zu spät. Wer mich kennt, weiß das und plant es bereits ein. Wer mich nicht kennt, trifft sich ohnehin nicht mit mir. Bei jemandem, der mich nicht kennt, aber kennenlernen muss (Arzt, Kunde, ...), spiele ich pünktlichste Pünktlichkeit vor. Komme also 15 Minuten zu früh, warte aber irgendwo im Abseits bis eine Minute vor der ausgemachten Zeit. Bescheuert? Bin ich! Ohne Zweifel! Tarnen und Täuschen. Derjenige muss ja nicht wissen, dass ich bescheuert bin. Wird er im Normalfall auch nicht herausfinden.

Ich bin fix und fertig, fühle mich ausgelaugt und erschöpft. Habe in der Zwischenzeit die Einkäufe ausgepackt. Mit Muss, nicht mit Freude.

Zwei weitere Fliegen getötet. Kann mich heute kaum noch selber denken hören, so laut ist es in meinem Kopf, so laut sind meine Stimmen. Eine ist ganz schrecklich, eine etwas weniger. Kinderlachen aus dem Wohnzimmer. Kinder spielen miteinander. Mann sieht ihnen zu. Lena schreit. Tobias schreit. Anton schreit. Sollen sie ruhig, ich weiß ohnehin nicht, worum es geht. Ich will es auch gar nicht wissen, es interessiert mich heute nicht mehr. So gar nicht! Ich warte und warte, wo bleibt

Emma? Zigarette in der Hand. Heute mindestens die zwanzigste. Fürchterlich. Ich muss das ändern. Kann mir meinen Konsum bald nicht mehr leisten, abgesehen davon, dass es mich umbringen wird. Denke nach. Mir eigentlich auch egal, sterbe ohnehin vor einem qualvollen Rauchertod. Sterbe, bevor ich an Atemnot ersticken werde. Sterbe sowieso so, wie ich möchte. Emma ruft an.

21:17
Hunderunde beendet!

Esse Schokolade, dann gehe ich ins Bett. Was ich heute verschwiegen habe, schreibe ich morgen nieder.

21.7.2021
Mittwoch
4:27

Gestern habe ich einen gewaltigen Fehler begangen. Anstatt hier erneut meinen Frust über Peter auszulassen, habe ich ihm direkt geschrieben. Er ist beruflich in der Schweiz, hat dort untertags kein WLAN, das wusste ich aber nicht, demnach meldete er sich natürlich auch nicht. An sich kein Problem, durch meine gestrigen Stimmungsschwankungen wurde es jedoch zu einem. Habe mich verhalten als, wäre er mein Partner, der mich ewig warten ließe, als wäre ich ihm nicht wichtig genug, um sich bei mir zu melden. Klassische Realitätsverschiebung in meinem Kopf. Er hat verbal vollkommen um sich geschlagen, sich in der Verteidigungsrolle gesehen und, kurz gesagt, gemeint, ich solle mit dem Scheiß aufhören, er würde auf solch dämliche Meldungen meinerseits nicht reagieren. Ich fühlte mich zusätzlich verletzt und ziemlich gekränkt. Hatte dann natürlich, wie könnte es anders sein, noch dazu das letzte Wort. Das war es mir wert, das erschien mir wichtig, was er natürlich nicht so ohne Weiteres auf sich sitzen lassen wird.

Immer, wenn es psychisch bergab geht, bekomme ich eine Gehörgangsentzündung, heute ist es besonders schlimm.

Es schmerzt. Ich fühle mich sinnbildlich geohrfeigt. Wieder einmal.

Das Gefühl der Gekränktheit ist auch heute noch da. Ja, wir führen keine Beziehung, das weiß ich vom Kopf her. Warum diese Ansicht manchmal kippt, weiß ich jedoch nicht. Warum ich stattdessen meinen Frust nicht hier ausgelassen habe, weiß ich auch nicht, denn mittlerweile habe ich verstanden, dass das, was ich hier mache, eine gute Sache ist und mir hilft.

Es ist passiert, ich kann es nicht rückgängig machen. Damit muss jemand, der mit mir befreundet ist, leben können, umgehen können. Er wird sich tagelang nicht melden. Ich mich auch nicht.

Für mich ist heute ein Arbeitstag. Ich werde versuchen, all meine verwirrten Gefühle zu unterdrücken bzw. beiseitezuschieben, um meinen Job bestmöglich ausüben zu können.

Alles wird gut, alles wird gut, alles wird gut ...

5:54

Stehe neben dem Firmenauto vor meiner Firma. Keine Lust auf Arbeiten. Kolleginnen trudeln ein. Keine Lust auf Quatschen. Setze mich ins Auto und schalte die Heizung ein. Es ist kalt geworden morgens. Augen sind schwer. Drei Minuten noch, dann fahre ich los.

8:31

Kurze Pause. Müdigkeit hat sich gelegt, habe bereits zwei Betreuungen hinter mir. Thilam ist süß, er akzeptiert und versucht meine Launen zu verstehen. Vor meinem Mann hab ich sie verheimlicht, Peter schießt gegen mich.

Die Sache mit Peter ist für mich leider trotz des Schreibens noch nicht erledigt. Es stört meinen inneren Seelenfrieden oder das wenige, was ich davon habe. Sollte ihn abhaken, ich fühle es, bin aber noch nicht so weit. Einmal sehen, wann und vor allem wie er sich bei mir meldet. Ich melde mich nicht!

Heute soll ein Treffen mit Thilam stattfinden, darauf freue ich mich, traue mich aber nicht zu sehr zu hoffen. Sein Tag ist voll mit beruflichen Terminen, vage meinte er, er bemühe sich, dass sich zeitlich alles ausgeht. Bräuchte ihn heute. Ihn und seinen Zuspruch!

Fahre zum nächsten Kunden. Zigarette tat gut.

9:45

Es geht mir fürchterlich. Ich leide vor mich hin, reiße mich beim Kunden zusammen und bin im Auto den

Tränen nahe. Das Spiel spiele ich jetzt noch drei Kunden lang, dann wird mein Dienst beendet sein.

Werde für meinen Mann einen netten Abend gestalten. Nehme mir vor, Sushi zu machen und das Schlafzimmer nett umzugestalten. Er lechzt nach Aufmerksamkeit und bittet bereits verbal um Sex. »Wäre mal wieder an der Zeit ….« Ja, vielleicht?! Ich will nicht, aber das stört ihn nicht. Muss mich zusammenreißen und in den sauren Apfel beißen. Heute Abend, dann ist hoffentlich wieder ein paar Wochen Ruhe.

Der Gedanke, er hält mich für widerlich, hat sich einfach in meinem Gehirn festgesetzt. Ich weiß gar nicht, warum ihm überhaupt danach ist, er weiß über meine Vergehen Bescheid und doch will er es. Er ist eben auch nur ein Mann, mehr kann ich dazu nicht sagen.

Muss weiter!

14:00

Dienst beendet. Lebensmittel eingekauft. Mittagessen gekocht. Zutaten für gemeinsames Abendessen vorbereitet. Mein Mann und ich werden die Maki-Rollen gemeinsam zubereiten. Quasi ein Essen mit »Date-Feeling«. Zwei Red Bull, drei Kaffee, bin zäh und müde. Lege mich gleich für eine halbe Stunde hin, so zumindest der Plan, danach holen wir Lena von der Ferienbetreuung ab und fahren schwimmen. Johannes, Tobias' Freund, kommt auch mit. Ich werde mein Tablet mitnehmen und ein bisschen googeln ... Fremdgehen und Co ... mal schauen, was ich dazu finde.

Ich kann meine Nachbarn streiten hören, es geht um das liebe Geld. Sie haben anscheinend für diesen Monat keines mehr.

Milly war aus dem Garten ausgebüchst, wieder einmal. Musste sie suchen und nach Hause bringen. Bei den Nachbarn ist es nun leise geworden.

Ich mag die Kette um meinen Hals, ich liebe es, sie anzuschauen. Ich habe tausende Gedanken in meinem Kopf und springe von Thema zu Thema, das weiß ich, aber das lässt sich heute nicht ändern.

16:09

Obwohl mich das Thema Fremdgehen gedanklich kaum loslässt, gibt es zuvor noch etwas Wichtigeres. Warum zum Teufel habe ich solch extreme Stimmungsschwankungen? Es macht mich selbst unrund, nicht zu wissen, wie es mir in zwei, drei Stunden gehen wird. Heute ist Mittwoch, seit ca. Montag erlebe ich andauerndes Auf und Ab. Es kostet mich enorm viel Kraft.

Ich nehme vier verschiedene Medikamente, gehe in Therapie und dennoch ...

Schaue mir im Folgenden genauer an, was und wogegen ich etwas bekomme. Ich habe mich schon länger nicht damit beschäftigt, nehme alles, was man mir gibt, ohne zu hinterfragen. Wie dumm das eigentlich ist, wird mir jetzt gerade erst klar.

Am 19. August habe ich den nächsten Termin bei meinem Psychiater. Ich kenne ihn noch nicht, ich wechsle von Privat- auf Kassenarzt, alleine aus dem Grund, dass ich die letzte Frau Dr. Dr. Dr. etc. pp. auf den Tod nicht ausstehen kann. Der neue soll nett sein, mal schauen, werde mir selbst ein Bild von ihm machen.

17:36

Ok, Beipackzetteln aller Präparate durchgelesen und ein wenig im Internet gestöbert. Auf die Nebenwirkungen und Co. mag ich gar nicht eingehen, aber ich möchte eine genaue Auflistung davon, was ich wie lange, wann und wogegen einnehme.

Rein aus Interesse!

Meine Medikation:

- Escitalopram (20 mg / ½-0-0)
  Einnahme seit ca. 5-6 Jahren.
  - Gruppe der Antidepressiva
  - Gegen Depressionen

- Lamotrigin (100 mg / 0-0-1)
  Einnahme seit Oktober 2019.
  - Gruppe der Antiepileptika
  - Bipolare Störung
  - Angstlösend
  - Stimmungsstabilisierend

- Ziprasidon (40 mg / 0-0-1)
  Einnahme seit April/Mai 2021
  - Gruppe der Antipsychotika

- Gegen Stimmungsschwankungen
- Bipolare Störung
- Soziale Schwäche
- Gegen das Hören, Sehen und Fühlen von Dingen, die nicht existent sind

- Zoldem (10 mg / 0-0-1)
  Einnahme seit ca. 2 Jahren
  - Gruppe der Benzodiazepine
  - Schlaftabletten

- Seroquel (25 mg / bei Bedarf)
  Einnahme seit ca. 4 Jahren. Umgestellt von Dauermedikation auf Bedarfsmedikation wegen Gewichtszunahme.
  - Gruppe der Antipsychiotika
  - Schizophrenie
  - Bipolare Störung
  - Schwere depressive Episoden
  - Macht müde und beruhigt

Meine Medikamente gegen meine Diagnosen.
Depressionen, Bipolare Störung, Soziale Schwäche, Borderline.

Was genau ich mit diesem Wissen mache, weiß ich eigentlich nicht, doch es war interessant, mich seit langem einmal wieder damit zu beschäftigen.

Wenn alles zu 100 Prozent so wirken würde, wie es sollte, ginge es mir vielleicht besser, aber einmal abwarten.

Sitze im Keller. Hatten einen netten Abend. Geplaudert, nebenbei Maki und Sushi gemacht und gegessen. Elisabeth kam zum Essen vorbei. Verlegten unsere Plauderei in den Garten, doch es wurde schon zu kalt.

Jetzt sitze ich im Keller, wo es auch kalt ist, aber ich rauche noch ein, zwei Zigaretten, bevor ich ins Bett wandere. Ja, heute schlafe ich im Bett. Zwangsläufig! Meine Kinder und Johannes schlafen im Wohnzimmer in einem Matratzenlager, sie werden bestimmt noch zwei Stunden zocken, bevor sie einfach umfallen und einschlafen werden.

Es geht mir besser, ich habe mich wieder gefangen und alle Sinne funktionieren wieder so, wie sie es sollten. Sex wird es heute wieder keinen geben, dazu kann ich mich nicht motivieren, es war dennoch ein freundlich-ausgelassener Abend.

Vor ca. einer Stunde hat sich Peter gemeldet. Irgendetwas Sinnloses von wegen er habe mich doch gar nicht gekränkt. Woher will er das denn wissen? Woher will er denn wissen, wie es mir geht? Er fragt ja nicht einmal, was los ist. Klar hat er mich gekränkt! Es ist nicht das erste und wird nicht das letzte Mal gewesen sein. Ich habe nicht geantwortet. Ich habe es als gelesen markiert, aber nicht geantwortet. Die Rache des kleinen Mannes.

Ich würde ihm gerne schreiben, dass er ein unsensibles Arschloch ist, doch er würde nur dagegenschießen, so wie immer, wenn er spürt, nicht im Recht zu sein. Immer dann, wenn man ihm einen Spiegel vorhält. Ich werde mich ein paar Tage nicht melden. Wenn er nachfragt, werde ich meinen, ich sei im Stress ... Kurz und knapp gelogen! Hat noch nie jemandem geschadet. Außerdem bin ich ihm sowieso keine Rechenschaft schuldig, wir sind kein Paar! Wir sind kein Paar! Wir sind kein Paar! Ich darf die Realität nicht aus den Augen verlieren.

Ich bin 36 Jahre alt, bin eine verheiratete Frau, Mutter von zwei Kindern. Ich wohne in einem Haus. Ich habe einen Hund namens Milly. Ich habe Kathi und Emma an meiner Seite. Ich mag die Farbe dunkelrot. Ich habe einen guten Job, den ich mag, und viele Bekannte, die mich schätzen. Ich bin ein herzensguter Mensch und liebenswert. Ich bin ein bisschen verrückt und komisch, aber im Grunde mag ich mich, so wie ich bin!

Habe den letzten Absatz mindestens sieben Mal gelesen. Meine Gedanken wirken ein bisschen fokussierter und klarer. Ein gut gezeichnetes Bild in meinem Kopf, das ich nicht immer wieder aus den Augen verlieren darf. Ich bin, was da steht! Nichts Anderes! Meine vier Wände sind mein Zuhause, hier gehöre ich hin, nirgends anders. Ich gehöre zu meinem Mann und meinen Kindern. Ich gehöre zu meiner Milly.

Ich kann mir nicht erklären, warum ich die Fakten meines Lebens immer wieder vergesse oder verdränge oder ich weiß auch nicht, einfach nicht daran denke. Aber eines weiß ich, es wird schlimmer. Ich kann es spüren. Die Zeit zwischen meinen Realitätsverlusten

wird geringer, sie werden intensiver. Ich drifte untertags in Szenarien ab, die scheinbar plötzlich die Oberhand gewinnen. Es ist so schwer zu erklären. Mir ist
durchaus bewusst, wie sich das alles für andere anhö-
ren mag, doch irgendwie bin ich machtlos dagegen. Ich
kann es nicht abstellen. Es ist einfach da. Plötzlich lebe
ich eine andere Person. Plötzlich lebe ich einen anderen Charakter. Plötzlich bin ich keine Mutter mehr. Die
Stimmen in meinem Kopf tragen dazu bei. Sie haben
die Zügel in der Hand. Sie sagen, wo es langgeht.

Ich habe nur eine einzige Möglichkeit und die lautet
Akzeptanz. Akzeptiere es und mach das Beste daraus.
Ich muss mich so annehmen, wie ich bin und wo ich
bin, auch mit allem, was noch kommen mag.

Danach, wenn ich zurück bin, scheint alles irgendwie unrealistisch. Ist das, was passiert ist, wirklich passiert? Eine Mutter kann doch ihre Kinder nicht vergessen. Eine Frau kann doch ihren Mann nicht vergessen.
Bei dieser schmalen, ich nenne es jetzt einmal »Über-
gangslinie« zwischen real und irreal. Wenn ich darauf
verweile, auf dieser Linie, ist es ein Gefühl als … müsste
ich beginnen zu weinen. Jeweils die Szenarien, die ich
gezwungen bin zu verlassen, möchte ich betrauern. Es
ist das Gefühl von Verlust. Von schwerem Verlust. Ich
bin auf beiden Seite gerne, das Immer-wieder-gehen-
Müssen ist das Schmerzhafte. Irgendwann werde ich
steckenbleiben. Die Stimmen werden verstummen und
ich werde zurückgelassen werden in einer meiner Rea-
litäten. Davor habe ich Angst. Ich kann nicht entscheiden, welche Seite es sein wird. Akzeptanz! Ich muss es

nehmen, wie es kommt. Dann, wenn die Stimmen verschwinden, dann werde ich ankommen, bleibt nur zu hoffen, dass es die Realität sein wird.

Meine Abendmedikamente beginnen zu wirken. Ich spüre einen Hauch von Erleichterung. Ich werde bettmüde. Es zieht mich förmlich nach oben.

Ich schließe meine Augen und hoffe sehnsüchtig, sie würden morgen nicht wieder aufgehen.

22.7.2021
Donnerstag
4:14

Wie könnte es anders sein, sie gingen auf. Klar, warum auch nicht?!
   Es ist so früh, dass ich noch gar nicht sagen kann, wie es mir geht. Meine Augen sind offen, aber mein Gehirn schläft noch.

5:16
Lebensgeister mit einer heißen Dusche geweckt. Frischen Kaffee mit Milch und Zucker gemacht und Milchbrötchen vorbereitet. Mir ist seit langem wieder einmal nach einem Frühstück. Normalerweise trinke ich meinen Kaffee schwarz, doch heute ist mir nach etwas Anderem. Ich werde so nebenbei frühstücken, während ich am PC sitze, um meine wirren Aufzeichnungen der letzten Tage abzuspeichern.

Das ist nötig, denn ich schreibe alles auf meinem zehn Jahre alten Handy und habe von Tag zu Tag mehr Sorge, es könnte den Geist aufgeben. In diesem Fall wären alle niedergeschriebenen Dinge vielleicht weg und »mein letztes halbes Jahr« wäre lückenlos bzw. gar nicht oder im Nachhinein und somit nicht so realistisch wie nur möglich, dokumentiert!

Also los ...

18:27
Mir ist heute nicht mehr nach Schreiben. Es ist alles wie immer, Stimmungsschwankungen bessern sich. Ich fühle mich angenehm ruhig und gelassen.

23.7.2021
Freitag
8:07

So, wo fange ich am besten an?
Gestern war mir wirklich nicht nach schreiben, es ist aber auch nicht wirklich etwas passiert, das es wert gewesen wäre festgehalten zu werden.

Ich trinke erst einmal meinen Kaffee und werde gedanklich ein wenig zurückgehen, doch ich vermute, es gibt nichts über gestern zu berichten.

9:00
Thilam hatte gestern Geburtstag. Seinen »echten« Geburtstag. Er wurde 53 Jahre alt. Merkt man ihm kaum

an. Körperlich vielleicht, aber innerlich ist er ein kleiner, schlimmer Lausbub geblieben. Er macht so gerne Blödsinn, das ist schön mitzuerleben. Es ist schön, dabei zu sein, wenn sein Gesicht über beide Ohren strahlt, weil ihm wieder einmal ein witziger Gedanke durch den Kopf geschossen ist. Sein Lachen ist so herzlich und vor allem ehrlich, dass es über die Maßen ansteckend ist. Es tut mir so gut, in seiner Nähe zu sein, seine freundliche, fröhliche, positive Art ist ansteckend und färbt binnen weniger Minuten auf mich ab. Gestern Mittag waren wir zum ersten Mal gemeinsam essen. Nicht irgendwo versteckt auf einem Parkplatz im Auto, sondern wirklich essen. In einem Restaurant! Ich konnte mein Glück kaum fassen.

Nagut, ich möchte nicht übertreiben, wir waren bei McDonalds, doch es ist nachweislich ein Restaurant. Anderes wäre nicht möglich, Thilam erfüllt keine der 3G-Auflagen, ich könnte, auch wenn ich noch so sehr wollte, nirgends anders mit ihm hingehen. Nicht einmal Eis essen. Ich habe das Essen bestellt, bezahlt und nach draußen gebracht, zu einem Tisch im Schatten. Niemand hat ihn nach seinem Ausweis gefragt. Ich musste meinen drinnen vorzeigen. Ich bin geimpft. Seit Februar bereits. Ich war eine der ersten überhaupt. Da ich in der Pflege arbeite, musste ich mich nicht auf irgendeine Warteliste setzen lassen oder mich anmelden. Ich habe sofort zugesagt und es hinter mich gebracht. Viel nachgedacht habe ich dabei nicht. Lasse geschehen, was nicht zu ändern ist!

Thilam ist strikt dagegen und möchte selbst das Testenlassen so lange es geht vermeiden, auch wenn er dadurch bereits einige Aufträge verloren hat. Das ist es ihm wert. Irgendwie kam er auch ohne alldem die letzten Monate zurecht. Er weiß genau, wo er hingehen kann, etwas zu essen bekommt und nicht danach gefragt wird. Zweimal ließ er sich bis jetzt testen, jedes Mal wenn er nach Hause nach Bosnien wollte.

So, die allgemeinen gesellschaftlichen Probleme von 2021 möchte ich hier nicht breittreten, es interessiert mich nur peripher. Ich verfolge sie auch nicht wirklich, bin politisch nicht up to date und lese auch sonst keine Tagesnachrichten. Was ich wissen muss erzählen mir ohnehin meine Kunden.

Zurück zu Thilam: Ich hatte natürlich ein Geburtstagsgeschenk für ihn. Das, was er sich am meisten von mir wünscht: Sex. Bekam er, sogar mit vorgespieltem Orgasmus, ich habe mich so richtig ins Zeug gelegt, er war wunschlos glücklich.

Fünfte Zigarette, zweite Tasse schwarzer Kaffee. Ich muss etwas an meiner Einstellung zu meinem Körper ändern. Ich lebe ungesund, das weiß ich. Ich strebe auch kein langes Leben an, jedoch kann ich eines nicht wegdiskutieren, meine Lunge pfeift aus dem letzten Loch. Bis zum Jänner 2022 muss ich noch leben, sonst wird dieses Projekt für mich zu keinem positiven Abschluss kommen. So, wie ich mich morgens nach dem Aufstehen fühle, tickt meine Lebenszeit ziemlich rasch. Ich huste, habe ab der zweiten Stunde des Wachseins bereits Kopfschmerzen. Meine Hunderunden sind fast eine Herausforderung. Diese irgendwie ohne Seitenstechen zu überstehen ist kaum möglich. Ich rauche definitiv zu viel, ernähre mich größtenteils von Kaffee und auch sonst eher ungesund. Mein Zigarettenverbrauch ist enorm. Ich kann momentan gar nicht genau sagen, wie viel ich eigentlich rauche. Ich habe gefühlt überall offene Packungen liegen und entnehme Zigaretten, je nachdem, wo ich gerade bin, ich habe den Überblick verloren. Wenn man nur ein bisschen Verstand hat, weiß man, dass mein Verhalten, meinem Körper gegenüber, nicht normal ist.

Ich könnte mir nun vornehmen, aktiv etwas daran zu ändern, doch wofür? Da kommt wieder einmal die Frage nach der Sinnhaftigkeit ins Spiel. Der für mich einzige wirklich brauchbare Sinn dahinter wäre, meinen Kindern etwas Anderes, Besseres vorzuleben.

Ich lasse diese Gedanken so stehen und werde für mich beobachten, ob es etwas ist, das mich länger beschäftigt, oder ob es nur ein kurzes Aufflackern von angeborenem Überlebensinstinkt ist.

Thilam hatte mich unterbrochen, er schickte seine Fragezeichen und ich rief in an. Seine Stimme, herrlich.

Zu gestern gibt es sonst … ach doch, ich hatte auch Sex mit meinem Mann. Es kostete mich Überwindung, doch gestern war ich psychisch in der Lage, mehr auszuhalten, und habe die Chance gleich genutzt, um ihn zufriedenzustellen. Für mich war es durchaus auch ein Vergnügen, das kann ich nicht abstreiten, doch die Gedanken an sein vor kurzem zu mir Gesagtes waren schwer zu unterdrücken. Dennoch erledigt und es war ... Was war es eigentlich?

Es war schön, ja wirklich! Es war so, dass ich mich im Nachhinein fragte, warum ich es eigentlich nicht öfter will. Doch ich kann mir die Frage nicht beantworten, weil ich es einfach nicht weiß.

Mein Mann ist attraktiv. Er ist liebevoll und bringt mich jedes Mal zum Höhepunkt, es ist also nicht so, dass ich mir denke, dieses Aneinandergereibe sei zu nichts nütze.

Ich habe bis zu meiner großen Beichte oft um Sex gebeten, ja gebettelt. Er war derjenige, der meistens verneinte und ablehnte. Ich fühlte mich oft missverstanden und zurückgewiesen nicht gut oder schön genug, nicht ausreichend begehrt. Es war, das ist nicht wegzudiskutieren, enttäuschend für mich gewesen, zu sehen oder zu empfinden, dass er keine Lust auf mich hatte. Ich habe mir fest vorgenommen, das zu ändern. Ich möchte das nicht mehr. Ich möchte mich nicht unzulänglich fühlen, ich möchte begehrt werden, ich möchte gesehen werden. Ich möchte und brauche Sex bzw. Aufmerksamkeit, wenn es nun einmal notwendig ist, und sei es von anderen.

Wow! Jetzt bin ich über mich selbst überrascht! Ich bin sogar ein bisschen schockiert, dass das gerade aus mir herausgekommen ist.

Das Gefühl, es nicht wert zu sein, körperliche Nähe zu bekommen, egal in welcher Form, genau das empfinde ich seit Jahren. Ich bin da und werde aber als Frau nicht wahrgenommen, ich werde irgendwie nicht ernst genommen. Ich brauche mehr, er mag noch so lieb sein, er mag uns versorgen und uns beschützen, er mag der beste Papa auf dieser Welt sein und gut verdienen, doch es mangelt an Nähe zu mir und das nicht erst seit gestern. Ich wünsche mir mehr, ich wünsche mir eine innige Beziehung zu meinem Mann, gezeichnet von Leidenschaft und Lust auf beiden Seiten. Es fehlt mir. Es fehlt mir schon seit einer langen Zeit.

Es sind die kleinen Gesten im Alltag, gemeinsames Lachen und Freude empfinden, kleine Aufmerksamkeiten, zu schätzen wissen, was der jeweils andere leistet, so wie gegenseitige Lust, die zeigt, dass man sich noch anziehend findet.

Egal! Was ich nicht ändern kann, muss ich akzeptieren und meine Akzeptanz zeigt sich, indem ich nicht mehr probiere, seine Aufmerksamkeit zu bekommen. Es ist mir ein Stück gleichgültig geworden. Jetzt, wo ich abweisend bin, beginnt er immer öfter etwas einzufordern, von dem er meint, es stünde ihm zu. Es wirkt ein Stück weit skurril, doch besser kann ich es nicht beschreiben.

Ein weiterer großer Faktor ist das Thema Zeit! Dann, wenn mich die Lust überkommen würde, passt es für ihn nicht und umgekehrt. Ich bin eher der spontane Typ, er ist eher der Ich-plane-Typ, was für mich schon seit jeher ein absoluter Abturner ist. Ich hatte in meinem Leben bereits mehr spontanen Sex mit Dritten als mit meinem eigenen Ehemann.

Nun gut, anstrengendes und aufreibendes Thema für 10:29 Uhr vormittags. Wahnsinn, wie die Zeit vergeht. Wenn ich hier sitze und schreibe, vergesse ich vollkommen meine Umgebung. Meine Außenwelt scheint wie ausgeblendet zu sein.

Einmal ein kurzer organisatorischer Check: Sohn und dessen Freund schlafen noch, Lena ist bereits in der Ferienbetreuung, mein Mann arbeitet. Milly war schon mit mir Gassi und ist gefüttert. Ich bin fertig für den Alltag, gewaschen und angezogen. Haushalt ist irgendwie auf Halbmast, stört mich aber nur gering, ich komme ohnehin diesbezüglich mit meiner Arbeit nicht hinterher. Es steht heute nicht wirklich etwas an außer einkaufen zu fahren, da morgen meine Familiengeburtstagsfeier ansteht.

Es kann sich somit niemand daran stören, wenn ich im Keller sitze und wie wild in die Tasten hämmere. Es muss anscheinend doch so einiges aufgeschrieben werden. Hätte ich nicht vermutet, da gestern alles ziemlich ruhig vonstattenging. Anscheinend gibt es dennoch immer wieder Dinge, die mich beschäftigen. Interessant!

Dann fange ich doch gleich mit einem weiteren Thema meiner Notizenliste an und das wäre der Haushalt, passt irgendwie gerade zu meiner Stimmung, leichte Kost.

Neuen Kaffee geholt, weiter im Text.

Mein Haushalt ist, wie bereits erörtert, gut organisiert und damit meine ich alles. Zusätzlich sind alle meine Geräte wie Trockner usw. nicht die modernsten, jedoch funktionsfähig und jederzeit einsatzbereit. Durch die wenige Dekoration und unser Kistensystem ist alles recht einfach ordentlich zu halten. Größtenteils ist es auch ziemlich sauber bei uns. Ich mag keine herumfliegenden Wollmäuse und bin recht dahinter, was das angeht. Jedoch ja, ich bin ein Mensch, der es auch gerne einmal schleifen lässt, gerade dann, wenn es mir irgendwie nicht möglich ist. Häufen sich zwei, drei, vier Dinge an, bin ich sehr schnell mit der Gesamtsituation überfordert. Oft, wenn ich dann nicht weiß, wo ich eigentlich anfangen soll, mache ich gar nichts, mein gefühlter Leitspruch lautet: »Hat doch alles keinen Sinn«.

Läuft alles wie gewohnt, bin ich mit unseren 120 m² in, sagen wir einmal, einer Stunde durch. Kleidung vom Boden aufheben, Zahnpastatuben wegräumen, Geschirr einräumen, Wäsche und Co einschalten, lüften, den unteren Stock staubsaugen und wischen, Couch richten, Klo putzen. So quasi die wichtigsten Dinge des Alltags. Manchmal fällt ein bisschen mehr an, manchmal ein bisschen weniger. Einmal in der Woche mache ich es gründlicher. Alle paar Wochen überziehe ich unsere Betten neu. Zu selten, doch öfter würde mein System überfordern. Dinge wie Fenster putzen, Türrahmen wischen, Esstisch mit Öl einlassen, Lampenschirme putzen, gründlich Staubwischen, Hundebett waschen, Couchüberzüge waschen, Mikrowelle und Backrohr putzen etc. mache ich äußerst selten. Nur dann, wenn es gar nicht mehr anders geht. Es ist eine Pflicht, kein Vergnügen, obwohl ich es gerne sauberer hätte. Jede Frau dieser Welt kennt das Gefühl, etwas aufzuschieben. Es wäre dringend wieder einmal notwendig, die Fenster zu putzen! Doch was soll ich sagen, ich bin nicht motiviert. Vielleicht nehme ich es mir heute vor, dann könnte ich es endlich von meiner Liste streichen. Doch eigentlich wäre der Rasen zu mähen und Kuchen für morgen zu backen ... Ach, ich habe tausende Ausreden, um diese bin ich nie verlegen. Es ist fürchterlich!

Empfinde ich erst einmal das Gefühl von Überforderung, hilft meist nur eines, step-by-step. Ich fange in einer Ecke an, egal womit, und arbeite mich von Handgriff zu Handgriff. Möglichst kleine Handgriffe, bis ich den ersten Fortschritt erkenne, dann geht es meist besser und beginnt ein Selbstläufer zu werden.

Manchmal fällt es mir dermaßen schwer, mich zu überwinden und manchmal geht es mir ganz leicht von der Hand. Ein immer wiederkehrendes Problem ist es, besonders bei starken Stimmungsschwankungen, an meiner Planung festzuhalten. Plane ich zum Beispiel ein, am Nachmittag dieses oder jenes zu machen, kann es passieren, und das nicht zu selten, dass ich es nicht schaffe. Es geht dann einfach nicht. Auch das ist schwer zu erklären, doch ich habe gelernt, es zu akzeptieren und anzunehmen, wie es ist. Was den Haushalt angeht bin ich mit den Jahren ruhiger geworden. Ich strebe keinen Perfektionismus an. Nicht mehr! Was mir wichtig, sehr wichtig ist, ist Ordnung. Ordnung vor Sauberkeit. Nicht, dass es bei uns übermäßig dreckig wäre, doch Staub und Schmutz halte ich bei Weitem besser aus als Unordnung.

Im Großen und Ganzen ist es bis auf den Keller bei uns zu Hause immer so, dass jemand spontan vorbeikommen kann und ich mich nicht zutiefst schämen muss.

12:43

Mittlerweile war ich fleißig und habe alles fürs Rasenmähen vorbereitet. Garten aufgeräumt, Kanten geschnitten und meine Sukkulenten eingewässert. Den Gartentisch muss ich noch aufräumen. Das mache ich, wenn Emma herüberkommt. Sie hat heute am Abend gewissermaßen ein Date, das erste seit langem. Sie ist aufgeregt und möchte mir mögliche Outfits präsentieren. Die Kinder habe ich zum Schwimmen in Nachbarins Garten geschickt. Frische Luft, es ist heiß draußen und sie verbringen die meiste Zeit vor ihren Konsolen.

Ich überlege ernsthaft, heute noch Fenster zu putzen, wenigstens zwei von insgesamt neun. Wäre zumindest ein Anfang. Mal schauen, die Freude über diesen Gedanken hält sich in Grenzen. Um 15 Uhr, nach der allgemeinen Mittagsruhe, mähe ich den Rasen, so wäre zumindest der Plan. Für das Mittagessen gekocht wird erst, wenn der Hunger kommt. Kinder haben erst spät gefrühstückt. Heute gibt es nur Schinken-Käse-Toast, ein schnelles Mittagessen, das hat immer noch satt gemacht.

Gedankensprung

Von Peter kommt seit unserem Disput nichts mehr. Das ist in Ordnung für mich. Ich denke nicht wirklich darüber nach und werde warten, was von ihm in den nächsten Tagen an Brauchbarem kommen mag. Es löst keinerlei Emotionen in mir aus. Ich schreibe es lediglich nieder, um den Verlauf dieses Themas festgehalten zu haben. Sollte es mit ihm zu einem Ende kommen, möchte ich nachvollziehen können, wie es schlussendlich dazu kam.

Ich bin heute generell sehr emotionslos. Die Sonne scheint und das tut mir wirklich gut. Ich werde jetzt auch aufhören zu schreiben und wieder in den Garten gehen. Vielleicht lege ich mich sogar ein bisschen auf die Gartenliege. Bisschen Augen zu und den eigenen Atem spüren, bestmöglich an nichts Relevantes denken und die Minuten an mir vorbeiziehen lassen bis Emma kommt.

18:57

Ich war halbwegs fleißig und hatte noch dazu nette Gespräche, alles in allem war es ein schöner, ruhiger Tag nach meinem Geschmack. Für meine Mitmenschen ist es nach wie vor ziemlich irritierend, dass ich nicht ruhig sitzen kann und immer wieder aufstehen muss. Mir ist das egal, ihnen nicht. Ich denke, es wirkt auf sie, als hätte ich auf unsere Gespräche wenig Lust, doch dem ist nicht so. Der einzige Grund ist meine innere Getriebenheit. Es ist besser geworden, doch noch immer fällt es mir schwer. Auch aus meinem Sonnenbad wurde nichts, ich habe stattdessen zwei Fenster geputzt und den Kindern hinterhergeräumt. Erschien mir sinnvoller. Entspannung kann ich nicht erzwingen.

Peter hat sich wie erwartet nicht gemeldet, den ganzen Tag nicht. Es ist in Ordnung. Ich habe nichts falsch gemacht, er war abweisend, er ist der Egoist, nicht ich! Ich musste mir das heute leider einige Male vorsagen, immer dann, wenn ich das Gefühl hatte, zum Telefon greifen zu wollen. Vielleicht ist es doch nicht ganz so in Ordnung für mich.

Ok, sei ehrlich zu dir selbst!

Es fällt mir schwer, ihm nicht zu schreiben, ihn nicht anzurufen, doch er muss sich von sich aus melden. Ich kann ihm nicht jedes Mal das Gefühl geben, hinter ihm herzulaufen. Das geht nicht. Ja, ich will, dass er mein Freund ist, doch nicht zu seinen Bedingungen, sondern zu meinen! Ein guter Freund ist für mich etwas Anderes als das, wie er sich mir gegenüber verhält. Er sollte merken, wenn es mir nicht gut geht, auch über kilometerweite Entfernungen muss er ohne Wink mit dem Zaunpfahl wissen, wie er mit mir umzugehen hat. Das kann er aber nicht. Er weiß nicht, wie er mich nehmen muss, er weiß nicht, was ich brauche. Es enttäuscht mich, weil ich wirklich dachte, wir hätten irgendwie etwas Besonderes miteinander. Haben wir nicht. In hellen Momenten spüre ich es und doch kann ich nicht von ihm ablassen. Ich will, dass er mich braucht. Ich will, dass er an mich denkt und ich will, dass er mir zeigt, dass ich etwas Besonderes bin, dass unsere Freundschaft etwas Besonderes ist. Ohja, große Erwartungen, die er niemals erfüllen können wird. Er nicht! Niemals!

Ich hätte heute gerne einen Joint. Könnte ich mir auch gönnen, ich wüsste nicht einen einzigen Grund, der dagegen sprechen würde. Vielleicht nur den einen: mein fehlendes Verantwortungsbewusstsein gegenüber meinen Kindern, aber Papa ist da, er macht das schon. Für Nachschub ist auch schon gesorgt, meine Quelle bringt mir morgen etwas vorbei, gut so. Ich steh nicht gerne ohne etwas da. Ich denke nicht, dass ich abhängig bin, es gibt Tage, da denke ich gar nicht daran, doch so ganz ohne möchte ich auch nicht sein. Ich genieße die eintretende Stille in meinem Kopf schon sehr, ich konsumiere es gerne. Manchmal verfluche ich es, doch meistens bin ich dankbar, dass es etwas gibt, das es mir leichter macht, mich selbst ertragen zu können.

Anton hatte heute seinen letzten Arbeitstag vor seinem dreiwöchigen Urlaub. Ich habe zwei Wochen Urlaub.

Das wird ein Spaß. Ich freue mich unheimlich auf die gemeinsame Zeit. Wir werden gemeinsam mit den Kindern viele Tagesausflüge unternehmen. Wir werden abends stundenlang zusammensitzen und miteinander lachen. Wir werden im und ums Haus herum werkeln und ein paar Dinge auf den neuesten Stand bringen. Wir werden lange, ausgedehnte Spaziergänge mit Milly machen, Spieleabende veranstalten und ein paar Tage zum Zelten an den See fahren. Wir werden in unserem Garten grillen und unsere besten gemeinsamen Freunde einladen. Wir werden wunderschöne Sonnenuntergänge beobachten ...

So zumindest würde ich es mir vorstellen, doch das wird nicht eintreffen, nicht einmal annähernd. Die Wahrheit ist, es wird anstrengend sein. Für mich, für ihn, für unsere Kinder. Wir alle werden froh sein, wenn die Urlaubszeit vorübergegangen ist und wir zu einem halbwegs normalen Alltag übergehen können.

Es ist Jahr für Jahr das Gleiche. Viele Ideen und Vorstellungen zur Gestaltung sind vorhanden, es scheitert nur immer an der Umsetzung. Große Erwartungen ziehen große Enttäuschungen nach sich, auch in diesem Punkt kommt dieses mir unliebsame ungeschriebene Gesetz zu tragen.

Puh, das war jetzt arschknapp! Hatte meine Nachricht an Peter bereits formuliert. Hab sie wieder gelöscht, nicht abgeschickt. Schicke ihm keine Nachricht! Schicke ihm keine Nachricht! Schicke ihm keine Nachricht! Wie lange soll ich diesen Scheiß aushalten? Blöde Psychospielchen sind das. Ich hasse es. Ich hasse es zu warten und ich hasse es, dass mich ein anderer Mensch so dermaßen in der Hand hat. Der Gedanke, dass er das ganz genau weiß, frustriert mich zusätzlich.

Ich baue mir jetzt einen Joint und werde die Stille in meinem Kopf genießen. Warum? Weil ich es kann!

24.7.2021
Samstag
8:27

Bin bereit, einkaufen zu fahren. Letzte Zigarette bevor ich mit Tochter und Mann aufbrechen werde. Es stresst mich, doch heute ist meine Familiengeburtstagsfeier und einige Dinge wollen gekauft und erledigt werden. Ab 15 Uhr kommen die Gäste. Familie, Stress für mich. Ich muss mich über Stunden hinweg »normal« verhalten. Ich muss lächeln und freundlich sein, muss zu gewissen Themen meine Meinung beschönigen oder für mich behalten. Ich werde nicht ich sein dürfen. Anstrengend! Sie wissen nur, was sie wissen dürfen, nicht mehr und nicht weniger, das Notwendigste eben.

12:59
Fertig mit allen Vorbereitungen. Gemüse geschnippelt, Kuchen steht im Rohr, den Griller hat Anton bereits im Garten positioniert, alles bereit, um unsere Gäste nett zu empfangen. Ich freue mich darauf, obgleich es mich etwas unrund macht, so wie immer. Es wird mit Sicherheit ein schönes Beisammensitzen werden.

Ich habe Peter gestern noch geschrieben, ich bin nicht standhaft geblieben. Er geht jedoch ziemlich auf Abstand. Ein weiterer Wink, die Sache ruhen zu lassen. Das alles sind meine Nerven und vor allem meine Energie nicht wert. Ich habe bereits zu viel von mir gegeben und zu viel investiert. Außerdem tut es nichts für mein Selbstbewusstsein und ein dauerndes Kämpfen um Aufmerksamkeit ist jetzt nicht unbedingt das, was mir guttut. Unsere Freundschaft, oder was auch immer es ist, soll mir schließlich ein gutes Gefühl vermitteln und mich nicht zusätzlich runterziehen und belasten. Mein gedankliches Karussell wegen ihm wird nicht besser, das ewige »Nichts-wert-Sein«, »Nicht-gut-genug-Sein« verschlimmert sich und quält mich förmlich. Es muss ein Geben und Nehmen sein, es muss ein Gleichgewicht herrschen, nur so kann eine Dreiecksbeziehung funktionieren. Alle Parteien müssen zufrieden sein. Ich bin es nicht, nämlich so gar nicht. Also lege ich ihn, ja, schweren Herzens und mit großer Überwindung und Selbstbeherrschung beiseite und beende dieses Kapitel.

Im Sinne meines Seelenwohles.

Aber wie es so schön heißt, wo sich eine Tür schließt, öffnet sich eine andere. Ich habe jemand Neuen im Auge. Oh ja, ich renne mit offenen Augen ins nächste Unglück, kann es einfach nicht lassen, wieder einmal.

Warum? Wenn ich das nur bereits wüsste.

Er wohnt in der Nähe und es ist zum ersten Mal ein wirklich gefährliches Pflaster. Ich bin gerade dabei, seine Loyalität in Bezug auf Betrug auszuchecken. Ich weiß bereits, dass er seiner Frau in der Vergangenheit einmal fremdgegangen ist. Stimmt das Prinzip »einmal-Fremdgeher, immer-Fremdgeher«, hätte ich gute Chancen. Er mag mich, soviel weiß ich auch bereits. Er hat absolut meinen Humor und das ist es auch, was ihn für mich besonders sexy macht. Optisch liegt er über dem Durchschnitt, ich jedoch habe diesbezüglich nicht viel zu bieten, aber es dürfte passen, er ist mir gegenüber zumindest nicht abgeneigt, das merke ich. Ich lasse die Zeit für mich arbeiten, ein bisschen Manipulationsgeschick und Geduld ist leider notwendig. Ich darf weder zu aufdringlich noch zu diskret sein, es braucht eine gute Mischung. Er muss wissen, worauf ich aus bin, die Menschen drumherum dürfen den Braten aber nicht einmal ansatzweise riechen. Es ist eine heikle Angelegenheit, da wir einander relativ oft über den Weg laufen, gemeinsam mit unseren Familien. Ich muss ihn mehr anlächeln als sonst, darf aber nicht übertreiben. Unsere Gespräche müssen wirken wie immer, leicht und unbeschwert, ein nachbarschaftliches Verhältnis eben. Ich muss mehr Körperkontakt herstellen, es darf aber nicht anzüglich wirken. Ich finde es jetzt bereits spannend und aufregend. Ich sehe uns gemeinsam ein paar schöne Stunden im Motel verbringen. Ach Gott, meine Realitätsverzerrung ist in vollem Gange.

Bis zur richtigen Eroberung und dem Showdown vergehen jedoch noch ein paar Wochen intensive Arbeit. Es muss alles langsam ablaufen. Ich möchte, dass er glaubt, er hätte mich erobert und nicht umgekehrt. Er muss der schwache Ehebrecher sein, nicht ich!

Ich weiß, dass ich das alles schaffe, so wie ich meine Taktik ausführe, ich weiß nur noch nicht, ob es dieses Mal die Mühe und vor allem das hohe Risiko wert ist.

Er ist jemand, den ich kenne, das ist mir am liebsten. Diese Menschen muss ich nicht erst von mir überzeugen. Er kennt mich und weiß, wie ich ticke oder hat zumindest ein vages und doch ehrliches Bild von mir. Ich habe mich vor ihm und seiner Familie nie verstellt, somit muss ich mich vor ihm nicht als etwas ausgeben, was ich nicht bin. Wenn er nicht gerade eine andere Affäre hat, hat er momentan kaum oder keinen Sex, das weiß ich aus guter Quelle. Er wird unmoralische Angebote daher nicht ablehnen, ohne sie vorher ernsthaft in Erwägung zu ziehen. Er ist im besten Alter, also im für mich besten Alter. Auf jeden Fall nicht zu jung.

Nicht so jung wie Peter, nicht so alt wie Thilam, genau mittendrin, genau weiß ich es leider nicht. Er hat mit Sicherheit Lebenserfahrung und weiß, wie er mit Frauen umzugehen hat, so zumindest mein Gefühl, das mich in solchen Sachen noch nie fehlgeleitet hat. So wie ich auch bei Peter vermutete, dass er es nicht schaffen würde, unsere Liaison aufrechtzuerhalten, und ich recht behielt. Er ist einfach zu jung. Unsere mentale Verbindung hätte ich gebraucht, denn ich denke nach wie vor, dass wir ziemlich gleich ticken, doch das reicht halt nicht aus. Nicht, wenn er nicht bereit ist, seinen Egoismus abzulegen und mehr von sich zu geben. Das ewige Zurückziehen nervte mich zunehmend.

Ab einem gewissen Alter sieht man manche Dinge ganz anders und weiß zum Beispiel gemeinsam verbrachte Stunden mehr zu schätzen. Den Ausgleich zum Alltag! Thilam weiß das mehr als nur zu schätzen und ich genieße ebenso jede Sekunde mit ihm.

Ich denke, auch mein neu Auserkorener empfindet das wie ich, doch erst einmal abwarten. Mal sehen, ob ich dieses Mal recht behalten werde.

Zigarettenpause beendet, Oma abholen, dann beginnt eine hoffentlich entspannte Party.

25.7.2021
Sonntag
5:49

OMG. Gestern Abend taten sich Abgründe auf. Ich weiß gar nicht, wo ich anfangen soll. Ich fühle mich verkatert und erschöpft. Mein Kopf fühlt sich leer und verwirrt an. Ich weiß, wo ich bin und kenne die wahre Realität. Ich bin zurück. Es war ein Ausflug in eine mir wohl bekannte und doch so neue Welt. Ich und Alkohol. Ich habe getrunken, nicht wenig und keine soften Mixgetränke. Jägermeister. Ich versuche gerade irgendwie, meinen Körper dazu zu bewegen wachzuwerden. Alles fühlt sich an, als wäre ein Zug über mich gerollt.

Erst einmal Kaffee und Zigarette, dann sehe ich weiter.

Ok, heute die normale Höhe zu erreichen kann noch dauern!

7:32

Habe mir ca. fünfzehn Zigaretten gestopft. Ja, gestopft. Ist günstiger. Neuer Spleen von mir. Taugt mir. Überblick bekommen, wie viel ich eigentlich täglich verpuffe.

Ich sitze im Keller auf meiner Bank, zugedeckt mit zwei Decken. Lieber würde ich heute an der frischen Luft sitzen, doch der Bruder meines Mannes schläft im Wohnzimmer. Auch er hat zu tief ins Glas geschaut. Objektiv betrachtet war es ein echt lustiger, betrunkener Abend, mit allem, was dazu gehört und wie man es sich vorstellt. Leider sehen das nicht alle so. Mein Mann und meine Schwägerin sind stinksauer. Damit meine ich wirklich stinksauer. Unsere zwei Feldwebel waren gestern Abend echte Spaßbremsen. Kann ich das so sagen, darf ich das so sagen? Klar doch! Es stimmt. Ich trinke keinen Alkohol, doch irgendwie hatte es sich so ergeben und wurde, für mich zumindest, echt lustig, hätte es nicht spät nachts noch Theater mit meinem Mann und meiner Schwägerin gegeben. Sie ist nach Hause gefahren und hat ihren Mann sich selbst überlassen. Mein Mann hat noch aufgeräumt und ging beleidigt ins Bett. Ich schlief im Keller, Antons Bruder im Wohnzimmer. Ich fand es lustig und bin seit langem wieder einmal so richtig eskaliert. Tat gut, habe es in dem Moment richtig genossen. Heute sieht die Welt anders aus. Ich fühle mich mies aufgrund meines Verhaltens, das war nicht nötig! Ich habe einen dröhnenden Kopf und Magenschmerzen. Mir ist übel, ich glaube, der ganze Scheiß muss aus mir raus.

Ich habe einiges nachzuholen. Stress. Ich beginne, die zugehörigen Emotionen zu den jeweiligen Situationen zu vergessen. Wenn ich heute daran denke, fühlt es sich an, als wäre der Samstag nie passiert. Gestern konnte ich nicht mehr schreiben. Michael, der Bruder meines Mannes, war bis Mittag bei uns, ab 14 Uhr waren wir bei Freunden zum Grillen eingeladen. Es war irgendwie eines nach dem anderen. Es lief vor sich hin, Zeit zum Resümieren und Reflektieren blieb kaum bis gar nicht.

Habe mir heute bereits elf Zigaretten gestopft. Gestern kam ich mit siebzehn aus. Ich reduziere noch nicht, aber ich beobachte mein Rauchverhalten. Kann ja nicht sein, dass ich keine blasse Ahnung mehr habe, wie viel ich rauche.

So, erst einmal Covid-testen gehen. Ich habe Dienst. Eigentlich bin ich im Urlaub, aber nur in meinem Hauptjob, danach sehen beginne ich danach zu schreiben sehen meine Familienmitglieder davon halten, wenn ich mich dafür zurückziehen möchte.

6:57

Ich warte auf meinen Dienstbeginn. Ich schreibe hier auf meinem Handy, um ihm nicht zu schreiben. Ich muss mich ablenken. Ich würde gerne dem Bruder meines Mannes schreiben. Ich weiß nicht was. Vielleicht meldet er sich. Wird er nicht!

8:09

Dienst. Es ist kaum etwas los und ich muss mich zwingen, ihm nicht zu schreiben. Ich will nur, dass er an mich denkt. Shit. Vor zwölf Jahren hatte ich das Problem nicht. Ich hatte kein Smartphone. Mein Leben war irgendwie stressbefreiter. Keine Nachrichten erhalten, keine schreiben, kein Warten und kein Hoffen, es möge läuten. Ich bin wieder einmal in die Falle getappt. Ich warte nicht, ich weiß, er meldet sich nicht, doch ich will mich melden. Ich will, dass er mich nicht mehr aus seinem Kopf bekommt.

Ich will das und was ich will, werde ich bekommen. Aber auch bei ihm gilt: Er muss sich melden. Er muss darum betteln, mich in seiner Nähe haben zu dürfen. Das will ich.

Er hat gefragt, ob ich mit ihm mitkommen mag, ein Ausflug mit dem Motorrad soll es werden. Ich bin aufgeregt, der Termin und die Planung müssen von ihm kommen, nur so weiß ich, dass er es auch wirklich will. Nämlich: Zeit mit mir zu verbringen. Ich werde mich nicht aufdrängen, hätte dann immer das Gefühl von Zwangsbeglückung, so wie bei Peter.

Dienst in sechs Minuten beendet.

Beendet!

8:38

Fahre nach Hause. Das Reflektieren vom Wochenende muss warten. Muss ein aus dem Nest gefallenes Babyvögelchen retten.

9:00

Alles begann mit den üblichen Vorbereitungen für eine übliche Familienfeier. Eingeladen waren alle Familienmitglieder. Alle, auch die Geschwister von Anton, das ist ein seltenes Schauspiel, da wir im Normalfall eher selten zusammenkommen. Ich war nervös, meine Finger zitterten, kalter Schweiß überzog bereits den ganzen Tag meinen Körper. Nichts Ungewöhnliches, viele Menschen, erzwungene Gespräche, Dauerlächeln, nette und zuvorkommende Gastgeberin sein und die dauernde, ungewisse Frage, wann es vorüber sein wird. Ich kenne mich und bereits davor versetzen mich solche Situationen in Dauerstress, der meinen Körper vor Anspannung nicht zur Ruhe kommen lässt.

Es war so weit, die Gäste kamen. Einer nach dem anderen trudelte ein. Herzrasen.

14:12

Zugegebenermaßen, auch wenn ich vor lauter Anspannung nichts essen konnte, war es augenscheinlich ein netter und gemütlicher Nachmittag bis in den Abend hinein.

Wie es in mir drinnen aussah, war wiederum eine andere Sache.

Meine Nerven waren nicht nur angespannt, sondern bestanden nur mehr aus einem hauchdünnen Faden, der sich in der letzten Sekunde vor dem Zerreißen befand. Es war laut, alle Leute redeten quer über andere hinweg. Es war eng, alles spielte sich auf unserer sechsmal drei Meter großen Terrasse ab. Elf Erwachsene, zwei Kinder. Unter unserem Baldachin wimmelte es von Fliegen. Es war eine Invasion, die sich gierig ums Essen drängte. Alle fuchtelten abwechselnd mit ihren Händen über dem Tisch, um sie in Bewegung zu halten und um ihnen nichts von ihrem gebratenen Schwein abgeben zu müssen.

Von außen müssen wir ein lustiges Bild abgegeben haben.

Immer wieder lief ich von drinnen nach draußen, um Getränkenachschub oder anderes zu holen oder hineinzutragen. Der wahre Grund für mein übertriebenes Engagement: Drinnen konnte ich durchatmen. Durchatmen, tief Luft holen, den Kopf im Nacken liegend, zur Decke schauend. Und nochmals wiederholen mit geschlossenen Augen. Meine einzige Flucht vor dem ganzen Theater um meine Person. Geburtstag feiern. Unnötiger Aufwand!

Auf jeden Fall nahm der Abend seinen Lauf und es wurde ruhiger und vor allem lustiger.

Die Stimmung wurde ausgelassener. Die Omas, meine Mama und meine Schwester verabschiedeten sich und der harte Kern blieb zurück. Die Nachbarn hörten unsere Unterhaltung und stießen zu uns.

Meine Hände und meine Finger zitterten, doch nach und nach löste sich die mich festhaltende und fast zerdrückende Hand um mein Gehirn, auch da wurde es leiser. Meine inneren Monologe nahmen mehr und mehr ab, meine Stimmen verlagerten sich in den Hintergrund. Ich entspannte mich.

Unsere Gespräche waren banal, aber unterhaltsam. Leichte Kost zu später Stunde.

Müdigkeit schlich sich bei mir ein, ich begann zu gähnen, die restlichen Gäste waren noch nicht bereit zu gehen.

Mein Schwager forderte Schnaps und mein Nachbar erfüllte ihm seinen dringenden Wunsch: Er brachte Jägermeister. Kurzerhand, ich kann heute nicht mehr nachvollziehen, warum, fand ich mich mit einem Schnapsglas in der Hand wieder. Ein Schluck nach dem anderen floss in meinen leeren Magen. Nach dem dritten Gläschen fühlte ich mich aufgeputscht, aber seelenruhig. Meine Hände zitterten nicht mehr und meine Schultern schienen herabzuhängen, mein Herzschlag raste und ich begann zu lachen, ohne zu wissen worüber.

Meinen letzter Rausch, an den ich mich erinnern kann, hatte ich mit sechzehn, vielleicht siebzehn, es scheint ein ganzes Leben lang her zu sein. Gar nicht mehr wahr. Ich weiß, wie es ist, Alkohol zu trinken, und ich kann mich gut an die jeweiligen Tage danach erinnern, doch ich konnte mich bis Samstag nur schwer daran erinnern, wie es sich anfühlt.

Wenn der Alkohol zu wirken beginnt, mir warm wird und ich nicht weiß, wohin mit meiner guten Laune. Ich hatte verdammt gute Laune, ich lachte aus tiefstem Herzen und wurde locker. Sehr locker, Anzüglichkeit und Direktheit verstärkten sich. Ich hatte nicht nur Spaß an der Situation und den Menschen um mich herum, sondern auch an mir. Ich mochte mich. Ich mochte mich genauso, wie ich in diesem Moment war. Hätte man mich gefragt, was ich an mir toll fände, hätte ich lautstark »alles!«, gerufen und das auch genauso empfunden. Ein übersteigertes Selbstwertgefühl, das bis zum Himmel schrie.

17:00

Einige derbe Witze wurden erzählt, nicht wenige schmutzige Geheimnisse wurden in unserer heiteren Runde ausgeplaudert. Gespräche über damals, die guten alten Zeiten, rundeten das Ganze ab und es schien ein Abend ohne Ende zu werden.

Das Ende beschloss mein Mann. Von einer Minute auf die andere unterbrach er das Gelächter, meinte, es sei genug und alle hätten nach Hause zu gehen. Sie leisteten der strengen Anweisung Folge und gingen. Es war 23:32 Uhr. Ich war sauer und das ist noch eine sehr harmlose Bezeichnung. Ich war fuchsteufelswild, zornig, beleidigt, gekränkt, kurzum: schwer getroffen. Ich hatte seit Ewigkeiten wieder einmal Spaß und das in meinen eigenen vier Wänden.

Doch laut meinem Mann war es genug. Mit der Begründung, er wolle gar nicht wissen, wie die Party geendet hätte, hätte man ihrer Fröhlichkeit weiter freien Lauf gelassen.

Das ist mein Leben! Ein Leben mit einem Spielverderber an meiner Seite.

Die paar Minuten Lachen werde ich trotzdem nicht so schnell vergessen alles rundherum auch nicht ...

Meine Gedanken kann er nicht kontrollieren und meine Stimmen sowieso nicht. Mein Innenleben gehört mir und das ist gut so!

27.7.2021
Dienstag
8:28

Die Party scheint nie stattgefunden zu haben. Alles ist wie immer. Am Sonntag hing ich herum wie ein nasser Waschlappen. Hab irgendwie den Tag herumgebracht. Katerstimmung. Und zornig war ich auch noch, bis heute, lasse mir aber nichts anmerken. Heute ist Dienstag, der dritte Tag danach und es ist alles beim Alten. Alles! Es kotzt mich an. Samstagabend war ein absolutes Hoch für mich, danach kam der Absturz. Alkohol! Teufelszeug!

Verdrängungsmodus scheint auf Hochtouren zu laufen.

Es ist zwar schon Dienstag, doch gefühlsmäßig beginnt für mich die neue Woche heute. Ich muss fleißig sein und funktionieren. Es gibt genug zu tun. Seit gestern bin ich im Sommerurlaub. Ich zwei Wochen, Anton und Lena drei Wochen. Tobias hat ohnehin bis September frei. Geplant ist nicht wirklich etwas. Familienausflüge stehen an. Meine Liebsten gehen heute wandern. Ich nicht. Ich bin mit meinem Onkel verabredet, es gibt Arbeit bei Oma. Mich freut das, ich bin nicht der Ich-laufe-durch-die-Gegend-ohne-Ziel-Typ.

Na gut, hilft ja alles nix, ab unter die Dusche.

11:15

Ein bisschen Zeit bleibt noch, um nachzudenken. Kann es sein, dass ich Emotionen eher verdränge als die Geschichten drumherum? Mir kam heute ein sehr seltsamer Gedanke. Mehrere Male habe ich mich in meinem Leben bereits intensiv mit Vergangenem beschäftigt, mit den Thematiken Verarbeitung und Verdrängung. Immer wieder kam mir dabei unter, dass Erlebtes und Gefühltes lange oder zumindest länger in Erinnerung bleibt. So kann sich ein Kind nicht mehr an seinen Kindergarteneintritt erinnern, hat aber ein bestimmtes Gefühl dazu. War es nett, wie fühlte sich die Atmosphäre an, wie wurde es empfangen? Kinder können sich kaum mehr an die Ausflüge in der Urlaubszeit erinnern, sie wissen nicht mehr, welchen Berg sie bestiegen haben, doch sie können dir sagen, wie sie es empfunden haben.

Ich habe ein bisschen nachgelesen ...

Ereignisse, die mit starkem emotionalen Empfinden verknüpft sind, prägen sich besonders tief ins Gedächtnis ein.

Dies liegt unter anderem daran, dass zwischen der für die emotionale Bewertung von Reizen verantwortlichen Amygdala und dem für die Gedächtnisbildung zentralen Hippocampus enge Verbindungen bestehen. Studien zeigen, dass bei emotionalen Ereignissen ausgeschüttete Botenstoffe, insbesondere das Noradrenalin, die Neubildung und Stärkung von Nervenzellverbindungen fördern und so einen für die Gedächtnisbildung zentralen Prozess beeinflussen.

Erinnerungen an Kindheit und Jugend sind oft besonders intensiv. Vieles passiert zum ersten Mal und ist daher besonders aufregend und mit starken Emotionen verbunden. Später wiederholt sich vieles und erscheint daher oft weniger interessant. Doch längst nicht alles, was wir erinnern, entspricht dem tatsächlichen Geschehen in der Vergangenheit. Studien zeigen, dass viele Erwachsene sich ihre Kindheitserinnerungen nicht nur verschönern, sondern zum Teil auch neu erfinden. Ältere Menschen bewerten außerdem unangenehme Ereignisse nicht mehr so negativ. Der Grund dafür: Selbstschutz. »Mit schönen Erinnerungen lässt es sich besser leben«, meint Hans J. Markowitsch.

Quelle: https://www.dasgehirn.info/denken/gedaechtnis/erinnern-mit-gefuehl
(Abgerufen am 19.1.2022)

So wie ich das lese, bleiben Erinnerungen, welche mit starken Emotionen verbunden sind, eher im Gedächtnis als andere. Das bestätigt mir, was ich mir schon gedacht hatte. Die Sache ist nur: Ich habe oft starke Emotionen mit Gefühlsausbrüchen und allem, was dazugehört, warum vergesse ich so schnell? Meine Emotionen verblassen relativ schnell, so wie es aussieht. Ich kann mich erinnern, auch nicht ewig, aber die Gefühle verschwinden zeitnah.

Ein weiterer Absatz ...

»Wie sehr das Gedächtnis von der Bewertung der Gefühle in der Amygdala abhängt, zeigt sich anhand einer seltenen Krankheit, dem Urbach-Wiethe-Syndrom. Menschen, die

an dieser genetisch bedingten Verkalkung der Amygdala lei-
den, sind nicht nur in ihrem Gefühls- und Sozialverhalten
eingeschränkt, sondern verfügen darüber hinaus auch noch
über ein schlechtes Gedächtnis. Besonders schwer tun sich
Betroffene dabei, die emotionale Bedeutung von Gesichts-
ausdrücken zu erkennen.«

Keine genauen Anweisungen und das Problem, Menschen zu deuten, wenn deren Gestik und Mimik mit
dem, was sie sagen, nicht übereinstimmt, bereiten mir
seit jeher Probleme. Vielleicht ist es für mich so schwer,
weil ich diesbezüglich irgendeine »Störung des Sys-
tems« habe? Das klingt ziemlich lächerlich und an den
Haaren herbeigezogen, doch was, wenn nicht?

Ich sah es immer schon als eine meiner positiven Eigenschaften an, nicht nachtragend zu sein und allen so gut
wie alles verzeihen zu können. Doch vielleicht verzeihe
ich nicht, sondern vergesse. Ich vergesse die Emotionen, die hinter den jeweiligen Erlebnissen im Zusammenhang mit einer Person stehen und »vergebe«. Ich
kann immer wieder bei Punkt Null anfangen! Auch was
meine Fehltritte anbelangt. Ich mache etwas, das nicht
richtig ist, und empfinde es als nicht tragisch, nicht
der Rede wert, es fühlt sich nicht an, als sei es je passiert. Warum sollte ich also schlechtes Gewissen kennen? Wofür? Ich mache nichts Verwerfliches. Ich habe
noch nie etwas Verwerfliches gemacht. So fühlt es sich
zumindest an!

Hinzu kommt, dass ich von Menschen Abstand nehme, die es mir nicht wert erscheinen, ihr Verhalten deu-

ten zu lernen. Mein soziales Umfeld ist ziemlich reduziert, so wie ich es mag und damit zurechtkomme.

Ich muss das alles erst einmal für mich sacken lassen. Vielleicht lese ich mich noch ein bisschen ein, mal sehen. Ich denke, genau wissen mag ich es gar nicht, zu viel Wissen macht Kopfschmerzen.

Wenn ich so daran denke, was ich hier alles bereits niedergeschrieben habe und dann mit diesem Hintergrundwissen abgleiche, schockiert mich das alles ein bisschen.

Emma weiß vieles über mich und meine Männerbeziehungen und rät mir immer wieder dazu, es bleiben zu lassen, manche von ihnen schaden mehr als sie nutzen. Ich ließe mich mit Füßen treten und sie verstehe nicht, wofür das alles gut sein sollte. Ich auch nicht. Die positiven Aspekte meiner Seitensprünge kann ich mir durchwegs erklären, die negativen jedoch kaum.

Im Grunde, glaube ich, bin ich nach wie vor auf der Suche nach so etwas wie einem Seelenverwandten!

Ich muss ein kurzes Brainstorming machen. Was fällt mir in meiner persönlichen Geschichte auf?

Quasi die immer wiederkehrenden Thematiken:

– Ich telefoniere nicht gerne!
Ich kann mein Gegenüber nicht sehen und somit fällt es mir schwer zu verstehen, wie jemand etwas meinen könnte.

– Ich schreibe ungern Nachrichten!
Gleiches Problem wie beim Telefonieren. Jedoch gibt es Menschen, die es schaffen, die passenden Smileys zu benutzen, das macht es mir einfacher.

– Ich umgebe mich mit den Menschen, die ich bereits kenne!
Ich spreche keine mir wildfremden Personen an. Ich setze auf Vertrautes. Jemanden kennenzulernen dauert bei mir eine gefühlte halbe Ewigkeit. So auch bei meiner Männerwahl.

– Ich bin nicht nachtragend!
Im Grunde kann ich von mir sagen, ich verzeihe alles. Manchmal etwas schneller, manchmal dauert es etwas länger, doch im Grunde bin ich immer diejenige, die zurückkommt und versucht, die Sache aus der Welt zu schaffen. Nicht nachtragend oder vergesslich? Vielleicht vergesse ich wirklich zu schnell, was vorgefallen ist und es gibt keinen Anlass mehr für mich, gekränkt oder zornig zu sein. Keine emotionale Gekränktheit fordert auch keine negativen Folgen.

– Ich mag authentische Menschen!
Ich mag den Umgang mit authentischen, ehrlichen und direkten Menschen und umgebe mich auch nur mit solchen. Mit der anderen Art Mensch wird man mich niemals meine Zeit verbringen sehen. Punkt.

– Ich fühle mich anders!
Das ist kein Geheimnis mehr und gehört auch einmal klar und deutlich ausgesprochen! Ich fühle mich anders, ich glaube zu wissen, dass es kaum einen ande-

ren Menschen auf dieser Welt gibt, dessen Innenleben genauso verworren ist wie meines. Dessen Gedankenwelt aus den Fugen gerät und dem manchmal Reales von Wahnsinn kaum zu unterscheiden möglich ist.

Ich bin auf der Suche nach eben genau diesem einen Menschen.

– Meine emotionale Welt!
Meine Emotionen können in der einen Sekunde so dermaßen hochfahren und in der nächsten wieder hinabrauschen als wären sie im freien Fall. Ich komme manchmal selbst nicht hinterher, einzuschätzen, in welcher emotionalen Lage ich mich derzeit befinde. Ich kann stundenlang weinen, danach gibt es eine Pause, eine Besinnungspause. Plötzlich scheint es, als hätte ich den Grund für meinen Ausbruch vergessen. Ich kann nicht mehr nachvollziehen, was genau so dramatisch war, was mich veranlasst hat zu weinen. Ich finde bestimmt Worte, um es zu erklären, doch das dazugehörige Gefühl verblasst sehr rasch.

– Das Verlieren der Realität!
Das Abdriften in eine andere Art von Realität. Es passiert unwillkürlich, es ist ein- wie beschreibe ich es am besten – ein Übergleiten, sanftes Übergleiten, von meiner echten Realität, dem Hier und Jetzt in etwas vollkommen anderes. Ich weiß, dass es nicht echt ist, doch es fühlt sich so echt an. Ich weiß, dass ich dort nicht verweilen darf und doch bliebe ich gerne länger.

Ich kann noch nicht sagen, ob es ein selbst gewählter Weg ist oder ein von meinen Stimmen geführter. Es fühlt sich hinterher nie so an, als wäre es ein Zwang gewesen. Eher ein Versehen.

28.7.2021
Mittwoch
8:18

Meine Augen sind offen, mehr habe ich heute nicht zu erwarten. Die Nacht war die schlimmste seit langem. Es war fürchterlich. Mein Zoldem ist aus und ich probierte, mit Seroquel zur Ruhe zu kommen. Keine Chance, es war zum Verzweifeln. Meine Füße zwangen mich immer wieder zum Aufstehen. Ich wanderte umher wie ein ferngesteuerter Zombie. Vom Bett auf die Couch, in den Keller, auf die Couch und wieder zurück. Immer und immer wieder. Es war nicht auszuhalten. Ich hatte wirre Gedanken und laute Stimmen. Das Kribbeln in den Beinen ließ nicht und nicht nach, außer wenn ich mich bewegte. Irgendwann gegen zwei Uhr dürfte ich aus Erschöpfung eingeschlafen sein, genau weiß ich es nicht. Ich habe mir selbst verboten, ständig auf die Uhr zu schauen. Ich fühle mich gerädert und erschöpft.

Das Projekt Nachbar läuft, ich habe ihn bereits um den kleinen Finger gewickelt. Ich habe die Fäden fest in der Hand. Ich arbeite am nächsten Schritt … Obwohl ich mir gerade gar nicht so sicher bin, ob ich das überhaupt noch will!

Zuerst einmal eine heiße Dusche, das ist das Wichtigste momentan, dann wird sich ergeben, was der Tag noch so bringt.

11:06

Schön langsam wach geworden. Gehirn läuft auf Hochtouren. Zum ersten Mal seit langem habe ich wirklich nur einen Mann in meinen Gedanken. Ich könnte fast glauben, ich sei verliebt. Er ist wunderbar, meldet sich regelmäßig und gibt mir das Gefühl, wichtig zu sein. Das, was ich brauche ... kurzum: Ich stehe momentan im Mittelpunkt seines Lebens. Alle anderen interessieren mich nicht. Das ist gut. Konzentrier dich auf einen. Thilam und Peter, beide stehen auf der Abschussliste. Peter ist schon so gut wie aussortiert. Bei Thilam zögere ich noch. Er gibt mir bis dato etwas, was kein anderer erfüllen konnte. Er sieht in meine Seele. Bei meinem Neuen weiß ich es noch nicht. Ich bin noch nicht so weit, um das beurteilen zu können, daher muss ich mir Thilam noch ein wenig behalten. Der Neue hält meine Tränen aus, das ist schon einmal gut und er kann zuhören. Er ist witzig und charismatisch, er riecht verführerisch und lächelt von einem Ohr bis zum anderen.

Ok, Projekt Nachbar lasse ich ausklingen, erscheint mir doch zu nichts zu gebrauchen, ist meine Hartnäckigkeit doch nicht wert. Ich will meinen Neuen, denn er zaubert mir ein Lächeln auf meine Lippen. Er sieht verdammt gut aus. Ein Bild von einem Mann. Groß und stark, große Hände und breite Schultern. Ich kenne ihn schon sehr lange, doch ich hätte niemals gedacht, dass es einmal soweit kommen könnte.

Irgendwie klinge ich wie ein männermordendes Getier aus der Natur … recherchieren, da gibt es etwas, dass mich daran erinnert.

Ach, die schwarze Witwe war das …

Die Bezeichnung »Schwarze Witwe« rührt wie bei den anderen Arten mit dieser Bezeichnung sowie den Arten der echten Witwen allgemein von der Annahme, dass das Männchen nach der Paarung unmittelbar dem Weibchen zum Opfer fällt, was bei der Europäischen Schwarzen Witwe in der Tat häufig der Fall ist, bei anderen Arten der Gattung jedoch unterschiedlich häufig vorkommt und bis heute nicht gänzlich geklärt ist. Eine weitere Prominenz erhält die ebenso wie die anderen »Schwarzen Witwen« oftmals gefürchtete Art durch die möglichen Folgen ihres Giftbisses für den Menschen. Der Biss der Europäischen Schwarzen Witwe kann wegen seiner Giftwirkung mit schweren Komplikationen einhergehen, wobei Todesfälle durch Bisse der Art jedoch sehr selten nachweisbar sind.

https://de.wikipedia.org/wiki/Europäische_Schwarze_Witwe
(Abgerufen am 19.1.2022)

Na gut, so schlimm bin ich nun auch wieder nicht! Ich bringe schließlich niemanden um, weder während des Aktes noch danach.

Ich bin eher eine Aphrodite …

Aphrodite war die griechische Göttin der Liebe, der Schön-
heit, der sinnlichen Begierde, der Sexualität und der Fort-
pflanzung.

https://www.museum-joanneum.at/archaeologiemuseum-schloss-
eggenberg/sammlungen/mythen/aphrodite-apollon
(Abgerufen am 19.1.2022)

Dabei muss ich schmunzeln. Ich finde mich nach wie vor nicht besonders attraktiv und kann schon gar nicht verstehen, warum Männer mit mir ins Bett wollen, dennoch ist mein »Verschleiß« ziemlich beträchtlich. Wäre ich ein Mann, könnte ich mir mit stolzgeschwellter Brust ein Trophäenzimmer einrichten.

Ich, die Aphrodite. Unbestritten habe ich große Lust und große Freude daran, jemanden zu verführen, jemandem den Kopf zu verdrehen, ich habe Lust darauf, meine Lust und Leidenschaft ausleben zu dürfen. Dass das nicht normal ist, braucht mir keiner zu erklären, doch es ist nun einmal so. Ich kann es doch auch nicht ändern. Immer wieder versuche ich den Drang danach zu unterdrücken, doch es gelingt mir in Wahrheit nie lange. Ich habe Bedürfnisse, die sich nicht immer beiseiteschieben lassen, ich habe Bedürfnisse, die befriedigt werden wollen. Außer dem Ehebruch sehe ich nichts Verwerfliches darin. Ich verletze niemanden außer Anton. Mit den Männern kläre ich die Fronten immer vorab! Es gibt nun einmal Spielregeln und wenn sich jeder daran hält, es allen Spaß macht und kein unnötiger Stress entsteht, sehe ich Betrug nach wie vor als Gewinn für alle drei Parteien an. Ein Mittel zum Zweck!

16:18

Heute kam mir ein witziger Gedanke. Sollte ich wieder einmal Therapeut wechseln müssen und das ist leider absehbar, da meine Therapeutin bald in Pension gehen wird, lege ich dem neuen Dr. Dr. Allwissend einfach meine Abschrift hin. Die kann er sich dann gemütlich durchlesen, abends, bei einem Glas Cognac, Pfeife rauchend. Ich erspare mir dadurch viele Sitzungen, um ihm zu erklären, warum ich eigentlich bei ihm in Behandlung sein möchte. Ich wäre bestimmt die Erste, die das so handhaben würde. Der Gedanke und das innere Bild, das damit verbunden ist, amüsieren mich gerade sehr.

Ich sitze im Keller am PC meines Mannes. Es ist angenehm kühl. Draußen hat es knappe 30 Grad. Es ist mir zu heiß, auch wenn wir bei unserer netten Nachbarin in den Pool dürften. Die Kinder nehmen das Angebot gerne an, ich heute nicht, mir ist nicht danach. Menschlicher Kontakt, pfui! Heute nicht. Mir ist nicht nach Reden und schon gar nicht nach reden müssen. Ich sollte mir echt einmal die Zeit nehmen und lesen, was ich hier fabriziere. Ich bin mir nicht einmal sicher, ob das, was ich hier tippe, auch nur ansatzweise einen roten Faden hat. Kenne ich mich in einem halben Jahr noch aus? Weiß ich, was ich gemeint habe? Schreibe ich irgendwie mit Zusammenhang oder sind es nur mehr Gedankenfetzen, ich weiß es nicht. Alles in mir sträubt sich momentan. Möchte mich nicht mit dem auseinandersetzen, was ich bereits in Wort und Schrift verpackt habe. So war ja auch der Plan! Ich lese in einem halben Jahr. Nur was, wenn es nur aus Wirrwarr besteht und mich nicht weiterbringt, was, wenn es keinen Abschluss bringt.

Brauche einen klaren Kopf. Habe heute ein heimliches Date und muss mich gedanklich vorbereiten!

18:06

Mein Herz rast vor freudiger Aufregung. Ich fahre in exakt vierundzwanzig Minuten los. Ich freue mich, bin geduscht, rasiert und eingecremt, hab meine Haare zurechtgemacht und warte, dass sich der Zeiger dreht. Es gewittert. Es schmeißt große Hagelkörner vom Himmel. Ich hoffe, es legt sich noch. Ich fahre ungern bei diesem Wetter, es macht mir Angst. Ich bin eine unsichere Fahrerin, auch wenn ich das niemals zugeben würde. Ich bin eine typische Schönwetterfahrerin. Auf das Wetter habe ich leider keinen Einfluss. Damit muss ich leben, werde bei Regen fahren müssen. Gewitter, Regen, Hagelkörner. Mist.

29.7.2021
Donnerstag
6:41

Seufz. Gähn. Tiefes Ein- und Ausatmen. Ich hatte eine gute Nacht. Ich habe gut geschlafen, zwar mit der doppelten Dosis, aber ich habe geschlafen. Ich wollte kein Risiko eingehen, noch eine unruhige Nacht und ich bin zu nichts mehr zu gebrauchen. Mein gestriges Date war super. Ich habe bekommen, was ich wollte. Es dauerte vielleicht eine Stunde, nicht länger. Gegen 20 Uhr war ich wieder zu Hause. Am Heimweg telefonierte ich mit Emma. Ich habe ihr nichts erzählt. Ich werde es niemandem erzählen, es bleibt mein Geheimnis. Es ist ein tolles Geheimnis.

Ich habe es so sehr genossen. Er küsst wahnsinnig gut.

Wir trafen uns auf einem Parkplatz. Es war ein klassisches Sexdate ohne »schischi und schnickschnack«, wir wussten beide, was wir wollten, es brauchte keine Romantik, kein Essen und keinen Rotwein. Es war so, wie ich das mag, ohne jegliches Verstellen. Zwei Menschen, die Spaß brauchen, mehr als alles andere. Wir möchten das Leben leben, wie es kommt. Der Sex war toll. Nachdem wir es getrieben hatten, gab es eine kurze Pause, ohne peinliches Schweigen. Danach blies ich ihm einen. Ich hätte seinen Schwanz stundenlang bearbeiten können. Er hat genau die richtige Größe, die richtige Stärke, wird schön hart und schmeckt nach mehr. Er spritzte mir in den Mund und ich genoss es. Der zweite, dessen Sperma ich lecker finde. Ich schluckte seinen süßlich-feinen Saft in kleinen Schlucken hinunter. Ich leckte seinen Schwanz sauber, so lange, bis von seinem Saft nichts mehr zurückblieb.

In diesem Moment wünschte ich, ich könnte dieses ganze Szenario noch einmal von vorne abspielen. Film auf Anfang und auf Play gedrückt. Alles noch einmal erleben.

Ich bekam ihn in mehreren Stellungen und bin überrascht. Er ist älter als ich, mehr als die Missionarsstellung hatte ich nicht erhofft. Ich dachte, er wäre – wie formuliere ich das – etwas mehr eingerostet.

Ich muss mich fertig machen für den Tag, ein Ausflug zum Märchenpark steht an.

Ach übrigens, es soll nicht das letzte Mal gewesen sein. Wir mögen uns und ich hoffe, wir führen das weiter. Es hat mir gutgetan und meine Schwester ist bestimmt bereit, mich öfter zu decken, denn offiziell war ich bei ihr. Sie ist ein wahrer Goldschatz.

7:16
Vielleicht bin ich nymphomanisch veranlagt?
Unbedingt nachlesen.

8:09
Ein paar Gedanken, die mir durch den Kopf gehen …

– Ich bin nicht besonders hübsch, aber vielleicht ist gerade das mein Vorteil. Von schönen Frauen werden Männer eher eingeschüchtert, könnte ich mir vorstellen. Ich bin aber nicht so hässlich, dass man es nicht mit mir treiben kann.

Schön genug für Sex, aber zu hässlich zum Verlieben. Eine gute Mischung also.

– Vielleicht bräuchte ich ein Hobby. Ein legales. Habe mir neulich altes Zeug von meinem Opa geholt. Das möchte ich restaurieren. Ein Hobby, das mich durchaus anfixt. Ich muss nur damit anfangen. Daran scheitert es momentan. Ich weiß nicht, womit ich anfangen möchte.

– Sex mit fremden Männern als Ausgleich zum Alltag. Vielleicht ist das Erklärung genug für mein Verhalten? Vielleicht gibt es da gar nicht mehr zu ergründen. Ich liebe meinen Mann, brauche aber zum Abschalten, für die Stille in meinem Kopf, mehr Sex als den ehelich üblichen.

Die Sonne brennt mir auf den Rücken. Ich sitze auf der Terrasse und die Gedanken zu gestern Abend lassen mich lächeln. Ich habe spürbar gute Laune. Ich werde mich lange daran erinnern, auch wenn die Gefühle dazu immer schwächer werden. Ich habe alles so detailgetreu wie nur möglich niedergeschrieben. Mehr war zeitlich nicht möglich, beide Kinder haben Ferien und springen ständig um mich herum. Milly läuft durch den Garten, sie beschnüffelt alles und pinkelt in jede Ecke, als wäre es ihr allererster Rundgang durch unseren Garten. Meine Kinder sind mit den Rollern unterwegs, um Frühstück einzukaufen. Mein Mann liegt in unserem Bett und kuschelt munter. Das Leben kann so schön sein, wenn man bereit ist, es sehen zu können. Heute ist mein Leben mehr als in Ordnung. Ich genieße es, zu atmen, zu sein, ich genieße die Leichtigkeit, die in der Luft liegt.

16:05

Stehe mitten unter tausenden Menschen, ohne Maske, ohne Sicherheitsabstand. Nicht einmal Anstandsabstand. Es ist ungewohnt, ich fühle mich nicht wohl. Der Schweiß läuft mir in Strömen das Gesicht und den Rücken hinunter. Es ist heiß. Knappe 30 Grad im Schatten. Die Kinder haben Spaß. Kathi ist mit ihren Kindern auch da. Die Stimmung ist ausgelassen, ich stehe unter Stress. Fühle mich aufgedreht und zu Spaß-haben-Müssen verdonnert. Spiel- und Freizeitpark, was für ein Vergnügen.

30.7.2021
Freitag
6:48

Gestern zu tief ins Glas geschaut. Zum Glück nicht so tief, dass ich heute mit Kopfschmerzen herumhänge. Die Nachbarinnen waren da und Michael, der Bruder meines Mannes, kam ganz spontan vorbei. Ein netter Abend. Ich sollte mir die Gesellschaft nach Hause holen. Wenn ich nicht hinausdarf, weil mein Mann das nicht möchte, dann hole ich mir den Spaß nach Hause. Ist das ein guter Plan? Kann der Plan aufgehen? Ich weiß es nicht. Aber ich mag den Gedanken. Es ist immerhin nicht so, dass ich trotz aller sozialen Phobien und Schwierigkeiten nicht gerne unter anderen Erwachsenen bin. Ich tausche mich gerne aus, ich unterhalte mich gerne mit den von mir ausgewählten Menschen. Halt nicht mit jedem. Es war fein und hat Spaß gemacht, mehr hatte ich nicht erwartet. Ich hatte gar nichts erwartet. Es war spontan. Spontan ist mir am liebsten, es ergibt sich einfach. Anton hat dem Ganzen nur kurz beigewohnt. Es ist unter der Woche, da ist das nicht üblich, da macht man so etwas nicht. Mir egal, mir hat es gefallen. Ich konnte lachen und, ja, auch wieder trinken. Pfff, es wird zu einem Problem, ich sehe es schon kommen. Alkohol tut mir nach wie vor nicht gut, er verschlimmert so gut wie alle meine Symptome. Aber nach diesem Familienausflugstag war es genau das, was ich brauchte. Runterkommen, chillen, an etwas anderes, an nichts denken. Ich glaube, ich renne ins Verderben, aber einmal abwarten, wird schon gutgehen.

Heute steht Klettern auf dem Programm. Das ist eher nicht so meins, aber für die Kinder gehe ich mit und übernehme die »Bodenaufsicht«. Ich fange sie quasi auf, sollten sie fallen. Ich spreche Mut und Lob aus und feuere sie an. Mutterdasein eben. Wird schon lustig werden.

Zwanzig Zigaretten gestopft, zweite Tasse Kaffee geholt. Ich warte, dass unser Haus zum Leben erwacht. Ich bin bereits seit einer guten Stunde wach. Es geht mir gut, ich bin im Hier und Jetzt. Der Alkohol ist bereits abgebaut. Die Realität hat mich zur Gänze wieder. Dabei muss ich mir ehrlich eingestehen: Ich mag die Ausflüge in meine anderen Welten. Ich kann das momentan sehr genießen, obgleich ich weiß, dass es mir nicht guttut. Das Hängenbleiben ist das Problem, das nicht Zurückfinden. Ja, ich habe Angst davor, nicht zeitgerecht herauszukommen. Hört sich das spooky an? Es ist irgendwie ein Gefühl, dass mich zugleich verängstigt und fasziniert. Dort bleiben, bis ich bewusst entscheide, wieder zu gehen.

Gestern Abend gab es den ehelichen Verpflichtungs-sex mit Anton. Er würde sonst Verdacht schöpfen. Aber ich habe es nicht nur aus diesem einen guten Grund gemacht, sondern weil mir irgendwie danach war. Es passte zur Situation. Es war in Ordnung, von Ekstase leider nicht zu sprechen, doch ich habe es genossen. Heute hätte ich gerne Sex mit meinem Neuen, eigentlich mag ich nur mehr Sex mit meinem Neuen. Mein Herz würde wieder rasen, als wäre es das erste Mal. Das ist so herrlich, wenn man sein Herz bis zum Hals schlagen spürt, das Gefühl, begehrt zu werden, dass Gefühl, die Zeiger auf der Uhr stehen still. Danach wäre mir heute. Aber naja, man kann nicht alles haben. Heute wird es nicht dazu kommen. Antons Bruder hat uns eingeladen, sein Haus anschauen zu kommen. Er hat in den letzten Jahren einiges erneuert, das er uns gerne zeigen möchte.

Ich bin gespannt.

Peter und Thilam melden sich noch in regelmäßigen Abständen, aber es wird weniger. Ich lasse es sanft auslaufen. Ich brauche diesbezüglich kein Drama. Sie merken, dass mein Interesse abflacht. Sobald von mir nichts mehr kommt, werden sie aufhören, sich zu melden. Das sind Männer. Ich kenne mich aus. Alles, was Arbeit ist, wird ad acta gelegt. So ist das nun einmal. Ich war es noch nie wert, dass jemand ohne Eigennutz in mich investiert, zumindest nicht, was meine Liebschaften angeht.

Interessant ist hingegen, wie mein eigenes Interesse schwindet. Vor einem Monat hatte ich beide noch in den Himmel gelobt und gesagt, ich brauche sie. Beide auf einer unterschiedlichen Ebene, doch sie waren ohne Zweifel wichtig für mich. Heute denke ich nicht einmal mit Wehmut an sie.

Ich habe mir bereits einen Helm besorgt für meine Motorradrundfahrt mit Michael. Ich freue mich sehr über das Angebot und darauf, mit ihm Zeit verbringen zu dürfen. Irgendwie fühle ich mich geschmeichelt.

16:27
Ausflug in den Kletterpark war anstrengend. Punkt.

Fahren heute nicht zu Michael. Freitagabend. Egal, Anton will nicht. Punkt. Mühsamer Tag mit Scheiß-Ende. Punkt.

31.7.2021
Samstag
6:43

Sitze auf meiner Terrasse. Milly spaziert durch den Garten. Zünde mir eine Zigarette an, trinke Kaffee. Gerade erst aufgestanden.

Seit Tagen bin ich irgendwie gehemmt, hier zu schreiben. Damit muss Schluss sein. Ich bin nicht ganz ehrlich gewesen und das hindert mich, hier alles niederzuschreiben. Ich kann nicht alles so schreiben, wie es ist, und muss scharf nachdenken, ob es der gelogenen

Geschichte entspricht und habe daher das Gefühl, mich zu verstricken.

Gelogen ist vielleicht übertrieben, eher verheimlicht.

Ich räume auf ...

Mein Neuer ist jemand, den ich hier nicht namentlich erwähnen darf. Es tut mir leid, dass es so weit gekommen ist, doch es ist passiert. Woher ich ihn kenne, wie es passiert ist und wie er heißt werde ich weiterhin für mich behalten müssen. Fremdschutz! Ich habe viel darüber nachgedacht, doch es ist besser so. Ich hätte mir nie gedacht, dass das passieren könnte, doch selbst bei ihm empfinde ich kein schlechtes Gewissen. Ich habe mit ihm geschlafen, bereits drei Mal. Er ist mir binnen kürzester Zeit so sehr nah geworden, das hätte ich mir niemals erträumen lassen. Alle anderen sind mir egal geworden. Er braucht einen Namen, ich nenne ihn ... ? Wie nenne ich ihn? Ich nenne ihn Bernhard. Kurz Berni. Berni und ich haben eine gemeinsame Vorgeschichte. Wieder jemand, den ich kenne. Wenn man es so bezeichnen will, ist das wohl mein Beuteschema. Es ist schön mit ihm. Er brennt für mich und sagt mir fünfzig schöne Dinge am Tag. Ich genieße seine Nähe, obgleich sie zu organisieren ziemlich schwierig ist. Wenn wir auffliegen, ist alles vorbei. Alles! Es ist riskant, doch irgendwie scheine ich das Spiel mit dem Feuer zu lieben.

Wir brauchen dringend ein »Liebesnest«, ich werde die freie Zeit, solange alle noch schlafen, nutzen, um ein wenig zu googeln ...

So, hätte eines gefunden. Mal sehen, ob die nette Vermieterin auf mein Anliegen eingeht. Ich werde gedanklich an einer passenden E-Mail-Formulierung arbeiten und sie am Nachmittag abschicken. Alles muss kontaktlos und anonym ablaufen. Es muss günstig und sauber sein, mal sehen, ob ich einen Glückstreffer lande.

Nein, Planänderung. Ich werde sie anrufen. Das ist anonymer. Kein Hinterlassen von Spuren!

7:28
Bereits jetzt, frühmorgens, möchte ich ihm schreiben. Ich bin Feuer und Flamme für ihn. Er hält mich momentan über Wasser. Er ist mein Ausgleich zum Alltag. Ich fühle mich gut. Bin zufrieden, auch wenn es ein Thema gibt, über welches ich dringend schreiben sollte.

Meine Stimmen...

19:08
Es dauert ein paar Tage, bis ich mich hier wieder einfinde. Ich brauche eine Pause von mir.

1.8.2021
Sonntag
5:53

Ich habe Urlaub und wurde heute dennoch – jedoch nur für den heutigen Tag – aus diesem zurückgeholt. Akuter Personalmangel. Kann vorkommen, es stört mich nicht. Ich arbeite gerne. Ich habe die letzten Tage noch einmal alles gelesen. Es fällt mir schwer weiterzuschreiben. Es gibt so vieles zu sagen, dass ich nicht weiß, wo ich am besten anfangen soll. Ganz wichtig sind meine Stimmen, danach folgt das Thema Nymphomanie und danach Berni und unser »Liebesnest«.

Ich werde wieder Schritt für Schritt vorgehen, so kann ich dem Chaos in meinem Kopf am besten Herr werden. Jetzt fahre ich erst einmal in den Dienst, bin gespannt, was der Tag für mich bereit hält!

13:33

Ich liege in meinem Bett, bin gerade wach geworden von meinem Mittagsschläfchen. Vormittagsdienst beendet, Nachmittagsdienst erst gegen 16:30 Uhr. Ich bin müde und habe Zahnschmerzen. Mein rechter unterer Weisheitszahn schiebt an. Momentan ist das Zahnfleisch rundherum ziemlich beleidigt und entzündet. Ohne Schmerztabletten nicht auszuhalten. Doch heute ist Sonntag und morgen werde ich zum Motorradfahren abgeholt. Keine Zeit, um mich darum zu kümmern. Ich weiß schon ziemlich genau, was ich anziehe, und ungefähr, was ich mitnehme. Ich überlege noch hin und her wegen eines kleinen Picknicks. Ich weiß nicht, ob Michael das blöd finden, oder er sich freuen würde. Ich kenne ihn zu wenig. Ich kenne ihn, um genau zu sein, seit zigJahren, doch es hat sich nie ergeben, mit ihm alleine Zeit zu verbringen. Ich freue mich sehr darauf, ihn näher kennenzulernen, mich alleine mit ihm unterhalten zu können. Er war mir immer schon wichtig, doch das Leben kam uns dazwischen.

Ja, das ist die richtige Erklärung. Es gab nie den richtigen Moment, um einander wirklich kennenzulernen. Es läge mir am Herzen, das zu ändern.

19:38

Dienst beendet. Ich bin fertig für morgen. Habe alles hergerichtet. Kleidung und Dinge, die mitmüssen. Ohne Picknick, das wäre zu übertrieben. Etwas zum Trinken muss reichen. Ich selbst bin rasiert und geduscht, meine Haare und Fingernägel gehören noch gemacht. Warum ich solch einen Aufwand betreibe? Keine Ahnung, ich will gut aussehen, ich will mich gut fühlen. Ich wünsche mir perfekte Stunden. Stunden an der frischen Luft, gemeinsam mit einem netten Kerl. Erwachsenengespräche. Ja, eigentlich hoffe ich auf tiefgründige Gespräche. Seit Thilam nicht mehr allzu präsent ist, fehlt mir das Reden doch sehr. Ich weiß nicht, ob Michael der Richtige dafür ist, aber einen Versuch ist es wert.

2.8.2021
Montag
2:10

Ich wandere herum, kann nicht schlafen. Hatte vor ein paar Stunden eine heftige Heulattacke. Bin unruhig und irgendwie verwirrt. Meine Stimmen. Ich kann sie nicht hören. Seit ein paar Tagen schon. Es irritiert mich, es muss das neueste Medikament sein. So war das nicht ausgemacht. Ich wollte niemals, dass sie

ganz weg sind. Es ist leise in meinem Kopf. Seit Tagen
fühle ich mich seltsam, wie unter Beschuss. Als wollten
sie gerne durchdringen, können aber nicht. Habe teilweise heftiges Muskelzucken, abends, wenn ich schlafen möchte. Ich versuche, sie krampfhaft heraufzubeschwören, doch es nutzt nichts. Es ist alles irgendwie
sehr merkwürdig, kaum zu beschreiben.

Ich sitze im Keller auf meinem Lieblingsbänkchen.
Habe seit Samstag letzter Woche nichts mehr geraucht.
Für einen Joint wäre noch etwas da, doch wofür? Normalerweise rauche ich für eine Pause, eine kurze Pause
der Stille in meinem Kopf, doch es ist still. Ich bin es
nicht gewohnt. Es ist so dermaßen anders und eigen-
artig.

Habe mir kalten Kakao geholt. Mein Zahn schmerzt.
Mein Mann, Emma und meine Kinder haben meinen
Zusammenbruch mitbekommen. Konnte meine Tränen nicht mehr zurückhalten. Es war nicht mehr möglich. Seit ca. einer Woche versuche ich, mich damit
auseinanderzusetzen. Will es jedoch nicht akzeptieren.
Irgendwie dachte ich, wenn ich das Problem ignoriere,
löst es sich von selbst. Ich fühle mich einsam und verlassen.

6:23

Der Countdown läuft. Noch ca. dreieinhalb Stunden,
bis Michael mich mit seinem Motorrad abholt. Ich bin
nervös. Sehr nervös. Mein Herz rast wie wild, ich kann
es kaum erwarten. Schon lange habe ich nicht mehr so
eine Vorfreude auf etwas gehabt. Ich hoffe, dieser Tag

dauert ewig. Natürlich nicht zuletzt, weil ich seiner Frau eins auswischen will. Ich mag sie nicht und das ist kein Geheimnis. Sie ist mir immer schon ein Dorn im Auge gewesen. Sie hat einen echt miesen Charakter. Seinen ersten Urlaubstag verbringt er mit MIR, nicht mit ihr. Das bringt mich zum Schmunzeln. Es ist wie die Rache des kleinen Mannes. Ich will, dass sie genervt ist von mir und hunderte Male anruft, wo er denn bleibt. Ich will, dass sie sich ärgert und herumhüpft wie ein kleines, dickes Rumpelstilzchen.

Ihr Mann verbringt seine Zeit lieber mit mir. Punkt. Ich will, dass sie bebt vor Zorn. Als Ausgleich dafür, wie oft sie meine Nerven bereits strapaziert hat.

Wenn sie anruft, werde ich schmunzeln und mir auf die Schulter klopfen. Gut gemacht, werde ich zu mir sagen. Alles richtig gemacht, werde ich mich loben.

Ich rauche noch eine Zigarette. Die dritte. Trinke meinen Kaffee aus und gehe hinauf, um zu duschen. Ich möchte mich gut fühlen, möchte überlegen und der Welt gewachsen sein.

Ich habe für heute so viele Wünsche und hoffe, nicht enttäuscht zu werden.

»Ich freue mich über das, was ich bekomme.
Was ich nicht bekomme, kann ich nicht ändern. Das muss
ich akzeptieren!«

Diesen Satz schreibe ich als heutigen Leitsatz. Falls etwas doch nicht so wird wie ausgemalt, wird er mich am Ende dieses Tages beruhigen und zu klarem Denken auffordern!

»Niemand kann immer alles haben, was er sich wünscht. So ist das Leben. Es liegt nicht an mir, es ist der jeweiligen Situation geschuldet«.

3.8.2021
Dienstag
5:02

Es war grenzgenial. Es war der beste Tag seit langem.

4.8.2021
Mittwoch
6:36

Es passiert momentan so viel, dass ich mit dem Schreiben nicht hinterherkomme. Gestern waren wir in einer Kindertherme. War ein Erlebnis. Echt toll. Den Kindern hat es großen Spaß gemacht. Ich war fix und fertig.

Ich muss hier ein paar Dinge nachholen ...
Steht bereits auf meiner To-do-Liste, doch irgendwie schiebe ich es vor mir her.

Folgende Punkte gehören unbedingt detailliert niedergeschrieben:

– *Mein Motorradausflug*
– *Nymphomanie*
– *Meine Stimmen*

12:31
Puh, ich habe ein absolutes Chaos in meinem Kopf.

Ich habe einen großen Fehler begangen, den ich nicht mehr rückgängig machen kann. Ich bin so dermaßen bescheuert und hab mich Michael geöffnet und ihm ein bisschen etwas von mir erzählt. Sein Beschützerinstinkt ist geweckt, das wollte ich so nicht. Er will helfen. Das geht nach hinten los. Niemand kann mir helfen. Das liegt in der Natur der Sache.

5.8.2021
Donnerstag
6:42

Zur momentanen Situation. Ich sitze im Arbeitsbereich meines Mannes, im Keller, an seinem PC. Kaffee und Zigaretten neben mir. Ich bin noch im Pyjama, sprich: einem T-Shirt, Unterwäsche und meinem dicken, grünen, alten Bademantel. Ein Erbstück von meinem Opa. Ich mag ihn, obwohl er sich schon ziemlich alt und verwaschen anfühlt. Er liegt kratzig auf meiner Haut. Ich bin die erste in unserem Haus, die wach ist, alle anderen, selbst Milly, schlafen noch. Die Kinder schlafen in ihrer selbstgebauten Höhle im Wohnzimmer. So wie bereits die letzten Tage. Sie haben noch immer Ferien und lassen keinen Blödsinn aus. Sie verstehen sich trotz ihres Altersunterschieds von fünf Jahren wirklich gut miteinander. Ich würde fast sagen, sie sind das beste Geschwisterteam, das ich kenne. Ja, ein bisschen macht es mich schon stolz.

Anton hat heute Nacht furchtbar geschnarcht. Na gut, das muss ich relativieren. Es war – objektiv betrachtet – ein leichtes Vor-sich-hin-Röcheln, doch bei meinem leichten Schlaf nahm ich es wahr wie eine dröhnende Motorsäge. Meine Nacht war unruhig. Mir war kalt, mein Zahn schmerzte und mein Kopf tat weh. Mehrmals wurde ich wach und wechselte meine Position. Gegen 5 Uhr stand ich auf, bis dahin war ich bereits einige Zeit wachgelegen, hatte nachgedacht und mich gezwungen wieder einzuschlafen, ohne Erfolg. Wenn ich erst einmal zu denken beginne, ist es vorbei mit Schlafen. Macht nichts, so kann ich hier ein bisschen die Zeit nutzen, um produktiv zu sein und meine Gedanken zu sortieren. Ich muss hier irgendwie wieder zu einer klaren Linie finden, ich merke, wie es für mich mühsam wird. Mühsam zu schreiben, weil ich immer wieder einiges aufschiebe.

Also los, ich versuche mich durch die letzten Tage zu arbeiten und auf den Stand von heute zu kommen. So zumindest das Ziel meiner heutigen Niederschrift.

Rückblick Montag Motorradtour

Es gibt natürlich bei weitem mehr zu sagen, als dass es grenzgenial war. Wo fange ich am besten an?

Michael kam nicht nur zur ausgemachten Zeit, sondern bereits ca. zehn Minuten früher. Ganz nach meinem Geschmack. Er weiß anscheinend, dass ich Wert auf Pünktlichkeit lege. Ob es Zufall war oder er selbst ein überpünktlicher Mensch ist habe ich nicht hinterfragt. Ich weiß es nicht, doch es hat mich sehr gefreut. Es hat mich gefreut, nicht sinnlos warten zu müssen. Am meisten gefreut hat es mich, dass er überhaupt gekommen ist. Mein Unterbewusstsein grummelte etwas von »Er wird absagen ...«, doch das tat er nicht. Er kam tatsächlich und das pünktlich, perfekt vorbereitet und mit guter Laune. Er hatte sogar einen extra Pullover für mich im Gepäck, damit ich beim Fahren nicht frieren müsste. Wir brauchten ihn nicht, doch das war nicht wichtig, der Gedanke zählt. Ein Halstuch hatte er mir auch mitgebracht, das nahm ich dankend an.

Als wir losfuhren, wurden wir von meinen Kindern und Anton verabschiedet.

Ich bekam eine kurze »Verhaltenseinführung«, dann ging es los. Ich war nervös, ich war aufgeregt, mein Herz schlug mir bis zum Hals. Die ersten Meter waren furchtbar, die ersten Kurven, der erste Kilometer, das erste Mal beschleunigen, ich wäre fast gestorben. Ich wusste nicht, wo oder wie ich mich am besten festhalten sollte, wie ich am besten saß, wie nah, beziehungsweise mit welchem Abstand. Ich hatte das Gefühl, ich hänge wie ein kleines, ängstliches Äffchen an seinem Rücken. Ich krallte mich förmlich an seinem Bauch, an seiner Jacke fest. Ja, ich hatte Angst, so ganz ohne Sicherheitsgurt und Airbag, so ganz ohne Reißleine. »Lasse ich los, falle ich hinunter«, war mein einziger Gedanke. Doch nach und nach konnte ich mich entspannen. Mit jedem Meter, den wir vorwärtsfuhren, wurde es besser. Ich schloss meine Augen, meine Hände ruhten auf seinem Bauch. Ich spürte seine ruhigen Atembewegungen und begann mich irgendwie mit Michael im Einklang zu fühlen. Mir wurde klar, dass er wusste, was er tat. Ich konnte vertrauen, auch wenn es mir schwerfiel.

Mein Leben in die Hände eines anderen zu legen. Oh ja, beim Motorradfahren gehört schon einiges an Vertrauen dazu. Es lag an ihm, mich wieder sicher nach Hause zu bringen. Wir fuhren lange. Ich genoss jede Sekunde. Ich achtete nicht darauf, wo wir hinfuhren, es war nicht wichtig. Hauptsache, wir waren in Bewegung. Einmal schneller, einmal langsamer, mal rasanter, mal gemütlicher. Zwischendurch fragte er mich, ob alles in Ordnung sei. Zwischendurch legte er seine Hände auf meine und streichelte sie sanft. Er hatte Lederhandschuhe an. Ich konnte die Wärme seiner Hände nicht spüren, doch ich spürte Zärtlichkeit in seinen Bewegungen. Ich fühlte mich sicher, ich fühlte mich beschützt, ich fühlte mich umsorgt, ich fühlte mich wichtig. Nach einer gefühlten Ewigkeit fuhr er rechts ran. Lagebesprechung. Wo wollen wir hin? Ein Fluss sollte es werden. Mein Gedanke, den er aussprach. Wir wollten an einem Fluss Pause machen und dann wieder umkehren. Wir fanden einen und richteten uns ein gemütliches Plätzchen ein, spartanisch, aber gemütlich. Am Vortag hatte es fürchterlich geregnet und ich hatte vorsorglich ein Handtuch mitgenommen. Das war gut. Wir breiteten es aus und machten es uns gemütlich. Jacken, Helme, Halstücher, Pullover, ich zog sogar Schuhe und Socken aus. Es war ein herrliches Sonnenplätzchen. Wir hatten das perfekte Wetter erwischt. Wir lagen da, nebeneinander. Er lag auf dem Rücken, mein Kopf lag auf seiner Brust, wir quatschten über Gott und die Welt. Es gab kein peinliches Schweigen. Es gab Stille, doch weder unangenehm noch sonst etwas. Ich fühlte mich entspannt und von seinem ruhigen Atem und seiner entspannten Ausstrahlung angesteckt. Mein Herzschlag war gleichmäßig, meine Gedanken flossen einfach so dahin. Ich dachte nicht an zu Hause, ich war so dermaßen im Hier und Jetzt, dass es im Nachhinein beinahe erschreckend ist, dass MIR so etwas möglich ist. Ich, die so oft viel zu getrieben ist. Ich wünschte, die Zeit wäre stehengeblieben und wir hätten ewig so verweilen können. Jedes Wort, das wir wechselten, war gleichermaßen vertraut und doch so neu. Wir sprachen über so vieles und doch war alles so ungezwungen. Diese Situation war neu für uns beide und doch fühlte sich für mich alles so normal und vertraut an.

Genau in dieser Situation passierte es, dass ich ihm von meinem letzten Psychiatrieaufenthalt erzählte. Rückblickend ein großer Fehler. Ich mache mich damit angreifbar und bringe ihn dazu, mich anders zu sehen, als ich das möchte. Irgendwie ergab der Inhalt des Gesprächs, es zu erwähnen. Ich weiß auch nicht, es war irgendwie passiert, bevor ich nachdachte. Ein großer Fehler. Unsere Beziehung war bis dato sehr oberflächlich, zurückhaltend, distanziert und aufs Notwendige reduziert. Die Familie meines Mannes weiß gar nichts über mich. Wir hatten es all die Jahre verheimlicht. Das Einzige, was ich jetzt nur hoffen kann, ist, dass er es für sich behält. Ich hoffe auf seine Loyalität, mehr kann ich jetzt nicht mehr tun. Interessanterweise tat das schwere Thema unserer Stimmung keinen Abbruch. Wir lachten und scherzten, wir vergaßen die Zeit. Es mussten gut drei Stunden gewesen sein, als wir beschlossen, wieder aufzubrechen. Schweren Herzens packte ich alles zusammen. Ich wollte bleiben, am besten für immer, doch dass das dumm war, war mir bewusst. Ich wollte einfach nicht, dass es endet. Ich wollte nicht nach Hause. Ich wäre noch weitere Stunden geblieben, ruhend auf seiner Brust, im Einklang mit seinem ruhigen Atem. Doch alles hat irgendwann ein Ende und so fuhren wir wieder nach Hause, wo mein Mann und meine Kinder bereits warteten. Michael kam noch auf einen Kaffee mit hinein. Wobei das eher unentspannt war, da seine Frau bereits seit geraumer Zeit böse Nachrichten verfasste, wo er denn bleiben würde. Es war ihm egal. Mir nicht, ich wollte nicht, dass er wegen mir Ärger bekam. Wobei ich meine Schadenfreude nicht unterdrücken konnte.

Das Beste an der ganzen Geschichte ...

Michael hatte nicht seinen ersten Urlaubstag, so wie ich es gedacht hatte. Sein Urlaub beginnt erst in zwei Wochen. Er hat sich extra diesen einen Tag frei genommen, um ihn mit mir zu verbringen. Das muss man sich einmal auf der Zunge zergehen lassen. Ein Mensch nimmt sich einen Tag frei, um ihn mit mir zu verbringen. Mit mir! Er hat sich bewusst dafür entschieden, mit mir Zeit zu verbringen. Ich fühle mich so sehr geschmeichelt, dass ich es kaum in Worte fassen kann. Zeit, das wertvollste, das wir haben und die hat er mit mir verbracht. Ohne Gegenwert, ohne jeglichen Nutzen davon zu haben. Trotz Ärgers, den er mit Sicherheit mit seiner Frau bekommen hat.

Ich hoffe irgendwie, dass wir noch öfter die Gelegenheit haben werden, uns zu sehen. Unsere Gespräche wären noch lange nicht vorbei gewesen, wir hätten uns noch so viel zu sagen. Wir harmonieren sehr gut, wir verstehen uns. Seine Gegenwart tut mir gut, das kann ich fühlen.

7:59

Ok, habe jetzt alles noch einmal in Ruhe durchgelesen. Meine Euphorie, die ich manchmal empfinden kann, ist schon Wahnsinn. So mag ich mich, euphorisch und lebendig. Durchflutet von positiven Gefühlen. Am Leben und nicht dahinvegetierend. Vielleicht brauche ich so kleine Termine in meinem Leben, die mich anspornen, durchzuhalten. Vorfreude für etwas zu empfinden. Für irgendetwas. Sich etwas auszumachen und sich darauf zu freuen, so wie mein Tätowier-Termin am 20. August. Es muss nichts Großartiges sein, einfach Dinge, die ich gerne mache und die mir das Gefühl geben, dass ich etwas erlebe. Etwas, das sich zu erleben lohnt. Etwas, das sich zu leben lohnt! Die Energie aufbringen, sich etwas zu suchen, das man gerne macht. Nicht warten, bis man von außen etwas angetragen bekommt, sondern selbst aktiv sein, sein Leben in die Hand nehmen. Die Sache ist nur, dass ich noch immer nicht genau weiß, was ich eigentlich gerne mache. Ich weiß noch immer nicht, wer ich eigentlich bin. Was sind meine Vorlieben?

Ich wäre niemals auf die Idee gekommen, dass mir Motorradfahren Spaß machen würde, wenn Michael es

mir nicht angeboten hätte. Na gut, um herauszufinden, wer ich eigentlich bin, sollte ich einmal hinterfragen, was ich gerne mache. Was esse ich gerne, wo
gehe ich gerne hin, was erlebe ich gerne, was würde ich
mir gerne anschauen, wo würde ich gerne hinfahren,
was sind meine Lieblingsfarben, welche Filme sehe ich
gerne, was verdammt noch einmal sind meine Hobbys,
womit verbringe ich gerne meine Freizeit?

Lerne dich selbst kennen! Endlich!

Wie stelle ich das am besten an? Ich bin 36 Jahre alt,
doch auf die Frage, wer ich eigentlich bin und was ich
mir vom Leben erwarte, wüsste ich kaum eine passende Antwort. Noch nie konnte ich solche Fragen sinnvoll beantworten, es war bis jetzt immer ein Herum-
gestammel.

Ich könnte so etwas wie eine Liste anfangen. Immer,
wenn mir etwas einfällt, was ich gerne mache oder
machen würde beziehungsweise auch, was ich niemals
erleben möchte, könnte ich es aufschreiben. Direkt,
wenn es mir einfällt.

Es schleicht sich der Gedanke ein, dass das mein
»Halb-Jahres-Projekt« ziemlich ruinieren könnte. Stelle
ich mir vor, es stünden Dinge auf dieser Liste, die ich
erleben möchte, die sich aber in diesem letzten halben
Jahr zeitlich nicht ausgehen, was dann? Darüber muss
ich nachdenken.

Quasi eine Spalte für alle Tätigkeiten, eine für meine charakterlichen Eigenschaften. Wie bin ich, wie rea-
giere ich, was mag ich, was mag ich gar nicht? Ich

zeichne mit Worten ein Bild von mir. Da fällt mir ein, Fr. Dr. Glasli hat gemeint, ich solle versuchen, meine Emotionen zu zeichnen. Vielleicht mache ich das im Zuge dessen auch einmal.

Worddatei erstellt, ich werde es probieren. Wenn es sich als sinnlos erweist, kann ich es verwerfen, aber ausprobiert will ich es haben!

Folgende Gliederung:

Was ich gerne erleben möchte
Was mag ich/mag ich nicht
Wie bin ich

So, fürs Erste reicht das einmal. Ich werde jetzt noch eine letzte gemütliche Zigarette in vollkommener Stille rauchen und dann nach oben gehen. Die Kinder werden schon langsam munter werden und Frühstück erwarten.

6.8.2021
Freitag
6:10

Wow. Gestern Nacht seit längerem wieder einen Joint geraucht. Man, war ich dicht.

Sitze auf meinem Raucherbänkchen, rauche die erste Zigarette des Tages. Ich bin euphorisch, aus mehreren Gründen. Ich habe mich gestern von Ballast getrennt. Wirklich getrennt. Getrennt von Menschen, die mich nicht wirklich brauchen, oder vielleicht brauche ich sie nicht, das weiß ich nicht genau. Vielleicht ist es einfach so, dass sie mir zu anstrengend sind. Ich habe in meinem Rausch gedanklich abgeschlossen, mich von ihnen gelöst. Es geht mir gut damit.

Thilam verlangt von mir Dinge, die ich nicht erfüllen kann, er stellt mich zu sehr auf ein Podest. Damit kann ich nicht mehr. Über kurz oder lang werde ich ihn enttäuschen. Ich kann seine Erwartungen nicht erfüllen. Nein, ich will nicht. Das bin ich nicht, das fühlt sich nicht richtig an. Peter geht bei jedem ein bisschen ernsteren Thema auf Konfrontation. Er ist ein Egoist, eindeutig, damit kann ich nicht. Außerdem besteht das Leben nicht nur aus rosa Zuckerwatte. Ich rede gerne, auch manchmal über Gefühle und so einen Blödsinn, damit kann er nicht umgehen und ich will ihn nicht ändern. Es ist schon lange kein Geben und Nehmen mehr.

Ich habe alles gelöscht. Gelöscht! Meine Art, abzuschließen. Für mich.

Möglich, dass die zwei anfangen, mich zu langweilen und ich deshalb für mich glaubwürdige und rechtfertigende Gründe suche, um sie »abzuschießen«? Ich weiß es nicht genau, aber hier und heute schließe ich damit ab. Punkt.

Das Einzige, das sich für mich real und gut anfühlt, ist die Sache mit Berni. Ich sehe ihn regelmäßig und es gibt nichts, das ich an ihm ändern wollen würde. Er hört zu, er redet mit mir, er ist gut im Bett und erfüllt diesbezüglich meine Wünsche. Es mag an seinem Alter liegen. Er ist gut zehn Jahre älter als ich, so mag ich das. Er sieht verdammt gut aus. Reif und erwachsen, er weiß, was er will und kann das auch gut verbalisieren. Er spricht klar und deutlich mit mir. Ich muss nichts interpretieren. Das Beste ist seine ruhige und angekommene Ausstrahlung. Sie färbt auf mich ab. Ich entspanne mich in seiner Gegenwart, das tut mir gut. Ich darf sagen, wonach mir ist. Ich darf sein, wie ich bin.

Er ist der Erste, mit dem ich gerne Hand in Hand durch eine Fußgängerzone schlendern möchte. Ich würde es gerne der ganzen Welt erzählen. Ich würde gerne alle Frauen vermöbeln, die es wagen, ihm nahezukommen. Ich möchte zusammen mit ihm kochen und tanzen und Blödsinnmachen, ich möchte ihn zu Familienfeiern mitnehmen und mit ihm gemeinsam einen Urlaub planen. Ich möchte jede Sekunde mit ihm verbringen und abends in seinen Armen einschlafen, mein Kopf ruhend auf seiner Brust. Ich möchte, dass er meinen Kopf streichelt und hören, dass alles gut ist. Ich möchte mit ihm viele schöne Stunden verbringen, gemeinsam lachen und weinen. Ich will ihn für mich.

Und genau das ist es, was nicht geht. Es ist gegen die Spielregeln. Es sollte kein »Weiterdenken« geben. Oberflächlich und geheim, so muss es sein. Keine Gefühle. Keine Kusssmileys. Keine Zukunftsplanung. Kein wir. Doch irgendwie spiele ich nicht nach den Spielregeln. Er ebenfalls nicht. Ich mag ihn mehr, als ich sollte. Ich bin verliebt, ich hab Schmetterlinge in meinem Bauch. Shit. Ich hab irgendwie die Kurve nicht bekommen und es ist passiert. Damit hatte ich nicht gerechnet, schon gar nicht in so kurzer Zeit. Es überrascht mich selbst und ich weiß nicht genau, wie ich damit umgehen soll.

Er ist spontan ohne mich damit zu überfordern. Ich fühle mich beschützt und geborgen, wenn er in meiner Nähe ist. Das Schönste, ich fühle mich gesehen. Er weiß von mir und meinem psychischen Background und nimmt ihn an. Es liegt kein Mitleid und keine Schwere in seinen Augen, wenn er mich ansieht. Er kann gut damit umgehen. Dazu muss ich sagen, er hat noch keinen psychotischen Schub miterlebt. Er kennt meine Probleme nur ansatzweise aus Erzählungen. Ich wollte ehrlich sein und hab mich ihm gegenüber geöffnet. Gar nicht meine Art, doch irgendwie musste ich seine Reaktion darauf erfahren. Außerdem wollte ich nicht, dass er aus allen Wolken fällt, wenn ich vor ihm scheinbar grundlos anfangen sollte zu weinen. Er musste es erfahren. Das bin ich. Er ging überraschend gut damit um. Erwachsen und vernünftig. Ich kann jetzt nicht mehr tun, als abzuwarten.

Warten und schauen, wie es weitergeht. Warten, gar nicht meine Stärke. Sehnsucht nach einem bestimmten Menschen kann furchtbar sein, das weiß ich aus Erfahrung. Ich bin mir nicht sicher, was es mit mir machen wird, doch ich werde die Reißleine ziehen, wenn es für mich nicht mehr auszuhalten ist.

Mein Seelenwohl darf nicht mehr darunter leiden als notwendig.

7:12
Thema meiner Liste: Nymphomanie

Ich hab mich in dieses Thema ein bisschen eingelesen und es ist schon sehr spannend. Hier einmal eine kurze Zusammenfassung:

Nymphomanie wird im Alltagsverständnis mit ungezügelter sexueller Begierde gleichgesetzt. Frauen mit exzessivem Sexualtrieb werden gemeinhin als Nymphomaninnen bezeichnet. Bei Männern spricht man in diesem Zusammenhang von einem Don-Juan-Komplex oder Satyriasis. Der Wortteil »manie« weist allerdings darauf hin, dass die Betroffenen einem zwanghaften Verhalten unterworfen sind. Wobei Manie medizinisch als eine schwere Form der Psychose definiert wird. Die wenigen zugänglichen Zahlen lassen auf folgende Verteilung bei den Betroffenen schließen: 70 bis 80 Prozent Männer bzw. 20 bis 30 Prozent Frauen …

Frauen, auf welche die Definition der Nymphomanie zutrifft, sind ständig auf der Suche nach sexueller Befriedigung. Gleichzeitig sind sie aber meist nicht in der Lage, einen Höhepunkt zu erleben. Sie können häufig keine innere Bindung zu dem jeweiligen Partner aufbauen. Sie stehen unter dem Zwang, immer neue Männer suchen zu müssen, getrieben von der Hoffnung nach sexueller Erfüllung.

https://www.netdoktor.de/sex-partnerschaft/nymphomanie-die-sexsucht-3567.html (Abgerufen am 19.1.2022)

Ok, ich will das hier einfach einmal so stehenlassen und nicht kommentieren.

Thema meiner Liste: Meine Stimmen

Meine Stimmen machen mir große Probleme, diesmal nicht, weil sie zu laut sind, sondern weil sie mir fehlen. Selten sind sie da, ich kann sie kaum mehr hören, es ist ein seltsames Sein ohne sie. Es ist still und mein innerer Monolog scheint viel zu laut zu sein. Ich kann es nicht genau beschreiben. Abends, wenn ich im Bett liege, fühle ich mich weiterhin wie unter Beschuss, als wollten sie durchdringen und würden es nicht schaffen, es ist echt beängstigend. Meine Muskeln zucken und mich überflutet manchmal ein Gefühl, als würden sie direkt neben mir stehen, aber den Eingang nicht finden. Ich kann es nicht beschreiben. Es fühlt sich einfach nur sehr merkwürdig an. Ich liege da, spüre sie, aber kann sie nicht hören, spüre meine Muskeln unkontrolliert zucken und nehme es als »Beschuss« war. Als Versuch, durchzudringen. Meine Lust, Joints zu rauchen, hat sich drastisch minimiert. Ich brauche untertags mehr Auszeiten, mein eigenes Reden mit mir selbst strengt mich wahnsinnig an. Ich hab mehr Kopf- und Zahnschmerzen als sonst, fast dauerhaft, wahrscheinlich weil ich mein Gebiss so dermaßen zusammenbeiße. Körperlich fühle ich mich erschöpft, psychisch fühle ich mich alleingelassen und einsam. Das ist der richtige Ausdruck, ich fühle mich im Stich gelassen, obwohl ich weiß, dass ich diejenige bin, die die Tabletten bewusst weiter einnimmt. Ich fühle mich als Verräterin und mir bangt davor, was passiert, wenn sie zurückkommen. Ihr Zorn muss enorm sein. Ich möchte mir nicht im Geringsten ausmalen, was passieren würde, wenn ich die Tabletten absetze.

Alles scheint irgendwie in ein anderes Licht zu rücken, es erschreckt mich von Tag zu Tag aufs Neue. Ich sehe meine Ehe anders als die Jahre zuvor. Ich sehe meine Kinder mit anderen Augen, meine Umwelt, meine Familie, meinen Job, meine Nachbarn, meine Freizeit. Ich stelle Beziehungen infrage. Irgendwie fühle ich mich, als wäre ich bereit zu wachsen. Ich weiß nicht genau, was das bedeutet, doch ich bin dabei, es herauszufinden. Das Einzige, was ich wirklich klar fühlen kann, ist, dass sich in meinem Leben drastisch etwas ändern muss. Was genau und wie das aussehen soll, dessen bin ich mir nicht bewusst. Ich hantle mich durch mein Leben und versuche bestmöglich mit der neuen, unbekannten Situation umzugehen, doch es fällt mir schwer. Es ist anstrengend und fordert enorm viel Kraft. Hätte ich nicht so große Angst davor, was passieren würde, einen Schritt zurückzugehen und die Medikamente abzusetzen, würde ich eher diesen Weg wählen, doch ich kann nicht. Im Gegenteil, ich nehme meine Medikamente penibel genau, das ist gar nicht meine Art. Normalerweise muss ich mich selbst dazu zwingen, mich regelrecht dazu auffordern und mich erinnern, sie nicht zu vergessen. Irgendwie fühle ich, dass es der richtige Weg ist, auch wenn ich absolut keine Ahnung habe, wo er hinführt. Auch wenn mir das alles Unbehagen bereitet und Angst einflößt, fühlt es sich zum ersten Mal irgendwie doch gut an. Ich bin zum ersten Mal auf mich alleine gestellt. Entscheidungen, die ich treffe, sind selbstbestimmt, in meinem Kopf formt sich ein neues Bild von mir selbst. Ein Bild, das ich selbst zeichne. Es ist niemand da, der mir sagt, wie ich zu sein habe, der mir sagt, was ich zu tun habe. Es ist niemand da, der mich zu beeinflussen versucht. Ich fühle mich gedanklich beweglicher, gestehe mir meine eigenen Gedankenwege zu, auch wenn sie manchmal etwas skurril sind. Es ist keiner da, der mich in eine Norm zwingt. Ich kann meinen Gedanken zu jeder Zeit freien Lauf lassen, ohne dass jemand einschreitet und sie zu lenken versucht. Zum ersten Mal seit langem fühle ich mich normal, auch wenn ich diese Bezeichnung verabscheue. In diesem Fall trifft es aber ganz gut, was ich empfinde. Ich fühle mich normal! Manchmal kommen sie durch, sie erschrecken mich förmlich mit ihrer plötzlichen Anwesenheit. Sie kommen unerwartet, in beliebigen Situationen. Sie werfen mir Wortfetzen hin, sie schaffen es nicht, klar und deutlich zu kommunizieren, alles ist eher undeutlich und ohne Zusammenhang. Ich kann ihre Emotion spüren, doch nicht erkennen, welche von ihnen es ist. Die Klänge sind zu undeutlich, zu schnell, zu kurz. Ich kann darauf nicht reagieren, auch wenn ich wollte und innehielte. Egal, womit ich gerade beschäftigt bin. Es wäre mir ein Bedürfnis, sie zu verstehen, doch ich schaffe es nicht. Ihr Geräusch hallt in meinem Kopf nach wie ein Echo, doch es ist nicht auszumachen, worum es geht. In diesen Momenten geht es mir nicht gut. Ich sperre bewusst etwas aus, das mich jahrzehntelang gestützt hat. Sie waren nicht immer schlecht zu mir, sie gaben mir Halt, sie gaben mir Sicherheit, sie waren da, auch wenn ich des Öfteren mit ihnen gekämpft habe, sie waren Freunde. Beschützer, Begleiter, sie waren meine helfende Hand und ich sehne mich nach ihnen. Ich habe so viel Zeit mit ihnen verbracht. Mein Verhalten ihnen gegenüber ist unfair und durch nichts zu entschuldigen, es hätte anders laufen müssen. Es hätte eine Verabschiedung oder ein gegenseitiges Übereinkommen geben müssen. Irgendwie fühle ich mich, als hätte ich moralisch falsch gehandelt, doch es kam plötzlich, es war keine Zeit, mich zu verabschieden. Als ich ihr Verschwinden realisierte, als es mir möglich war, so etwas wie Akzeptanz an den Tag zu legen, war es zu spät. Es war mir nicht mehr möglich, mit ihnen zu reden, so sehr ich es auch versuchte und mich tagelang quälte, sie heraufzubeschwören, sie waren nicht mehr greifbar.

Gestern Abend, als ich mir meinen Joint drehte, hegte ich noch den Wunsch, sie kämen zurück, wenn ich im Rausch wäre, doch auch da kamen sie nicht. Ich war alleine mit meinen Gedanken. Ich war alleine mit mir selbst, so wie immer, wenn ich mich zudröhne. Zwei Stunden dauerte mein Delirium. Ich habe geweint, ich habe getrauert, ich habe mit manchem abgeschlossen und Neues begonnen. Ich habe meine Gedanken sortiert und meine Woche Revue passieren lassen. Ich empfand Schmerz und Freude, ich ließ meinen Gedanken freien Lauf. Es war eine anstrengende Woche gewesen. Die zweite Woche in Einsamkeit. Ich muss nach vorne schauen und mit meinem neuen Schicksal zurechtkommen, so schwer mir das auch erscheinen mag. Ich habe momentan mehr Lebenswillen als die letzten Monate zuvor, auch wenn ich gestern Abend den Gedanken hatte, mich zu verletzen. Irgendwie erschien es mir eine passende Lösung für meinen empfundenen Schmerz zu sein. Die Vorstellung, eine schmerzende Stelle am Körper zu tragen, erschien mir sinnvoll, um den Schmerz in meinem Inneren zu überstehen. Äußerer Schmerz besiegt inneren Schmerz. Ich wollte nur, dass meine Tränen aufhören zu kullern. Ich habe mir nichts angetan. Ich sagte mein Mantra, ich rief mich zu Vernunft und klarem Denken auf. Ich holte mich selbst in die Realität und betrachtete die Folgen mit klarem Verstand. Ich hätte mich für mein Verhalten rechtfertigen müssen, es wäre nicht ohne Folgen geblieben. Es wäre etwas gewesen, was meine Situation nur für den Moment verbessert hätte, doch die Folgen am nächsten Tag hätte ich nicht ausgehalten. Ich hätte Fragen beantworten und Rechenschaft leisten müssen. Dazu war ich nicht bereit, ich habe genug andere Probleme, ich brauche kein zusätzliches. Doch der Gedanke, ich könnte, wenn ich wollte, beruhigte mich. Ich wusste, ich hätte gekonnt, wenn der Schmerz nicht auszuhalten gewesen wäre. Das hat mir anscheinend ausgereicht. Ich hielt es aus und genoss die Genugtuung, die folgte. Ich kam stolz aus meinem Rausch heraus. Ich kam mit klarem Kopf heraus, mit einem Gefühl von Überlegenheit.

7.8.2021
Samstag
5:23

Es ist früh morgens. Ich kann nicht mehr schlafen,
obwohl ich gestern einen Rausch hatte. Alkohol und
Drogen, eine schlechte Kombination. Ich hasse Alkohol
und trinke im Regelfall auch keinen, doch momentan,
ich weiß auch nicht, nutze ich jede Gelegenheit dazu.
Nach dem Motto »man muss die Feste feiern, wie sie
fallen«. Wir hatten Gäste: Michael, seine Frau und seine
Kinder, Emma, Kathi, ihr Mann und ihre Kinder waren
hier. Eigentlich sollte es ein gemütlicher Würfelpoker-
abend werden, doch zum Pokern kamen wir gar nicht.
Die Stimmung war gut, niemand wollte spielen, nicht
eine Runde. Es war in Ordnung für mich, obwohl ich
wirklich gerne eine Runde gespielt hätte. Es hat einfach nicht gepasst, alle unterhielten sich gut, die Kinder
spielten.

Es gab einiges an Rennerei für mich. Bier holen,
Chipsnachschub besorgen, Essen machen. Ich glaube,
alle bestmöglich umsorgt zu haben. Ich gab mir Mühe,
dass es niemandem an etwas mangelte. Ich selbst
sah viel zu tief ins Glas, der Joint mit Michael gab
mir den Rest. Ich bekam Probleme zu lächeln, hatte
Schwierigkeiten mit der Konzentration. Hab Gespräche nur mehr teilweise mitbekommen und hätte mich
gerne eine Stunde hingelegt, um meinen traumhaften
Rausch nicht überspielen zu müssen, sondern genießen zu können. Aber das konnte ich schwer im Bei-

sein aller Gäste. Ich bemühte mich weiterhin um deren Wohl, ging zwischendurch meinen Magen erleichtern und versuchte beim Gehen nicht zu schwanken. Langes Sitzen bei Tisch war kaum mehr möglich. Alle paar Minuten musste ich unter einem Vorwand aufstehen, damit es mich nicht allzu sehr drehte. Ich war irgendwie froh, als alle gegen Mitternacht beschlossen nach Hause zu fahren. Ich räumte noch kurz das Haus auf und tat für meinen Mann so, als ginge es mir prächtig.

Aber nichts war in Ordnung, in mir drin war absolutes Chaos. Beim Rauchen mit Michael, wir gingen dazu in den Keller, damit niemand etwas »mitbekommt« und wir nicht den gleichen Aufstand haben wie beim letzten Mal. Gemeinsam saßen wir da, ich baute mit Vorfreude einen Joint. Abwechselnd zogen wir an ihm. Es war herrlich. Das Gras war zur Hälfte von ihm, zur Hälfte meines. Seines war nicht besonders intensiv, mein kleiner Rest, den ich noch hatte, roch wesentlich stärker. Es fuhr bei mir ein, ich rauchte in zu kurzer Zeit eindeutig zu viel. Mir schossen die Tränen in die Augen, sie kullerten in dicken Tropfen meine Wange entlang. Stumm. Ich konnte es nicht aufhalten. Es war, als würde ich entfesselt werden und die Anspannung von mir abfallen. Er war überrascht und konnte die Situation nicht richtig einschätzen, er wusste nicht, was da jetzt kommen mochte. Ich musste reden, musste meinen Kummer loswerden, er war dazu verdammt, mein Zuhörer zu sein. Er hörte zu, er war da, er hielt das ganze Szenario gut aus. Erwachsen und vernünftig versuchte er mich zu trösten. Er bot mir seine Schulter an, welche ich dankend annahm. Ich brauchte das, ich brauchte körperliche Nähe. Es tat gut, mein Kopf ruhend auf seiner Schulter, begann ich zu schluchzen. Er fragte nicht warum, er war einfach da, streichelte meinen Rücken und drückte mich an sich. Sein Atem war ruhig und gleichmäßig, seine Bewegungen sanft und beruhigend. Ich weiß nicht, wie lange es dauerte, ich hatte irgendwie mein Zeitgefühl zur Gänze verloren. Gefühlt war es eine halbe Ewigkeit, in der Realität waren es vielleicht ein paar Minuten. Danach begann ich zu reden, mit geschlossenen Augen. Sie waren zu schwer, um sie offen halten zu können. Ich setzte mich aufrecht hin und erzählte. Ich erzählte einiges, nichts Gelogenes, sondern alles so, wie ich es empfinde. Die letzten Tage schon liegt mir dieses Thema schwer auf meinen Schultern, nein, ehrlich gesagt bereits seit Monaten, doch es wurde in den letzten Tagen klarer, differenzierter, ich sehe es aus einem anderen Blickwinkel. Meine Ehe.

Dr. Glasli ist im Urlaub, wir sind mitten in der Sommerpause. Ich habe niemanden, dem ich davon erzählen wollte, doch es musste anscheinend aus mir heraus. Sie fehlt mir, unsere Gespräche fehlen mir. Ich fühle mich ein Stück weit von ihr im Stich gelassen, obwohl sie mir angeboten hat, sie bei einem Notfall jederzeit kontaktieren zu können. Doch was ist ein gerechtfertigter Notfall?

Meine Augen, meine Wangen, meine Hände und Pulloverärmel, alles war nass von meinen Tränen. Ich schluchzte, während ich erzählte. Leise, doch ich konnte es nicht unterdrücken. Mein Herz raste und mein Oberkörper zitterte. In diesem Moment bereute ich meinen Konsum, doch rückgängig machen konnte ich ihn auch nicht mehr. Ich musste die Chance nutzen und reden.

Das tat ich. Folgendes sprudelte aus mir heraus:

»Michael, ich möchte mich scheiden lassen. Nicht erst seit gestern, sondern schon länger spiele ich mit dem Gedanken. Ich weiß, ich habe objektiv betrachtet ein schönes Leben und einen guten Mann an meiner Seite. Er ist gut zu uns, umsorgt uns, die Kinder lieben ihn, doch ich gehe an seiner Seite ein. Ich kann nicht leben, wie ich bin, ich kann mich nicht weiterentwickeln. Jeden Tag setze ich ein Lächeln auf, dabei kann ich gar nicht mehr lächeln. Der gemeinsame Spaß ist gänzlich auf der Strecke geblieben. Ich versuche jeden Tag bestmöglich zu überstehen, doch mehr ist es nicht, es ist ein Überlebenskampf, den ich täglich mit mir selbst ausmachen muss. Ich bin müde und kann hier nicht mehr bleiben. Ich fühle mich hier nicht wohl, es ist alles gespielt und aufgesetzt, es ist nicht ehrlich, nicht echt. Wir können nicht einmal wirklich miteinander streiten, die Kinder wissen von nichts, ihnen spielen wir eine heile Welt vor. Es ist mir alles schon so egal geworden, ich möchte nicht einmal mehr mit ihm reden, ich möchte nicht in seiner Nähe sein. Ich hätte so viel zu geben, ich wäre ein liebevoller Mensch, doch irgendwie kommt nicht das zurück, was ich mir wünsche. Alles verläuft in einer getakteten Form, alles muss geplant sein. Jeder Tag ist gleich, trist und einsam. Ich fühle mich in meiner Ehe einsam und alleingelassen. Ich weiß, ich bin es nicht und doch fühle ich mich so verdammt einsam, dass ich schreien könnte. Mein Mann ist ein guter Ehemann, ein guter Vater und vor allem ein guter Mensch, ich möchte nicht, dass er leidet, andererseits habe ich ihm bereits genug angetan«.

Den genauen Wortlaut kann ich heute nicht mehr wiedergeben, doch das war im Groben der Inhalt meiner Erzählungen. Ich war selbst schockiert über die Worte, die meine Lippen verließen. Ich formulierte sie schon die letzten Tage für mich, gedanklich, ich hinterfragte, wie ich mich fühle und wie sich mein Blick auf meine Ehe verändert hatte. Ich wusste, es hatte sich etwas geändert, doch es war mir nicht so klar bewusst, was es eigentlich war. Ich fühle mich einsam! Ich fühle mich an der Seite meines Mannes nicht wohl. Das Einzige, was mich davon abhält, mich scheiden zu lassen, ist meine Feigheit. Ich traue mich nicht, weil ich nicht weiß, was danach kommt. Ich habe nicht die geringste Ahnung, wie es sein könnte. Ich kann die Konsequenzen nicht abschätzen. Das ist das Einzige, was mich zurückhält und mich zwingt zu bleiben. Das ist die Wahrheit. So sieht es aus. Brauche eine Zigarette. Angezündet.

Michael sagte nicht viel, außer, dass er für mich da sei. Mehr brauchte es auch nicht. Vielleicht musste ich einfach nur reden, vielleicht war es ein verzweifelter Hilfeschrei, ich weiß es nicht, doch heute geht es mir besser. Ich habe nicht lange, doch tief geschlafen. Ich sehe mein Gesagtes noch immer so wie gestern, doch es fühlt sich alles nicht mehr so schwer an. Ich fühle mich deutlich erleichtert. Ich liebe meinen Mann aus ganzem Herzen, doch irgendwie muss sich etwas ändern.

Was das mit unserer Beziehung zueinander macht, kann ich nicht abschätzen, doch ich denke, Michael wird es aushalten, es werden ein paar Tage vergehen und wir werden wieder normal miteinander umgehen können, als wäre nichts gewesen. Das Gute ist, ich muss ihn nicht einmal sehen, wenn ich nicht möchte, denn wir laufen uns nicht irgendwo zufällig über den Weg. Vielleicht meide ich bewusst ein bisschen den Kontakt zu ihm, einmal abwarten, ob irgendetwas von ihm kommt. Ich rechne damit, doch mit Bestimmtheit werde ich es erst wissen, wenn es soweit ist. Ich spekuliere einmal, bis neun Uhr wird er sich gemeldet haben. Er wird mich fragen, ob alles in Ordnung sei und ob ich Hilfe brauchen könne. Er wird ein paar unangenehme Fragen stellen und danach wird die Sache im Sand verlaufen. Einmal sehen, ob ich recht behalte. Der erste gemeinsame Sturm wäre damit erlebt, mal sehen, ob er ihn aushält!

Ich bin müde und denke, ich werde mich noch ein bisschen auf die Couch legen. Vielleicht besorge ich es mir auch selbst, mir wäre danach.

Dämpfe Zigarette aus.

Ich suche mich selbst. Seitdem ich draufgekommen bin, dass ich mir auf Fotos nicht gefalle, mache ich des Öfteren Selfies von mir. Fast täglich, in den verschiedensten Situationen. Ich behalte sie am Handy, egal ob ich sie gut finde oder nicht! Ich speichere sie in einem extra Ordner, um alle beisammen zu haben. Ich habe, wenn ich sie mache und direkt ansehe, wirklich an jedem Selfie etwas auszusetzen. Ganz selten, dass einmal eines dabei ist, bei dem ich sage: »Ok, ist jetzt nicht ganz so schlimm«, meistens ist es eher ein »das bin nicht wirklich ich«. Gestern, nach einem erneuten Foto, nahm ich mir die Zeit und sah mir alle durch. Mittlerweile sind es 164. Es sind auch Selfies gemeinsam mit meinen Kindern dabei. Mit verschiedenen Gesichtsausdrücken, in verschiedenen Stimmungslagen, witzige mit Milly, im Bikini, mit verschiedenen Frisuren und Outfits, mit Kussmund, geschminkt und ungeschminkt, mit und ohne Brille, verschiedene Tageszeiten, verschiedene Erlebnisse, Fotos während meiner Arbeitszeit, welche mit Filter und welche, die Emma gemacht und mir geschickt hat. Es ist eine wirklich bunte Palette entstanden. Das Interessante ist, dass ich im Nachhinein, mit zeitlichem Abstand, bei Fotos relativ wenig auszusetzen habe und mir denke, wie lieb es doch eigentlich aussieht. Ich mag mich und je älter das Selfie, desto gelungener finde ich es. Ich mag es auch, zu sehen, wie vielseitig ich bin. Meine größte Verzweiflung ist oft das Gefühl, ständig »jemand anderer« zu sein. Nie gleich zu sein. Fr. Dr. Glasli sagte dazu bereits häufiger, dass das ganz normal sei. Man ist nicht immer gleich, niemand. Ich kann das nur schwer nachvollziehen, denn bin ich nun ich oder nicht? Es ergibt in meinem Kopf nur wenig Sinn.

Sehe ich mir jetzt die Fotos an, dann sehe ich eindeutig mich: meine kupferfarbenen Haare, meine braunen Augen, mein Brillengestell, meinen Tunnel im Ohr, mein Lippenpiercing. Egal welches Outfit, egal welche Situation, nachweislich und unbestritten bin ich diejenige auf den Fotos. Doch ich bin auf keinem Foto gleich! Auf jedem Foto bin ich anders, einmal fröhlich, einmal traurig, nachdenklich, müde, beinahe übermüdet, sogar weinend, sexy, bemüht lächelnd und fröhlich, überdreht, entspannt, zuversichtlich, verzweifelt, verrückt, verspielt, erwachsen. Es ist eine beträchtliche Palette an Emotionen dabei. Ich bin auf KEINEM Foto gleich. Ich kann mich bei den meisten Fotos nicht mehr erinnern, in welcher emotionalen Lage ich sie gemacht habe, doch die Fotos sehen authentisch aus.

Ich glaube, ich weiß jetzt, warum ich mir auf Fotos nicht gefalle! Macht jemand ein Foto von mir, passiert es automatisch, dass ich ein Lächeln aufsetze. Klar, ich möchte schließlich nicht für die Ewigkeit festgehalten haben, wie missmutig ich dreinschaue. Sehe ich mir das Bild an, ist mein erster Gedanke: »DAS bin mit Sicherheit nicht ich!« Ich sehe die Emotion dahinter und nicht meine kupferfarbenen Haare. Das Gefühl stimmt klarerweise nicht mit meinem Gesichtsausdruck überein. Wie soll es auch? Ich bin in den meisten Fällen nicht übermäßig glücklich und sehe ich mich dann lächelnd, passt das nicht zusammen.

Betrachte ich das gleiche Foto eine Woche später, finde ich es ok, wenn nicht sogar gar nicht schlecht gelungen. Ich finde das wirklich spannend!

Ich darf folglich nicht das Lächeln beurteilen, sondern das Drumherum, und das ist nun wirklich nicht so übel. Ich bin kein hässlicher Mensch, ich bin guter Durchschnitt. Ich bin nicht immer gleich, ich habe hunderte Facetten, bin dabei aber trotzdem noch ich selbst. So wie Fr. Dr. Glasli immer sagt: »Niemand ist immer gleich«. Ich muss mich in jeder Situation als mich annehmen und lernen zu akzeptieren. Es ist gut, nicht immer gleich zu sein! So ergibt es auch Sinn, warum ich einmal Schnitzel mit Pommes gut finde und am nächsten Tag nicht runterbringe. Meine Lust darauf ist situationsabhängig, das bedeutet aber nicht, dass ich dabei nicht ich selbst bin. Das war ein blödes, aber simples Beispiel, doch das Empfinden über die ganze Sache ist einer meiner größten inneren Kämpfe. Das Gefühl, nicht ich zu sein. Spannend! Echt spannend für mich, das zu sehen. Ich fühle zum ersten Mal, dass es gut ist so zu sein, wie ich bin, nämlich nicht »meinungsinstabil«, sondern facettenreich.

9.8.2021
Montag
8:24

Alle schlafen. Ich bin seit ca. 5 Uhr wach. Ich warte darauf, dass sich das Haus mit Leben füllt. Milly auch. Ich höre Musik. Im Keller, damit ich niemanden störe oder wecke. Ich bin gerne hier, es stört mich nicht. Ich rauche, trinke Kaffee, genieße die Stille und denke nach. Alleine. Alleine mit mir, alleine in meinem Kopf. Es ist merkwürdig, es ist leise. Ich möchte in den Tag starten, aktiv werden, fühle mich motiviert, aber durch meine Umgebung gehemmt. Wie so oft. Ich fühle mich in meinem Dasein gehindert.

Ich denke nach. Entschieden. Ich werde mich anziehen und eine große Runde mit Milly gehen, meinem Herzenshund.

10.8.2021
Dienstag
5:50

Tief, ich heiße dich Willkommen. Was Anderes bleibt mir sowieso nicht über. Ich leide. Und das nicht zu knapp. Ich weine und überlege ständig, wie ich mein Leben schnellstmöglich beenden kann. Jeder Handgriff erfordert enorm viel Kraft. Mein Mann will Sex, kann ich ihm nicht geben. Ich kann keinem irgendwas geben. Es ist zu viel, ich kann keinem gerecht werden. Jeder zerrt an meinem Hosenbein. Ich kann nicht mehr. Gefühlt jeder möchte etwas von mir und seien es nur die Kinder, die Frühstück wollen. Es ist mir zu viel. Alles. Ich sehe keinen Ausweg und das macht es fast unerträglich.

Habe gestern meinen Messenger gelöscht. Ich brauche Ruhe. Eine Nachricht noch und ich breche zusammen. Ich habe auch Thilam blockiert. Ich kann nicht mehr. Ich habe ihn mehrmals gebeten, mir Ruhe zu gönnen, er versteht mich nicht. Keiner versteht mich. Ich bin alleine. Sehr alleine. Ich fühle mich einsam und unverstanden.

11.8.2021
Mittwoch
5:25

Erster Arbeitstag nach meinem Urlaub.

14.8.2019
Samstag
5:28

Ich habe mir selbst nichts zu sagen.

16.8.2021
Montag
20:19

Ich melde mich zurück, hatte ein paar echt harte Tage. Einige meiner Stimmen fanden, ja, doch ziemlich unerwartet und mit geballter Wucht, den Weg zurück in meinen Kopf. Ich war nur damit beschäftigt, irgendwie zu überleben, das Lenkrad nicht zu verreißen, mich nicht zu ertränken, mich nicht von einer Brücke zu stürzen, mich nicht selbst zu verletzen. Ich habe gekämpft. Hart gekämpft und bin sogar ein bisschen stolz auf mich. Ein einziges Mal brauchte ich Fr. Dr. Glasli. Ich schrieb sie an und sie stärkte mir in gewohnter Manier den Rücken. Es tat gut, doch kämpfen musste ich alleine. Mit mir, gegen mich, ich weiß es nicht genau, doch es scheint vorüber zu sein. Ich bin wieder Herr meiner eigenen Sinne und fange schön langsam an, alles um mich herum wieder deutlicher wahrzunehmen. Es lichtet sich, es ist ein dem Wachwerden ähnliches Gefühl. Ja, das beschreibt es ganz gut. Ich werde wach! Ich hatte alles stillgelegt. Keine Gespräche. Keine Telefonate. Keine Nachrichten. Keine sozialen Kontakte, egal auf welcher Ebene. Ich brauchte Zeit für mich und die nahm ich mir mit purem Egoismus. Es war eine Notwendigkeit! Ich und meine Stimmen, ich mit meiner Depression, ich und mein innerer Kampf, mehr gab es die letzten Tage nicht.

Das Interessante dabei war, dass ich meiner Arbeit, meiner Verpflichtung als Arbeitnehmerin nachkam. Ich arbeitete, zwar nicht mit hundert Prozent, doch ich tat, was ich tun musste. Ich schaltete mein übermäßiges Leid für diese Zeit aus. Über meine körperlichen Schmerzen, die mit meinem Seelenleiden einhergehen, mag ich gar nicht wirklich nachdenken. Es ist furchtbar, wenn jeder Muskel schmerzt ...

Ich kann mir selbst nicht erklären, wie das möglich ist, wie ich meinen Job in dieser Lage ausführen kann, doch es wirkt oft auf mich, als wären es zwei vollkommen unterschiedliche Leben, die ich führe. Ich komme aus dem einen und gleite in das andere und umgekehrt. Ich bin anders, denke anders, es fühlt sich an, als sei ich jemand anderer. Es ist skurril und ziemlich schräg, verwirrend und auch ein wenig beängstigend, um ehrlich zu sein.

Heute geht es mir besser. Es geht mir nicht gut, aber besser. Es geht bergauf und wird von Stunde zu Stunde erträglicher. Meine psychisch bedingten mir nur zu gut bekannten Ohrenschmerzen werden leichter, mein Kopf brummt weniger, meine Muskelschmerzen gehen zurück. Meine Atmung ist meist gleichmäßig, mein vermehrtes Schwitzen minimiert sich und ich kann aus fünf Minuten Ruhe genügend Kraft schöpfen, um weiterzumachen. Kurzum: Es wird.

Ich kann mich nicht einmal erinnern, was meine letzten niedergeschriebenen Worte waren. Morgen werde ich mich damit befassen, um hier wieder irgendwie auf ein gewohntes Level zu kommen. Morgen. Alleine das Wort. Es gibt ein Morgen! Einmal sehen, was das Morgen mir bringen mag. Für heute gehe ich ins Bett, mit einer überdosierten Medikation, um sicherzugehen, dass ich in den Schlaf finde.

Gute Nacht, Welt …

Ich fühle mich ziemlich alleine. Ich habe das Gefühl, dass niemand weiß, wie es mir geht. Niemand weiß, wie es sich anfühlt. Ich weiß, es gibt Menschen mit den gleichen Diagnosen, es gibt Menschen wie mich. Es muss sie geben und doch empfinde ich es anders. Ich fühle mich alleine mit meinen Gedanken, mir fehlt der Austausch. Ich würde gerne mit jemandem reden, der meine Sorgen nachempfinden kann. Ich habe jedoch niemanden, ich kenne niemanden, den ich bitten könnte, sich meinen Schmerz anzuhören. Jemanden, der mir einen Rat geben könnte, mir helfen könnte zu verstehen, warum ich so bin wie ich bin.

Meine Gedanken waren die letzten Tage an Wahnsinn kaum zu überbieten. Der drängende, ja, zwingende Wunsch nach äußerlichem Schmerz war so enorm hoch. Ich hätte gerne angefangen, mich zu ritzen. Ich wollte das Blut sehen, wie es aus der Wunde läuft.

Ich hätte es bestimmt. Hätte bestimmt, wie lange, wie tief der Schnitt sein würde. Ich wäre die Täterin gewesen und hätte die Oberhand behalten. Es wäre alles meiner Kontrolle unterlegen. Ich wollte wissen, wie es sich anfühlt, ob es innere Beruhigung bringt. Ich habe es nicht getan. Ich habe es mir vorgestellt, mehrmals. Wie, wann, wo. Ich spürte die Entspannung während eines Schnittes, ich konnte es mir vorstellen und sehnte es herbei.

Ich habe es nicht getan. Ich blieb stark. Die Folgen der Rechtfertigung hielten mich ab.

Heute fühle ich mich wohler mit mir selbst. Ich sehe keine Gefahr mehr für mich. Es ist beinahe so, dass ich mich frage, wo ich die letzten Tage war. Meine Gedanken kommen mir heute nicht mehr nachvollziehbar vor. Ich weiß nicht, was mich dazu veranlasst hat, so zu denken. Ich kenne den Auslöser nicht und frage mich, wo all diese wirren Gedanken herkamen.

Ich liege im Wohnzimmer auf der Couch. Milly zu meinen Füßen und Lucky auf Bauchhöhe. Er kaut genüsslich an einem Knochen. Er ist mein neuer Hund. Er macht mir Freude, genau wie Milly, doch selbst er, mit seinem entzückenden Babyhundeblick konnte meine letzte Krise nicht verhindern. Er ist eigentlich der Hund meines Sohnes. Er hatte sich einen eigenen gewünscht und ich bin diesem Wunsch nachgekommen. Ich hielt es für eine gute Idee, mein Mann nicht. Es war mir egal, so zog Lucky bei uns ein. Was soll ich sagen? Nach einer Woche ist er bereits mehr mein Hund als der meines Sohnes, aber in Wahrheit stört mich das nicht. Auch die zusätzliche Arbeit, das Reinpinkeln usw. stören mich nur bedingt. Ich mag ihn sehr und freue mich über ihn. Er integriert sich gut ins Familienleben und wurde auch von Milly gut angenommen. Er ist ein aufgeweckter kleiner Frechdachs.

Was mein Mann dazu sagt, ist mir relativ egal. Ich habe oft versucht mich zu erklären und schlichtweg damit aufgehört!

Ich brauche dringend Sex. Meine nächtlichen Phantasien sind schier grenzenlos. Ich sehne mich nach körperlicher Nähe, nach Streicheleinheiten, nach dem puren Ausleben von sexueller Lust und Begierde. Leider ist mir mein eigener Ehemann dafür nicht ausreichend. Warum, weiß ich noch immer nicht. Ich brauche dazu jemand anderen, jemanden, bei dem ich meine Phantasien ausleben kann. Durch meine letzte Krise habe ich alle meine potenziellen Möglichkeiten stillgelegt, auch Berni. Um mich nun wieder ins Bild zu rücken, muss ich zuerst umgarnen und nett sein. Ich muss den Ball wieder ins Rollen bringen. Alleine wenn ich daran denke, nervt es mich bereits. Ich will anrufen und sagen können »Donnerstag 18:30 Uhr« und wir beide wüssten, was Sache ist. Doch das schickt sich als Frau nicht. Frau muss sich ein wenig zieren Klischee, an dem leider etwas dran ist. Männer brauchen das Gefühl, dass sie der einzige potenzielle Partner sind, dann leisten sie gute Arbeit und sind mit vollem Einsatz bei der Sache. Ist dem nicht so, ziehen sie den Sex dennoch durch, jedoch halbherzig und nur mit dem Blick auf deren eigene Befriedigung. Das möchte ich nicht, ich will schon auch etwas davon haben.

Das klingt alles ziemlich oberflächlich, doch es ist die Wahrheit. Ich brauche Sex, um mich gut zu fühlen. Auch das muss ich mir schweren Herzens eingestehen.

Es gehört für mich zum Leben dazu und noch lebe ich nun einmal.

Gestern begann ich wieder halbherzig, im Keller an meinen diversen Projekten weiterzuarbeiten. Eines habe ich sogar fertiggestellt. Ein Hundebett für Lucky. Ja, es macht mich glücklich, doch es ist noch lange kein ausgleichendes Hobby, das meine Begierde nach fremden Männern ausgleichen kann. Es macht mich irgendwie zufrieden, jedoch auf einer anderen Ebene. Momentan hätte ich wahnsinnig Lust, mit dem Malen meiner Gefühle anzufangen. Noch schiebe ich es vor mir her, mir fehlt etwas dazu, ganz abgesehen vom Material besteht eine innere Hürde, so als wollte es noch nicht sein. Es ist schwer zu beschreiben. Die Idee wäre, alles vorzubereiten, Pinsel, Leinwand, Farben etc. und auf den Punkt des Beginnens zu warten. Dann einfach loslegen. Dann, wenn die Hürde nicht mehr allzu groß erscheint. Noch bin ich nicht ganz so weit, doch ich fühle, es könnte mir guttun.

Heute ist ein Arbeitstag, besondere Lust darauf verspüre ich nicht, doch ich weiß, wenn ich erst einmal losgelegt habe und auf dem Weg zum ersten Kunden bin, wird es ein Selbstläufer sein. Ich werde zufrieden und bestärkt nach Hause kommen, mich etwas ausrasten und auf Michael warten. Der Bruder meines Mannes. Er hat sich für heute angekündigt, er möchte etwas vorbeibringen. Was es sein könnte, weiß ich noch nicht. Einmal abwarten, das ist jedoch gar nicht meine Stärke. Geduld ist eine Tugend, leider nicht meine.

Ich sollte mich fernhalten von ihm. Ich befinde mich auf dem Höhepunkt der Sehnsucht nach Sex und er wird zu Besuch kommen. Anton ist arbeiten und die Kinder sind bestimmt bei ihren Freunden. Ich werde mit ihm alleine sein, das könnte gefährlich enden. Er ist ein attraktiver Mann, reif und äußerst männlich. Ich mag nicht nur seine Optik, nein, auch vom Charakter her passt er nur zu gut in mein gesuchtes Schema. Es ist gefährlich, obwohl er mein Schwager ist und somit aus Prinzip ein absolut verbotenes Terrain für mich darstellt, wird mein Verhalten kein schwägerliches sein, dessen bin ich mir jetzt bereits bewusst.

Die Lust will, was die Lust will!

Achja, fast vergessen, mit meiner Listenführung zum Thema »Was mag ich, was mag ich nicht, was will ich noch erleben …«, haben sich bereits ein paar nette Dinge gesammelt. Ich werde sie weiterführen, es hat sich für mich als sinnvoll erwiesen.

7:22
Ich bin müde, obwohl ich gut geschlafen habe. Ich habe bereits zwei Kunden hinter mich gebracht. Vier fehlen noch. Meine Freude auf Michael ist riesengroß. Reden mit einem normalen, erwachsenen Menschen. Kein Kindergespräch, keine einseitige Hundeunterhaltung, kein Kundensmalltalk, kein eheliches Anschweigen. Ich freu mich darauf. Ich hoffe, er hat etwas Zeit und ist nicht in Eile. Er ist einer der Menschen, dessen Entspanntheit auf mich übergeht. Ich hoffe sehr, wieder

etwas davon abzubekommen. Heute ist ein guter Tag, ich fühle mich, nennen wir es, normal. Meine Stimmen nehme ich wieder etwas normaler wahr, verschwommen und undeutlich, aber sie sind da. Ich bin nicht alleine und das ist momentan wichtig für mich.

16:45

Michael war da. Nicht ganz zweieinhalb Stunden. Er brachte getrocknete Früchte mit, gekauft am Naschmarkt, in einer herzförmigen Schüssel mit Melonenmuster. Am meisten freute ich mich über ihn, doch sein Mitbringsel rührte mich sehr. Irgendwie herzlich und vor allem ehrlich. Es schmeichelte mir, ja, so kann man es am besten ausdrücken. Wir tranken Kaffee und plauderten, saßen im Wohnzimmer, die Hunde um uns herum. Wir waren alleine, Anton ist noch immer in der Arbeit, kommt erst gegen 18 Uhr, die Kinder sind bei ihren Freunden zum Spielen. Obgleich es der Bruder meines Mannes ist, war die Stimmung, ich nenne es einmal hormonell geladen. In mir knisterte es, es war mir von vornherein klar, dass das passieren würde. Er ist und bleibt gefährliches Terrain, das kann ich mir auch nicht schönreden. Nein, eigentlich will ich es mir nicht schönreden. Ich mag es, ich mag diese sexuell geladene Atmosphäre zwischen uns. Immer schon, würde ich einmal behaupten, doch er war, und ist immer ein Tabuthema für mich, was aber nicht bedeutet, es nicht ein wenig genießen zu dürfen. Er ist wirklich männlich, er riecht so verdammt gut und strahlt etwas aus, was absolut anziehend auf mich wirkt. Es zieht mich schon immer zu ihm, der Grund für mich, Abstand zu halten. Doch irgendwie hat es sich ergeben, dass sich dieser Abstand drastisch minimiert hat. Wie das alles aus seiner Sicht aussieht, weiß ich nicht, es interessiert mich, um ehrlich zu sein, auch nicht. Es ist mir egal, was er über mich denkt, es ist mir egal, wie er mich sieht. Wenn ich ihn ansehe, sehe ich ein Objekt meiner Begierde, welches ich nur zu gerne hätte. Nun wissen wir alle, dass alles Verbotene natürlich umso unwiderstehlicher wird und das ist der springende Punkt. Ich kann ihn nicht haben und dadurch will ich ihn umso mehr. In meinem Kopf lief so mancher wilde Film ab.

»Er kommt bei der Tür herein, steht vor mir und, bevor wir noch ein Wort sagen können, nimmt er mein Gesicht in beide Hände und küsst mich. Aus einem anfänglich sanften Kuss entsteht unbändige Leidenschaft. Er berührt mich mit seinen starken Händen, umfasst meine Hüften, presst mich an sich. Unser beider Atem wird schneller, das Adrenalin steigt und wir beide wissen, was wir wollen. Seine Küsse schmecken himmlisch, unsere Zungen bewegen sich im Einklang, als hätten sie sich schon tausende Male berührt. Mitten im Vorzimmer stehend beginnt ein spannendes Vorspiel. Unerwartet und doch herbeigesehnt. Etwas unbeholfen und tollpatschig bewegen wir uns zur Couch. Kein Herumgeeiere, kein Zögern, keine Reue, keine Fragen, wir ziehen uns aus, sehen einander nackt, mit einem Blick voller Sehnsucht. Wir geben uns beide, was wir brauchen. Ich setze mich auf seinen steifen Penis und er gleitet in mich hinein.

Mit geschlossenen Augen genießt er die Wärme und Feuchte zwischen meinen Beinen. Leise beginnen wir zu stöhnen, zu genießen, was gerade passiert. Wir lassen es geschehen, wir lassen uns gehen ... .«

Nun gut, soviel zu meinen unerfüllten Phantasien. Ein kurzer Abstecher in den Wahnsinn und wieder zurück in die Realität. Meine Gedanken, während ich mit meinem Schwager Kaffee trinke. Ich muss das noch einmal betonen ... Mit meinem SCHWAGER!

Also entweder habe ich echt ordentlich einen an der Klatsche oder ich weiß auch nicht. Normal kann das nicht sein, wenn ich dabei von normal nicht sogar meilenweit entfernt bin. Ich ticke echt nicht richtig. Er bringt getrocknetes Obst in einer Herzschale mit und ich will mit ihm vögeln. Zum Glück sind diese ausschreitenden Gedanken in Bezug auf ihn eher selten. Ich will nicht sagen, dass sie noch nie vorgekommen wären, doch wie gesagt, ich weiß, wieweit ich Abstand zu halten habe. Das Minimieren dieses Abstandes war wohl keine besonders gute Idee. Toll, jetzt weiß ich es auch. Etwas zu spät, würde ich einmal sagen. Es ist nichts passiert, doch ich kenne mich. Wenn ich erst einmal Fährte aufgenommen habe, wird es schwierig für mich.

Gut, schüttle die Gedanken weg. Hier muss echt Schluss sein. Es gibt einen Punkt, den man nicht überschreiten darf und der ist hier erreicht. Obwohl ein halbes Jahr echt kurz ist, und das noch zu erleben ... Nein!

Stopp! Vielleicht bin ich wirklich nymphomanisch veranlagt? Themenwechsel, und zwar flott!

Alles in allem war es ein schöner Nachmittag gemeinsam mit meinem Schwager. Wir hatten uns einiges zu erzählen. Und er war, wie erhofft, wirklich entspannt. Ich frage mich tatsächlich, ob dieser Mann überhaupt unentspannt sein kann. In seiner Nähe brauche ich nicht lange, um mich selbst herunterzufahren und mich tatsächlich zu entspannen. Es gibt, so habe ich das Gefühl, kein Thema, das ihn aus der Bahn wirft. Er redet offen, es wirkt ehrlich und direkt. Oje, ich mag ihn. Ich mag ihn mehr, als ich sollte.

Ich glaube, das ist gerade der richtige Zeitpunkt, um mit dem Malen anzufangen. Ich habe noch nichts vorbereitet, doch das werde ich jetzt tun.

20.8.2021
Freitag
5:48

Irgendwie hat es sich eingebürgert, dass ich meistens morgens schreibe. Zu dieser Tageszeit hab ich am meisten Ruhe für mich. Sowohl von außen als auch in mir drinnen. Lucky und Milly schlafen neben mir, ich sitze am PC meines Mannes im Keller. Lena schaut ihre Guten-Morgen-Kinderserien, Anton und Tobias schlafen noch. Es ist still im Haus. Ich bin bereits seit zwei Stunden wach und damit meine ich wirklich wach, ich bin ausgeschlafen. Ich möchte nicht sagen voller Energie, doch ich bin gedanklich und körperlich auf einer guten Höhe, um den Tag in Angriff zu nehmen. Ich hatte gestern Dienst, danach ging ich ins Bett. Es war erst 14 Uhr. Die Kinder waren bei Freunden und ich alleine mit den Hunden. Ich verbrachte den restlichen Tag damit, in meinem Bett herumzugammeln und zu schlafen. Wenn ich nicht schlief, döste ich vor mich hin. Ich weiß nicht, warum, doch ich brauchte das. Am Tag davor war ich aus, es wurde spät. Emma und ich waren mit Michael, seiner Frau und einer Bekannten von ihnen auf einem Fest im Nachbarort. Es war lustig, obwohl ich Michaels Frau noch nie leiden konnte und sich daran wahrscheinlich niemals etwas ändern wird. Ich hatte dennoch Spaß, hauptsächlich mit Michael. Ich gebe es ungern zu, doch ich habe schon ein wenig geflirtet mit ihm.

Wie er da saß, seine Ausstrahlung, sein ganzes Gehabe, seine Bewegungen, sein Lächeln, am liebsten hätte ich Raum und Zeit vergessen und mich dazu hinreißen lassen, ihn an mich heranzuziehen und ihn zu küssen. Wahrscheinlich nicht nur das ...

Ich weiß nicht, was gerade in mir vorgeht, es ist nicht so, als hätte ich keine anderen Möglichkeiten, ich bräuchte mich nur bei Berni zu melden und würde bekommen, was ich wollte, doch das will ich eben gerade nicht. Warum auch immer, ich will Michael. Jagdtrieb, wahrscheinlich nichts Anderes!

Zum Malen habe ich gestern nicht angefangen. Kurz nach dem Schreiben, ich stand mitten im Keller und überlegte, was ich alles vorbereiten sollte, kam Emma und wir beschlossen eben, zu jenem Fest zu fahren. Es war spontan, alles Andere musste warten.

Aber jetzt bin ich motiviert, das muss ich ausnutzen.

22.8.2021
Sonntag
21:29

Es fällt mir schwer zu schreiben. Ich kiffe. Warum? Ich weiß es nicht, vielleicht um mich zu beruhigen, mein angestautes Adrenalin abzubauen. Ich weiß es nicht, mir war danach. Ich sitze im Keller. Kinder sind im Bett, Anton schläft. Ich male. Habe endlich angefangen, es entspannt mich. Ich mag es. Ich kann jedoch nicht einfach irgendetwas malen. Ich brauchte ein Konzept, ein Thema. Mein Thema bin ich. Ich, der Mittelpunkt meines Universums. Ich. Ich und meine Facetten. Meine verschiedenen Ichs sozusagen. Ich in meinen unterschiedlichen Stimmungslagen. Danach kommt ein Bild à la »Ich und meine verschiedenen Rollen«. So zumindest der Plan. Ich kann noch nicht beurteilen, ob es mir etwas bringt, aber momentan macht es mir kein schlechtes Gefühl, das ist ja immerhin schon etwas Positives. Ich mag Farben. Ich mag es bunt. Oh, das muss auf meine Liste. Erledigt. Niedergeschrieben. Irgendwie hab ich das Gefühl, Fortschritte zu machen, mich zu verändern, mich selbst aus meiner Höhle auszugraben. Ich entdecke mich neu. Probiere Dinge aus, lebe meine kreative Ader auch an anderen Bauprojekten aus. Ich mag es, mir etwas zu überlegen und dessen Erschaffung zu gestalten. Auch auf die Liste gesetzt.

Ich schreibe, male zwischendurch, rauche meinen Joint und chille gerade mein Leben. Ich fühle mich gut, besondere Gefühle dazu habe ich nicht. Ich bin da, ich lebe und fühle mich gut. Das ist mein Ist-Zustand. Bekifft hab ich eine echt beeindruckende, ruhige Hand. Ich kann klare, gerade Pinselstriche führen, zumindest kommt es mir so vor. Mal sehen, wie das Ergebnis morgen früh aussieht.

23.8.2021
Montag
8:06

Gestern war ich vom einen auf den nächsten Augenblick zu dicht, um weiterzuschreiben. Auch das Malen war nicht mehr möglich. Ich ging ins Bett und genoss meinen Schwindel und mein Dösigsein in vollen Zügen. Besser gesagt ging ich auf die Couch, bis ins Bett hätte ich es nur mehr schwer geschafft. Heute ist Montag. Der Montag, auf den ich schon seit zwei Wochen warte. Ich werde Motorrad fahren mit Michael, gegen 14 Uhr holt er mich ab. Es regnet. Noch! Hoffentlich hört es bis zum Start auf. Ich freue mich sehr darauf, seit Tagen. Die Zeit schien stillzustehen. Es ist so schön, wenn es etwas gibt, worauf man sich freuen kann. Ich freue mich nicht nur aufs Motorradfahren an sich, sondern im Speziellen auf Michael. Ich bin gerne mit ihm beisammen. Viel zu gerne. Gestern Abend hatte ich schon wieder Kopfkino pur. Mit ihm in der Hauptrolle.

Ich weiß, es wird nichts passieren, er ist mein Schwager, er ist tabu. Dennoch habe ich bereits Enthaarungscreme aufgetragen. Warum weiß ich selbst nicht. Ich möchte mich vielleicht einfach ein bisschen so fühlen, als wäre es ein Date. Heute gehört er mir. Keine Ehefrau, kein Ehemann, keine Realität, keine Kinder, die uns umgeben, nur wir zwei. Jetzt brauche ich nur mehr das bisschen Glück, dass es nicht regnet. Ich werde noch Haare waschen, meine Nägel lackieren, duschen und ein Fußbad nehmen. Mit stinkenden Füßen möchte ich nicht losfahren, obwohl sie in festen Schuhen stecken werden und er es nicht mitbekommen würde. Ich möchte mich gut fühlen. Ich möchte mich fühlen wie eine attraktive Frau, da gehört das irgendwie dazu.

Das ist krank, sowie alle anderen Gedanken über ihn auch, und doch denke ich so, wie ich nun einmal denke. Ich kann es nicht abstellen. Er ist ein fescher Mann. Er hat etwas Beschützendes an sich, etwas Starkes, wirkt männlich und doch so sehr einfühlsam.

So, Gedanken umleiten in etwas Produktives, das mich ablenkt. Ich gehe malen.

10:35

Haare gewaschen, gestylt, so gut es mir möglich ist, malen gegangen. Hunde versorgt, malen gegangen. Zigarette geraucht, Kaffee getrunken, malen gegangen. Sohn Frühstück gemacht, malen gegangen. Nebenbei schreibe ich mit Michael. Ich merke schon, wie mir das Malen immer mehr Spaß macht, momentan sogar mehr als mein Schreiben. Meine Gedanken sind dabei so herrlich fokussiert. Ich denke an meinen Plan, die Farben, die Pinsel und an nichts weiter. Kein morgen, kein gestern. Kann das jemand nachvollziehen? Bei meinen Bauprojekten geht es mir ebenso. Wenn ich an irgendetwas herumbastle, fühle ich mich wohl, so herrlich im Hier und Jetzt. Keine Zeit des Tages ist so entspannend für mich.

Ich male kein großartiges Gemälde. Ich male Dots, nicht mehr und nicht weniger. In sich greifende Dots in verschiedenen Farben. Begonnen habe ich mit einem schwarzen, stehend für mein gesamtes Ich. Rundherum ein goldener Streifen, sinnbildlich für meine Liebenswürdigkeit, denn liebenswürdig, finde ich, bin ich trotz all meiner Makel. Dann habe ich begonnen, für jede meiner Emotionen einen weiteren Dot zu setzen. In unterschiedlichen Farben, keine Farbe doppelt. Jede Farbe, jeder Kreis steht für eine andere Emotion, positiv oder negativ. Ich bin die Summe dieser ganzen Emotionen. Es ist unglaublich, wie viele Emotionen mir einfallen, die auf mich zutreffen. Bunt und vielfältig. Es ist noch ziemlich viel Platz. Es verdeutlicht mir wieder einmal, dass ich vieles bin, nicht nur traurig und einsam, auch Ausgelassenheit und Verrücktheit etc. gehören dazu. Manche Emotionen häufiger, manche eher seltener, doch sie gehören alle zu mir und meinem Leben. Ich vergesse es nur immer, wenn wieder graue Wolken über meinem Kopf aufziehen.

Ich male auf einem alten Holzbrett, für eine Leinwand war ich mir zu geizig, denn ich weiß, es wird kein Bild, das ich mir aufhängen möchte. Wenn ich fertig bin, werde ich es abschleifen und mit einem neuen Thema bemalen. Eventuell mache ich vorher ein Foto davon. Da ich mir nicht merken kann, bei welchen Dots ich mir was gedacht habe, schreibe ich mit. Vielleicht schreibe ich, wenn alles trocken ist, die jeweilige Emotion in den jeweiligen Dot hinein. Die Sammlung meiner Gefühle, meiner Stimmungslagen. Mal sehen, ich weiß es noch nicht genau, es muss einfach für mich passen, doch zuerst schaue ich einmal, wie viele Dots noch folgen werden. Immer, wenn mir eine weitere Emotion einfällt, male ich weiter. Wie lange ich brauchen werde, wird sich zeigen.

Michael hat mir gerade geschrieben, seine Frau sei krank. Mehr als die Augen zu verdrehen kann ich nicht. Das war doch klar, ich sehe unseren Ausflug gefährdet. Kranke Frau wird nicht wollen, dass ihr Mann wieder einmal einen netten Ausflug mit der Schwägerin unternimmt, während sie im Bett liegend vor sich dahinleidet und sich selbst ihren Tee machen muss. »Mumpf«, Nervkram. Ich ärgere mich, das macht sie doch mit Absicht. Noch sagt er, wir fahren dennoch, doch warten wir ab. Ich befürchte das Gegenteil.

Ich habe übrigens keinen Kontakt mehr zu anderen Männern, keine leidenschaftlichen Beziehungen, außer zu Bernie. Alle anderen habe ich irgendwie stillgelegt, könnte man sagen. Es wurde mir zu viel. Ich mag mich momentan eher auf mich konzentrieren. Ich möchte keine Probleme wälzen oder mich auf irgendjemanden einstellen müssen. Ich halte Enttäuschungen momentan schwer aus. Ich mag nichts Negatives hören und keine ungestillten Verlangen anderer erfüllen müssen. Ja, momentan bin ich ziemlich egoistisch unterwegs, doch bin ich das im Grunde nicht bereits schon die ganze Zeit über? Tu ich nicht sowieso, was ich will? Eigentlich schon, wenn ich ehrlich bin. Meine Bedürfnisse stehen schon ziemlich stark im Vordergrund. Doch was, wenn ich diesen Bedürfnissen nicht nachkommen würde? Wenn ich wieder anfange, sie zu ignorieren, sie zu übergehen, ginge es mir dann besser? Mit Sicherheit nicht. Ich habe beschlossen, meine Zeit nur mehr ausschließlich mit guten Dingen zu füllen. Ich möchte noch ein bisschen Positives mitnehmen. Ich möchte mit einem guten Gefühl gehen können, irgendwie mit einem Lächeln auf den Lippen. Man soll schließlich dann Schluss machen, wenn es am schönsten ist. So heißt es doch?! Verlasse die Party, wenn es am schönsten ist. So will ich das, so stelle ich es mir gut vor. Es muss für mich gut enden, das ist so ziemlich der letzte Wunsch, den ich an mich selbst habe: es gut über die Bühne zu bringen, ohne zu bereuen, ohne offener Sehnsucht, ohne das Gefühl, etwas nicht erledigt zu haben.

In diesem Sinne agiere ich auch bei anderen Themen. Ich bezahle Rechnungen unmittelbar nach Eintreffen, ich lasse nichts unerledigt liegen, habe bereits eine Liste mit Dingen angefangen, die ich noch in Ordnung bringen muss beziehungsweise vorbereiten möchte. Sämtliche Codes aller meiner Accounts zusammenschreiben, meine Dokumente durchsehen und ordentlich abheften, eine Art Testament und einen Abschiedsbrief schreiben. Die Kinder sollen jeweils ein eigenes Fotobuch bekommen, nichts Aufwendiges, einfach nur die letzten gemeinsamen Fotos von uns, so quasi als Erinnerung, gemeinsam mit ein paar netten Worten. Ja, so manches habe ich noch zu erledigen, doch ich habe noch ein bisschen Zeit und weiß diese gut zu nutzen. Ich weiß für mich, es wird sich alles ausgehen, ich liege gut in der Zeit, auch wenn ich mich zugegebenermaßen viel mit mir selbst beschäftige und mich aus dem Familienleben eher zurückziehe. Wenn ich alledem ein Ende setze, dann möchte ich wissen, wer ich war.

Den Kindern und meinem Mann möchte ich es so einfach wie nur möglich machen. Ich ziehe mich zurück, um ihnen die Möglichkeit zu geben, jetzt bereits zu lernen, bestmöglich alleine zurechtzukommen.

Ich mache mir keine Sorgen um sie, sie werden es schaffen, sie lieben mich und werden Verständnis haben. Nach der anfänglichen Trauer werden sie beginnen zu verstehen, dass ich es selbst beschlossen habe und es gut für mich war. Im nächsten Leben sehen wir uns wieder, dann bin ich stärker, denn dann weiß ich bereits, wer ich war, wenn ich dort mein zweites Leben beginne. Ich werde auf sie warten und sie mit offenen Armen empfangen. Zum Ende hin wird alles gut, ich kann es spüren.

25.8.2021
Mittwoch
12:13

Dienst beendet. Ich male. Ich male meine Dots. Nein, ich bin noch immer nicht fertig. Wahnsinn. Es kommen ganz schön viele Eigenschaften zusammen, wenn man erst einmal angefangen hat. Wenn ich fertig bin, werde ich deren Bedeutung hier niederschreiben.

Michael. Er geht mir nicht aus dem Kopf. Seit unserem Motorradausflug am Sonntag. Nicht gut. Ich muss mir immer wieder ins Gedächtnis rufen, dass er der Bruder meines Mannes ist. Das geht nicht! Ein absolutes NO-GO!!! Echt, mit drei Rufzeichen und doch, wenn ich könnte, dann würde ich …

Er ist einfach, ach ich weiß auch nicht. Charismatisch, charmant.

27.8.2021
Freitag
7:07

Gestern war ein irrer Tag. Es war irgendwie ständig etwas zu tun. Am Abend, ich hatte Spätdienst, traf ich mich heimlich mit Berni. Ich hatte früher aus, aber sagte meinem Mann nichts davon, sondern fuhr gleich weiter und nutzte meine Zeit für einen schnellen Quickie. War nicht so geplant, hat sich so ergeben. Wir trafen uns auf einem Parkplatz. Die Lust war zu groß. Ich stieg zu ihm ins Auto und bevor noch geredet wurde, fingen wir an zu schmusen. Ich hatte ihn länger nicht gesehen, es tat gut. Es waren heftige Küsse, leidenschaftliche Küsse. Seine Hände wanderten über meinen Körper. Ich rutschte zu ihm auf den Schoß. Wir wussten beide, was wir wollten. Rückbank. Schnell kletterten wir nach hinten, entledigten uns unserer Klamotten und ich setzte mich auf seinen erigierten Penis. Er drang tief in mich ein. Himmlisch, dieses Feeling, wenn er hineingleitet ... Langsam bewegte ich mich im Einklang mit seinen Bewegungen. Ich war so feucht, dass man es hören konnte. Er stöhnte leise, was mich besonders anturnte. Er ist sexy. Er ist der erste Mann, bei dem ich meine Augen offen lasse, nur um zu sehen, wir sehr er es genießt, wenn ich auf ihm reite. Es macht mich zusätzlich an. Seine Lust auf mich erregt mich. Er steht auf mich, ohne Zweifel, und dieses Gefühl finde ich besonders aufregend. Ein Mann, der mich begehrt, und das auf mehrere Arten, nicht nur beim Sex.

Ich bin verheiratet. Punkt. Ich tu es dennoch. Für ein kurzes Gefühl des Glücklichseins. Das ist momentan Rechtfertigung genug für mich.

28.8.2021
Samstag
7:56

Momentan habe ich das Gefühl, wieder einmal den roten Faden zur Gänze verloren zu haben. Was mache ich hier? Es erscheint mir irgendwie sinnlos. Vielleicht sollte ich mir die Zeit nehmen und die ersten Seiten noch einmal lesen. Mhmmm, auch das erscheint mir sinnlos. Ich mag gar nicht mehr schreiben. Jedes Wort ist mir zu viel. Was ist nur los mit mir? Es hat mir doch Freude gemacht zu schreiben. Ich male auch nicht. Ich bastle auch nicht. Ich sitze im Keller und sehe meine angefangenen Projekte. Sie starren mich an. Ich empfinde nichts. Keine Freude, keine Motivation anzufangen. Ich sitze hier, trinke Kaffee und rauche. Alle anderen schlafen noch. Ich will davonlaufen. Irgendwohin. Vielleicht zu Berni. Wobei er mir heute auch irgendwie egal ist. Er hätte sich gestern melden sollen. Tat er nicht. Es war ausgemacht. Mit mir kann man das machen. Anscheinend. Egal, ich will nicht darüber nachdenken. Ich will über gar nichts nachdenken. Reiß dich zusammen. Ich gehe mich jetzt anziehen und arbeite an meinen Projekten. Ich muss mich dazu zwingen. Ich weiß, wenn ich erst einmal loslege, wird es mir guttun.

Anziehen. Schritt für Schritt. Los geht's, tu etwas für dich ...

21:00

Ich habe etwas getan. Ich habe die Kurve bekommen. Ich war fleißig. Ja, ich hätte fleißiger sein können, doch es ist erst einmal ausreichend, um nicht in die nächste Krise zu stürzen. Ich halte mich wacker. Zwei Wochen noch, dann beginnt meine Therapie bei Fr. Dr. Glasli. Der Sommer, die Sommerpause ist vorbei. Ich freu mich darauf. Ich freue mich darauf, dass der Montagmorgen wieder ihr gehören wird.

Ein gutes Gefühl.

Ich habe mich heute sehr viel in Gedankenspielereien verloren. Diese dummen Was-wäre-wenn-Sätze kamen mir heute mehr als zur Genüge unter: Was wäre, wenn ich mein Projekt des Schreibens eher beende und meinen eigenen Plan abändere? Was wäre, wenn ich einfach im Bett liegenbleiben würde? Was wäre, wenn ich mich erneut in die Psychiatrie einweisen ließe? Was wäre, wenn ich nicht so wäre, wie ich bin? Eindeutig zu viel Konjunktiv in den Sätzen.

Ok, seufz, ich gehe schlafen. Good night, world.

2.9.2021
Donnerstag
16:59

Ich bin mit meiner Aufgabe, meinem Projekt, ein Bild zu malen, noch immer nicht fertig. Das Holzbrett steht auf einem improvisierten Ständer im Keller, die Farbtuben liegen auf dem Tisch daneben, schmutzige Pinsel, ein Maltuch, volle, schmutzige Malgläser, kurzgesagt: Chaos. Im kreativen Chaos-Verbreiten bin ich Meisterin, bei all meinen anderen Projekten sieht es nicht anders aus, ich kenne mich so. Es stört mich nur mäßig. Es gehört für mich dazu, ganz nach dem Motto »Wo gehobelt wird, fallen Späne!«. Ich glaube, dieses Sprichwort hat man für mich erfunden. Das bringt mich zum Schmunzeln.

Ich habe schon so viele meiner Eigenschaften zusammengetragen und habe dennoch das Gefühl, noch nicht fertig zu sein, es noch nicht abschließen zu können. Ich möchte hier und heute einmal einen Zwischenstand vermerken, auch wenn das nun eine lange und langweilige Liste werden wird.

Ok, Mann kommt von der Arbeit nach Hause, Hunde bellen, kurzer Stopp.

Weiter geht's ...

Wie bin ich ...
Liebenswert, verrückt, stur, hilfsbereit, traurig, emotionslos, wütend/zornig, freundlich, ehrlich, direkt, einsam, gelangweilt, manipulativ, empathisch, zuverlässig, sozial schwach, egoistisch, nicht kritikfähig, verantwortungsbewusst, depressiv, frustriert;

Ich lache gerne, habe öfter einmal »blöde« Ideen, ich mag mich für die Liebe, die ich meiner Familie schenke, empfinde oftmals ein emotionales Chaos, habe manchmal quälend wirre Gedanken, kann für manches echte Begeisterung zeigen, werde gerne begehrt und begehre gerne, meine sexuelle Lust ist dauerhaft vorhanden;

29 Dots kamen bis jetzt beim Malen auf die Leinwand. 29 verschiedene Eigenschaften! Ein Bild mit 29 unterschiedlichen Farben und Farbschattierungen. Es ist noch

Platz, keine Frage, und ich denke, ich bin auch noch nicht am Ende angekommen.

Nein, ich bin nicht immer gleich, nein, ich bin täglich, manchmal stündlich, jemand anderer. Genau mein Problem. Mein innerer Kampf. Auch wenn Fr. Dr. Glasli meint, es gäbe kaum einen Menschen, der immer gleich ist und all das »normal« sei, empfinde ich es als falsch, unehrlich, nicht authentisch.

Es mag in meinem Kopf einfach keinen Sinn ergeben. Wie kann ein Mensch, der gerne seine Familie verwöhnt und ihnen nur zu gerne Liebe schenkt, ein egoistischer Mensch sein? Wie kann ein depressiver Mensch gerne lachen? Wie kann jemand, der es schafft, tagelang emotionslos durch die Gegend zu wandeln, aus so vielen Emotionen bestehen? Wie kann ein Mensch, der sich die überwiegende Zeit einsam fühlt, gerne begehren? Wie kann ein Mensch, der so viele negative Eigenschaften über sich aufzählen kann, schreiben, er fände sich selbst liebenswert?

Ich muss mir selbst recht geben! Ich bin kein, und zwar in keinster Weise, authentischer Mensch. Ich habe mich in einer Vielzahl von Emotionen und Eigenschaften verloren. Ich weiß nicht, wer ich bin!!! Wäre ich die Darstellerin in einem Film, wüsste ich nicht, ob ich gut oder böse wäre. Wer bin ich?

Wer bin ich? Wer bin ich? Wer bin ich?

Mein grundlegendes Problem! Ein Problem, das ich krampfhaft versuche zu lösen und mich dabei gefühlt immer mehr verstricke. Ich könnte nun sagen, ich nehme es an. Ich nehme mich so an, wie ich bin, mit all diesen unterschiedlichen Facetten. Könnte ich. Könnte ich machen! Doch sagen und empfinden sind zwei Paar Schuhe. Aus meinem Mund würden die passenden Worte kommen, doch ich würde es nicht fühlen. Solange ich es nicht wahrlich empfinde, würde ich mir die ganze Sache nur schönreden.

Ich fühle mich unehrlich mir selbst gegenüber, weil ich nie die bin, die ich kurz davor noch war. Auch wenn ich alles in noch so schöne Worte verpacken könnte, würde ich mich im Grunde nur selbst belügen. Ich hätte keinerlei Mehrwert davon.

Ich würde so gerne wissen, ob es irgendwo auf dieser Welt einen Menschen gibt, der versteht, was ich meine. Das Schlimmste sind diese Momente, in denen ich mich selbst nicht verstehe. Ich hab einen irrsinnigen Drang nach Austausch. Ich möchte mich hinsetzen und mit jemandem reden, der nachvollziehen kann, wie es mir geht, der weiß, wie es in mir drinnen ausschaut, der mir Antworten geben kann. Vielleicht möchte ich einfach nur ein bisschen verstanden werden, um das Gefühl zu haben, ein wenig »normal« zu sein.

»Normal«, ein Begriff, den ich so gar nicht mag, doch im Grunde beschreibt er für mich das, was ich gerne wäre.

Philosophieren wir einmal darüber. Was bedeutet für mich persönlich »normal sein«?

Puh, ich hab schneller geschrieben als gedacht. Ich weiß gar nicht, ob es mir möglich ist, das Bild, das ich davon habe, in Worte zu fassen.

Ich muss darüber nachdenken und gönne mir dazu eine Schreibpause. Ich denke, ich werde mich in die Badewanne legen. Vom Sitzen im Keller sind mir bereits die Zehen klamm.

3.9.2021
Freitag
2:35

Ich wurde durch mein eigenes Schreien geweckt. Ich hatte einen Albtraum, einen für mich echt schlimm empfundenen Albtraum. Ich kenne das von früher, jedoch war es seit Monaten, wenn nicht sogar seit einem guten Jahr, wieder einmal der erste. Ich bleibe wach. Wieder einzuschlafen und dort weiterzuträumen, wo es geendet hat, ist mir zu riskant.

Seit Wochen bereits hörten wir Geräusche an unserer Eingangstür sowie an den Türen der Nachbarn. In letzter Zeit erlaubten sich einige Jugendliche in unserer Wohngegend, ihre wahrlich dummen Einfälle auszuleben. Wir wohnten in einer Wohnung, wobei der Hausflur, das Schlafzimmer und die restlichen Zimmer unserer letzten Wohnung glichen. Es war wieder so eine Nacht, an unserer Eingangstür hörte ich ein Kratzen und durch das Flurlicht konnte ich unter dem Türspalt erkennen, dass sich draußen jemand bewegte. Ich war wütend über die beinahe tägliche nächt-

liche Ruhestörung. Wir lagen bereits alle in unseren Betten, waren müde von einem langen, anstrengenden Tag und ich konnte meine eigene Erschöpfung spüren. Ich stand auf, geladen vor Zorn, ging zur Tür, drehte den Schlüssel im Schloss. Eine schwere Kette war vorgeschoben, ich drückte mit einem Ruck die Türe nach außen, die Kette spannte sich und schnitt sich in das Holz des Türrahmens. Mein Gedanke war gewesen, ihm zu zeigen, dass jemand da sei und alleine diese Tatsache sollte ihn an weiteren Aktionen hindern und ihn zum Davonlaufen bewegen. Ich dachte an einen harmlosen Jugendstreich oder ein kleines Diebstahldelikt, das der Plan des Täters gewesen sein könnte.

Doch ich irrte mich. So schnell konnte ich gar nicht reagieren, begann er mit einem Schraubenzieher an der Kette zu arbeiten, er stellte seinen Fuß in den Türspalt und verhinderte so meine krampfhaften Versuche, sie wieder zu schließen. Ich hätte sie nur zubekommen müssen, sie wäre von alleine ins Schloss gefallen und hätte sich versperrt. Mein Adrenalin stieg, ich merkte, keine Chance zu haben und begann wie wild zu schreien. Ich schrie nach Anton.

Mein Blickwinkel änderte sich, ich spürte meinen steten Kampf, sah jedoch, wie Tobias erschrocken aus seinem Schlaf erwachte, Anton sprang aus dem Bett und zwang Tobias, sich bei seiner Schwester zu verstecken und sich nicht zu rühren. Anton kam angelaufen, registrierte sofort, was los war, sah den Täter durch den etwa zehn Zentimeter großen Türspalt und auch er merkte, dass wir nicht viel Zeit hatten, bis für ihn der Weg in die Wohnung frei gewesen wäre. Ich schrie, noch immer an der Türschnalle ziehend, Anton solle ein Foto von ihm machen und war der Meinung, das würde den Täter zum Umdenken animieren, doch das tat es nicht. Anton legte das Handy mit den Fotos beiseite, nahm eine Schere und ein Messer zur Hand und war entschlossen, einen fairen Kampf zu führen.

Der Täter war ein Halbwüchsiger, mit blonden Haaren und blauen Augen, eine eher zierliche Gestalt, nicht gerade beängstigend. Die Tür sprang auf, wir drei standen einander gegenüber. Anton warf dem Jugendlichen das Messer zu und schrie, er solle kämpfen wie ein Mann. Er wirkte etwas verwirrt über diese Aussage, doch überlegte nicht lange und verpasste Anton einen tiefen Schnitt am Oberarm.

Plötzlich, in Sekundenschnelle, wurde aus dem jugendlich anmutenden Täter ein gestandener, muskulöser Mann, der beinahe um zwei Köpfe größer war als Anton. Zusätzlich tauchte hinter ihm ein weiterer Mann auf, nicht weniger angsteinflößend. Ich hatte Panik. Anton wurde so schwer verletzt, dass er blutend zusammenbrach. Ich hörte meine Kinder aus Lenas Zimmer weinen, so auch die zwei Männer, sie schoben mich beiseite, ich interessierte sie nicht. Sie folgten dem Weinen und fanden meine Kinder zusammengekauert in Lenas Bett. Ich lief hinterher, ich schrie, ich würde alles tun und ihnen alles geben, wenn sie nur meine Kinder in Ruhe lassen würden, doch einer der Männer schnappte sich Tobias´ Fuß und setzte das Messer an, der andere schnappte sich Lenas Bein.

Ich wusste, es war der Beginn von etwas Grausamem und ich hätte keine Chance, es zu verhindern.

Wie es weiter gegangen wäre, weiß ich nicht, ich wurde durch mein eigenes Schreien, schweißgebadet und mit fürchterlichem Herzrasen, wach.

22.9.2021
Donnerstag
7:36

Neunzehn Tage ist es her, seitdem ich das letzte Mal geschrieben habe. Mehr als zwei Wochen! Was war passiert? Ich kann es nicht genau beschreiben, doch irgendwie konnte ich nicht schreiben. Mein Dasein war auf ein Minimum reduziert. Atmen, schlafen, essen, Kinder bestmöglich versorgen, meinem Job irgendwie halbherzig nachgehen, schauen, dass das Haus nicht im totalen Chaos versinkt. Mehr als das war nicht möglich. Eine wahnsinnige Schwere lag auf meinen Schultern, ich war körperlich müde, geistig erschöpft. Zu viele Medikamente genommen, um es durchstehen zu können, zu viel geschlafen, augenscheinlich um weniger seelisches Leid zu empfinden. Ein Trugschluss, mehr Schlaf bedeutet mehr Müdigkeit und noch mehr Trägheit. Trägheit bedeutet Motivationslosigkeit. Keine Motivation hat zur Folge, dass sämtliche anfallende Dinge sich mehren und zu einem riesigen, unüberschaubaren Berg werden.

Diesen Berg galt es in den letzten Tagen zu besteigen. Ich habe Wäsche gewaschen, gefaltet, gebügelt und eingeräumt. Die Küche auf Vordermann gebracht, aufgeräumt und geputzt. Sommerbekleidung verstaut und Herbst-/Winterbekleidung zurechtgelegt. Den Keller beziehungsweise meinen Wäschebereich aufgeräumt und Wäsche sortiert. Gesaugt und liegengebliebenes Werkzeug und Bastelmaterial meiner diversen stillliegenden Projekte zurück an ihren festen Platz gebracht. Die Zimmer der Kinder von diversem sinnlosen Kram befreit und Unrat entsorgt. Die Böden aller Etagen gesaugt und gewischt. Staubgewischt. Die Betten habe ich frisch bezogen und versucht, etwas herbstliche Atmosphäre in unsere Räume zu zaubern, indem ich alle Sukkulenten von draußen nach drinnen brachte und sie harmonisch auf den Tischen platzierte. Den Garten von Hundekot befreit und Sandspielsachen gewaschen und eingewintert. Liegengebliebenen Papierkram aufgearbeitet, sortiert, teilweise entsorgt, anfallende Termine organisiert. Rechnungen bezahlt und schulische Angelegenheiten der Kinder geregelt.

Ja, die letzten Tage waren anstrengend, doch ich bemühte mich um Fleiß und riss mich zusammen, um schnellstmöglich die Kurve zu einem normalen Alltag zu kriegen.

Da wären wir wieder bei meinem Lieblingswort »normal«. Ich habe viel darüber nachgedacht, welche Bedeutung dieses Wort für mich hat. Normal sein bedeutet, all jene aufgezählten Dinge zu schaffen ohne es als Belastung zu empfinden. Ein normales Leben bedeutet, sich nicht ständig fragen zu müssen, ob man das, was man gerade tut, auch wirklich will. Es bedeutet, dass man Dinge schafft, die nun einmal notwendig sind, um seinen Alltag zu bewältigen. Dass man einkaufen gehen kann, wann und wohin man möchte. Dass man seine Kinder 24/7 umsorgen kann, ohne Hilfe in Anspruch nehmen zu müssen, dass man mit Freude und Hingabe seinen Hobbys nachgehen kann, seine Aufgaben im Job stets zur vollsten Zufriedenheit seines Arbeitgebers erfüllen kann. Dass man morgens aufwacht, ohne darüber nachzudenken, ob man überhaupt aufwachen wollte. Dass man nicht ständig einen tieferen Grund in allem suchen und finden möchte. Dass man offen und direkt auf Menschen zugehen kann, ohne sich im Nachhinein darüber Gedanken zu machen, ob das, was man gesagt hat, situationsgerecht war. Normal sein bedeutet, sein Leben zu leben, wie es das Schicksal für einen bereitstellt und nicht pausenlos dagegen anzukämpfen versuchen.

All das empfinde ich als normal. Doch ich bin nun einmal nicht »man«, sondern »ich« und ich kann es eben nicht. Ich kann mein Ich, mein Schicksal, mein Leben nicht annehmen und versuche zu verstehen, warum das so ist. Ich hadere mit meinen täglichen Strukturen, mit meinem Arbeitsumfeld, mit meinen sozialen Kontakten, mit meiner Familie. Ich hadere im Besonderen mit mir selbst. Ich bin unzufrieden mit mir selbst! All das zieht Traurigkeit, Schwere, Unzufriedenheit, ja, Depression nach sich.

Das ist mir bewusst, doch es scheint unmöglich, es zu ändern. Ich fühle mich gefangen in mir selbst, ich würde gerne ausbrechen. Ausbrechen aus mir selbst! Ich wäre gerne normal.

Vielleicht brauchte ich die Tage der Trägheit, vielleicht brauchte ich einige Tage auf der Couch. Vielleicht ist es eine Art Heilungsprozess meiner Seele, vielleicht rede ich mir aber auch nur wieder einmal alles schön.

Was mich dieses Mal in mein tiefes Loch zog, weiß ich nur zu gut. Es war ein Exkurs in ein für mich ungewisses, unsicheres, aufregendes und äußerst spannendes Abenteuer. Ich habe mich getraut. Mich getraut, mich mit einem Mädchen, mit einer Frau, zu treffen. Verabredet über die Dating-App Tinder, alles nicht geheim und mit meinem Mann abgesprochen. Ich wollte wissen, wie es ist, einer Frau körperlich nahe zu sein. Ja, wenn man so will, kann man es auch anders formulieren: Es war ein Sexdate! Und, was soll ich sagen, bevor ich hier in die Tiefe gehe: Es war großartig. Es war schön, auf eine ganz besondere Art und Weise. Es war zärtlich und doch derb. Es war irgendwie romantisch und vor allem war es ganz anders, als ich es bisher jemals mit einem Mann erlebt hatte.

Ich bin noch dabei zu überlegen, ob ich mehr als das schreiben soll, ob ich es nicht einfach in mir behalten möchte, als schöne, positive Erinnerung an ein einmaliges Erlebnis.

Es hat mir gezeigt, wie Leben aussehen kann und zugleich gibt es mir umso mehr das Gefühl, nicht das zu haben, was ich zu meinem Glück, oder sagen wir für meine Zufriedenheit, brauche. Das Erwachen am nächsten Morgen, zurück in meiner Realität, war brutal. Nur zu gerne hätte ich all meine Verpflichtungen verdrängt. Ich war nur im Hier und Jetzt und hatte in vollen Zügen genossen, was da auf mich zukam. Die Tage darauf wollte mein Gehirn nicht verstehen, dass die, die zu diesem Date ging, eine ganz andere war, als die, die ihren Alltag oft nicht bewältigen kann. Ich war selbstsicher trotz wahnsinniger Aufregung. Ich habe mich fallen gelassen, ohne zu wissen, was kommen könnte. Ich war mutig und zeigte eine Seite von mir, von der ich nicht wusste, dass sie in mir schlummert.

Die Tage darauf waren schwer zu ertragen. Ich brauchte Zeit, um zu verarbeiten, was genau mit mir passiert war. Welche Tür ich durchschritten hatte, welche neue Welt ich für mich entdeckt hatte.

Weitere Details zum Abend und dem Sex werde ich nicht niederschreiben, ich möchte es nicht »zerdenken«, es soll nur für mich sein.

Ich weiß nicht, was das grundsätzlich über mich aussagt. Ich fühle mich im Regelfall nicht zu Frauen hingezogen, nein, bei den meisten Kontakten zu Frauen ist es eher sogar das Gegenteil. Ich finde Frauen nervig, laut und zickig, ich halte mich fern von sämtlichen Kolleginnen und »Frauentreffen«, sie tun mir nicht gut. Der Austausch untereinander ist meist sehr stumpf und ohne tieferen Inhalt. Ich konnte mich bisher gut davon fernhalten, obwohl ich mich immer schon frage, warum das so ist. Warum ich es nicht schaffe, wirklich tiefere Freundschaften zu Frauen aufzubauen. Die wenigen

Freundinnen, die ich habe, habe ich bereits seit langer Zeit, doch jetzt in diesem Alter etwas Neues aufbauen zu wollen würde mir nicht in den Sinn kommen. Ich habe gar nicht das Verlangen danach. Es fehlt mir nicht. Das ist zumindest das, was ich bisher über dieses Thema dachte.

Ob es jemals wieder zu einem solchen Erlebnis kommen wird, kann ich nicht sagen. Ich würde nicht ablehnen, bin noch immer auf Tinder angemeldet, forciere es aber nicht wirklich. Ich halte es mir offen. Mag kommen, was kommen mag. In Wahrheit, das muss ich mir eingestehen, bin ich offen für alles und wäre über weitere Erfahrungen nicht traurig. Wobei ich heute schon weiß, dass der Tag danach hart werden wird!

6.10.2021
Mittwoch
16:00

Nein, ich war nicht untätig. Im Gegenteil. Ich war damit beschäftigt, zu überleben! Meine depressiven Phasen sind momentan extrem und unkontrollierbar. Ich habe mittlerweile neue Medikamente, von meinem neuen Psychiater. Er war eine gute Wahl. Er ist schwer in Ordnung, bedeutet: Ich mag ihn. Er ist sympathisch und wirkt kompetent, mehr verlange ich gar nicht. Aber natürlich war er mit meiner Medikation nicht einverstanden, daher wurde, mit meinem Einverständnis, einiges geändert. Ich habe ungern »ja« gesagt, ich weiß mittlerweile, was das bedeutet. Tiefer Fall, Verzweiflung, Wut, Zorn, Aggression. Alles zusammen keine gute Mischung. Aber irgendwie muss ich da durch und, was soll ich sagen, es geht bergauf. Ich fühle mich wohler und auch ziemlich stabil, wenn man das so sagen kann. Es wird besser, das spüre ich. Meine letzten Tage waren die aktivsten seit langem. Nicht, dass ich mich nicht dennoch zwingen muss, doch irgendwie klappt es. Ich habe das Haus auf Vordermann gebracht, Geschirr eingeräumt, Wäscheberge abgearbeitet, Müll entsorgt und wieder einmal groß aussortiert, an meinem Bild weitergemalt, bin zur Therapie gegangen, hab den Garten winterfest gemacht, mich viel mit den Hunden beschäftigt, mein Auto geputzt und zwischendurch war ich arbeiten, hab die Kinder versorgt und meinen Mann befriedigt. Ich denke, ich war fleißig.

Wie es mit mir weitergehen wird, weiß ich nicht, ich habe jetzt erst einmal eine Woche Urlaub. In dieser Zeit stehen einige Arzttermine an, die ich schon seit langem aufschiebe. Man darf ja schließlich bei allen psychischen Problemen, die physischen nicht außer Acht lassen, was ich aber bereits viel zu lange mache. Mein Körper ist irgendwie heruntergewirtschaftet. Kann ich das so sagen? Ja, irgendwie trifft es das am besten. Ich sehe aus, wie ich mich fühle. Zerstört!

Ich habe harte Haut an den Füßen, bin unrasiert, meine Haare sind zerzaust. Es gehört neue Farbe auf meinen Kopf und ein moderner Schnitt müsste auch einmal her. Mein aufgetragenes Make-up ist eher nur halbherzig und provisorisch in mein Gesicht »geklatscht«. Der Lack meiner Nägel blättert ab, ich sehe fahl und kränklich, erschöpft und müde aus. Ich trage mein Inneres nach außen, anders kann man es nicht beschreiben. Mein Gewicht ist stark am Schwanken, wie immer bei einer Medikamentenumstellung, mal sind es drei Kilo mehr, mal fünf weniger. Damit muss ich zurechtkommen, obwohl mir das sehr schwerfällt. Manches kann ich jedoch ändern, daher werde ich das in Angriff nehmen.

Die Säuberungsaktion meiner Umgebung, meines Zuhauses war erfolgreich, warum sollte ich es nicht schaffen, mich optisch etwas aufzumöbeln. Momentan scheint mir das ein riesiges Projekt zu sein. Morgen soll es losgehen. Ich bringe die Kinder in die Schule und werde loslegen, so zumindest mein gedanklicher Plan. Einen Friseurtermin hab ich in zwei Wochen, dann, so mein Ziel, möchte ich mich bereits halbwegs gut fühlen. Die neue Frisur soll der Abschluss meines Projektes sein. Vielleicht gewinne ich dadurch ein bisschen an Selbstbewusstsein oder zumindest vergehen vielleicht die täglichen Gedanken, der Zweifel an mir selbst. Ich erwarte mir dadurch keine großen Veränderungen, doch mir ist danach und wenn die Motivation morgen auch noch vorhanden ist, muss ich das ausnutzen.

Beginnen werde ich mit einer heißen Dusche, auf die freue ich mich besonders. Duschen, ohne Kinder, ohne Mann. Ich werde das Badezimmer für mich alleine haben.

Jede Mutter dieser Welt weiß, was ich meine. Privatsphäre! Ein heikles Thema als Mutter. Mit der Geburt der Kinder legt man sämtliches Schamgefühl ab, gemeinsam mit seiner Privatsphäre. Selbst scheißen ist ohne Kinder kaum möglich, irgendeiner klopft immer gegen die Tür, selbstwenn man seine Sitzung vorab ankündigt. Auch wenn man ihnen hunderte Male erklärt, man würde sie durch die geschlossene Tür ohnehin nicht verstehen. Es ist ihnen egal, sie quatschen so lange, bis sie ihr eigenes Seelenleben im Reinen wissen. Dabei muss man natürlich betonen, dass es sich meist um echte, beinharte Notfälle handelt! Seien es Schulhofgeschichten oder ein besonderes Kunstwerk, das SOFORT begutachtet werden will. Wichtig! Notwendig!

Dieselben Szenarien spielen sich ab, wenn Mama in der Badewanne liegt oder sich entnervt eine Zigarette anzündet und den ersten Schluck ihres Kaffees nimmt. Oder versucht, einmal ein Buch zu lesen …

Ach, was hat man da zu meckern, bald sind sie groß, hoffe ich zumindest, und dann schlägt meine Stunde. Meine Stunde alleine auf der Toilette, meine Stunde des Friedens, des Alleinseins, des klaren Denkens ohne unterbrochen zu werden. Kinder – ein Segen, aber die größte Herausforderung meines Lebens.

Mein Kopf fordert einen Themenwechsel. Ich habe etwas loszuwerden. Ich bin verliebt und das – natürlich, wie könnte es anders sein – nicht in meinen Mann. Ich bin verliebt in Berni. Ich weiß nicht genau, wie das passiert ist, doch er ist einfach zuckersüß zu mir. Er ist zuvorkommend, macht mir Komplimente, spricht mich mit Kosenamen an, nimmt sich regelmäßig Zeit für mich und ist immer bemüht, meine Wünsche zu erfüllen. Er hört mir zu, ohne mir Ratschläge geben zu wollen, und hält meine Launen erstaunlich gut aus.

Er ist mittlerweile regelmäßig bei mir. Er kommt vorbei, nach der Arbeit oder zwischendurch, je nachdem, wie es für ihn passt und wenn Anton nicht da ist. Er ist der erste Mann, den ich mit nach Hause nehme. Ich kann mir nicht erklären, wie es dazu gekommen ist, es ist einfach passiert. Wir sind gerne zusammen, wir verbringen gerne zusammen unsere Zeit. Er ist verheiratet, somit besteht für mich keine Gefahr, dass er von mir fordern würde, mich scheiden zu lassen. Es passt einfach für uns zwei, wie es momentan ist. Es ist schon lange mehr als nur Sex, es ist Zuneigung und Nähe, es ist Vertrauen, ein Geben und Nehmen.

In puncto Sex sind wir absolut auf der gleichen Wellenlänge. Wir wollen beide mehr, wir wollen uns ausprobieren. Das ist gut für mich, denn meine Leidenschaft für Frauen möchte ich momentan so gar nicht abstellen. Er möchte es auch. Nicht nur Zweisamkeit genießen, sondern den Akt mit anderen teilen. Ich arbeite daran, mit Hilfe von Tinder, wie könnte es anders sein. Vorrangig bin ich bemüht, eine Frau zu finden, doch so einfach ist das gar nicht, da die meisten einen Mann haben und auf der Suche nach einem klassischen Dreier sind. Jetzt hab ich endlich ein Pärchen gefunden, das sich willig auf eine Paarvereinigung einlassen würde. Würden, noch sind wir bei würden, doch ich arbeite daran. Einen Termin zu finden, der für vier Leute passt, ist nicht unbedingt einfach, doch ich bin mir sicher, das hinzubekommen. Ich rede mir diesbezüglich ein, zu bekommen, was ich mir wünsche. Sex zu bekommen war noch nie mein Problem, daher steh ich der ganzen Sache ziemlich locker gegenüber.

Schreiben macht mich müde, es erschöpft mich, meine Gedanken zu sortieren. Noch dazu hab ich heute bereits einen Joint geraucht. Das war nötig, rede ich mir ein. Es wird heute nicht bei dem einen bleiben, da bin ich mir jetzt schon sicher. Ich habe morgen frei und wenn die Kinder im Bett sind, werde ich mir einen weiteren bauen. Ich werde ihn drehen und ihn mir genüsslich zu Gemüte führen. Für ein paar Stunden Stille in meinem Kopf. Durch die Neueinstellung der Medikamente hatte ich in den letzten Tagen sehr wirre Gedankengänge. Nicht nur das, auch ziemlich schlimme Albträume quälen mich in meinen ohnehin bereits kurzen Nächten. Gegen 3 Uhr ist es vorbei mit dem Schlafen. Ich werde schweißgebadet wach, meist aufgelöst in Angst und Furcht. Es ist kein Spaß, das durchzumachen, doch ich weiß, es gehört dazu, es ist der Weg zur Besserung. Diesen Weg versuche ich halbwegs aufrecht zu gehen! Es wird sich zeigen, ob er dieses Mal von Erfolg gekrönt sein wird.

Für heute habe ich genug vom Niederschreiben meiner Gedanken. Es ist mittlerweile 17:30 Uhr und die Kinder werden in den nächsten paar Minuten anfangen, nach Abendessen zu fragen.

7.10.2021
Donnerstag
7:14

Sitze im Bademantel vor dem PC. Bin seit 4 Uhr morgens wach, konnte nicht mehr schlafen. Jedoch ohne Albträume, das ist ein Fortschritt, dafür bin ich dankbar.

Habe bereits die nötige, alltäglich anfallende Hausarbeit erledigt. Bedeutet Waschmaschine und Geschirrspüler laufen, Hunde sind gefüttert, Kinder sind versorgt und Tobias ist auf dem Weg in die Schule. Lena liegt vor dem Fernseher, ihr Schultag beginnt erst um 8 Uhr. Größtes Chaos vom gestrigen Abendessen und Co. beseitigt und die Betten gemacht. Gesaugt wird später, zwischendurch. Mein Kellerabteil, mit Werkbank und Wäschebereich, wird heute auch noch gereinigt, sobald ich mit mir selbst fertig bin.

Ich bin hochmotiviert und habe bereits mit meinem Beautyprogramm begonnen.

Nägel gefeilt, gereinigt und dunkelrot lackiert, Haare gewaschen und zum Glätten vorbereitet, Nasenhaare geschnitten, Augenbrauen gezupft und in Form rasiert, Oberlippenbart entfernt. Zähne gründlich geputzt, Mundwasser und Zahnseide benutzt. Gesichtsreinigung durchgeführt, Wimmerl ausgedrückt und Feuchtigkeitscreme aufgetragen. Meine Oberschenkel mit Enthaarungscreme eingeschmiert, wirkt gerade ein.

Motivation pur, woher, kann ich nicht sagen. Doch sie ist da, einmal schauen, wie lange. Ich nutze sie effektiv und für das, was ich mir vorgenommen habe. So mag ich das.

Meine wiedergekehrten Stimmen sind heute extrem laut, sie sprechen gegen mich, sie versuchen, mich zu beeinflussen, doch noch kann ich gegen sie ankämpfen beziehungsweise sie gut ignorieren. Doch sie sind fordernd und nicht zu überhören. Sie haben anscheinend keine große Freude mit meinem Aufschwung, meiner Motivation und meiner Ignoranz ihnen gegenüber. Doch was soll ich sagen, es ist mir egal, es hindert mich nicht, meine heutigen Pläne zu verfolgen. Noch nicht! Werden sie lauter, könnten sie zum Problem werden, spätestens dann brauche ich eine Pause, doch noch ist es nicht so weit. Noch bin ich da, noch spüre ich mich, noch gehen mir meine gestellten Aufgaben leicht von der Hand.

Wie es ist, wie es sich anfühlt, wenn dem nicht so ist, kann nur jemand begreifen, der selbst unter Depressionen leidet. Wenn jeder einzelne Handgriff eine riesige Überwindung kostet und jeder Muskel vor Anspannung schmerzt. Wenn man am liebsten zurück in sein Bett möchte oder man am besten nicht aufstehen möchte. Ich möchte schreien und weinen gleichzeitig, die Hilflosigkeit und Verzweiflung ist an solchen Tagen enorm, umso dankbarer bin ich für jeden Tag, an dem ich mich gut fühle. Gut bedeutet, sich selbst spüren, sich selbst positiv wahrnehmen zu können und seine

Handlungen selbstbestimmt ausführen zu können, ohne von seinen inneren Dämonen geleitet zu werden.

Ich rauche jetzt eine Zigarette, dann geht es weiter mit dem Haareglätten und dem Abwaschen meiner Enthaarungscreme.

8:05

Haare geglättet und mit Haaröl gepflegt. Ein traumhaftes Gefühl. Enthaarungscreme abgewaschen und den Rest, der nicht entfernt wurde, mit Nassrasierer nachrasiert. Muschi glatt rasiert und ebenfalls eingecremt. Tattoos, die Ellenbogen und Fersen mit Hornhautsalbe gecremt. Füße somit vorbereitet für die Hornhautentfernung. Lack, in Rot, wird später auch noch auf die Zehennägel aufgetragen. Es läuft!

Das kommt mir alles sehr gelegen, habe morgen um 15 Uhr ein Date. Ich werde mich gut und vor allem gepflegt fühlen. Es ist ein eher außergewöhnliches, ja, für mich besonderes Date. Es wird ein Dreier, ein gemeinsames Erlebnis mit Sandra und Wolfgang. Aufgeregt bin ich leider nicht, das hätte ich mir gewünscht, doch durch mein erstes Frauendate kann ich mir schon ziemlich genau vorstellen, wie es ablaufen wird. Doch immerhin freue ich mich darauf. Etwas Neues, etwas, das ich noch nie erlebt habe. Es ist ein neues Experiment für mich. Einmal sehen, ob ich dem etwas abgewinnen kann. Ich hätte gerne Berni dabei gehabt, doch fürs erste Mal wünschen sich die zwei einen klassischen Dreier. Zwei Frauen, ein Mann. Bei weiteren

Dates, sollte es zu solchen kommen, könnten sie sich vorstellen, noch jemand weiteren dazu zunehmen.

Wolfgang hat uns ein Zimmer in einem Hotel in der nächstgelegenen größeren Stadt gebucht und bereits bezahlt, es entstehen keine Kosten für mich und es ist in der Nähe. Es ist mir ganz recht, nicht um die halbe Welt fahren zu müssen. Außerdem kenne ich mich dort bereits aus, da ich mit Berni schon einmal dort war. Das ist ein wesentlicher Vorteil für mich, da ich ja ohnehin mit neuen Umgebungen oft hadere. Orte, an denen ich mich nicht auskenne, mag ich aus Prinzip nicht, sie bereiten mir Unbehagen. Somit wäre meine größte Aufregung der unbekannte Ort, was zum Glück jedoch wegfällt. Ich kann dem Ganzen entspannt entgegensehen und es mit Freude erwarten, ohne mir zu viele Gedanken darüber machen zu müssen, wo ich denn hinmuss, wie es dort aussieht, wie ich mich dort zu verhalten habe. Es läuft dort alles ziemlich leger ab und ohne großes Tamtam, ganz nach meinem Geschmack, ich brauche nichts Überkandideltes, das wäre nicht ich!

Wieder etwas gelernt über mich und für mich in Wort und Schrift festgehalten. Ich mag solche Erkenntnisse, die nebenbei auftauchen. Sie kommen meist aus den Tiefen der Seele, wo sie vor sich hinschlummern. Würde mich jemand danach fragen, würde ich es nicht beantworten können, nun weiß ich es, ich kann es spüren. Ich mag »Upper-Class-Verhalten« nicht, dafür bin ich zu »normal« (mein Lieblingswort), zu bodenständig, zu durchschnittlich. Hätte er uns in ein 5-Sterne-

Hotel eingemietet, wüsste ich jetzt schon, dass ich einen Rückzieher machen würde. Benennen, was denn das Problem gewesen wäre, warum ich denn nicht kommen würde, hätte ich nicht gekonnt. Ich hätte mir wohl eingeredet, es läge doch an der Vorstellung des Dreiers, ich hätte mich selbst belogen und wüsste es gar nicht!

Weiter geht es mit den Füßen.

10:31

Zu einem Fußbad entschieden und dabei eingeschlafen, herrlich. Ich bin wirklich eingenickt und habe tief geschlafen, mein Schnarchen und das kälter werdende Wasser weckten mich schließlich auf. Zehennägel in der gleichen Farbe gestrichen wie meine Fingernägel, das war mein letzter Akt. Mir fällt nicht ein, was ich sonst noch machen könnte. Ich fühle mich gut, irgendwie entspannt und innerlich befriedigt. Gleichzeitig bin ich müde, ich wollte jetzt gar nicht wirklich aufstehen. Es besteht die Möglichkeit, dass ich mich wieder hinlege, bin ja ohnehin noch in Pyjama und Bademantel. Tobias kommt erst gegen 13:30 Uhr, Lena gegen 15:30 Uhr, ich hätte Zeit zum Nichtstun, ich glaube, das werde ich machen, meine restlichen Projekte im Keller müssen ohnehin erst trocknen, bevor ich aufräumen kann. Und in Wahrheit kann ich den Keller auch am Nachmittag aufräumen, irgendwie läuft er mir ohnehin nicht davon.

Ich habe mich heute, abgesehen von meiner üblichen Gutenmorgen-Nachricht, noch nicht bei Berni gemeldet. Normalerweise hätte ich ihm um diese Zeit bereits drei, vier Nachrichten geschickt. Nachrichten mit lieben Worten, doch heute war mir noch nicht danach. Vielleicht, weil ich in den letzten Tagen das Gefühl hatte, ihn zu stören, oder ihn gar zu nerven. Ich nehme mir daher vor, darauf zu warten, dass er sich meldet. Hat er noch nicht! Auch bei Oma habe ich mich noch nicht gemeldet, sollte ich, weiß ich. Seit einem Disput neulich herrscht schlechte Luft zwischen uns. Aber mir ist auch danach nicht, mir ist nicht nach diskutieren und schon gar nicht nach streiten. Ein paar Tage gebe ich mir noch, bevor ich dieses Thema angehen werde. In Wahrheit ist es mir zu nichtig, mich darum zu bemühen, doch ich weiß, Oma liegt es sehr am Herzen, daher fahre ich vielleicht morgen hinüber, um die Sache zu klären und um zum gefühlt hundertsten Mal meinen Standpunkt klarzumachen.

So, ich werde mich jetzt in mein Bett legen und versuchen, noch ein bisschen zu schlafen, bis mein Sohn aus der Schule kommt, dann muss ich ohnehin wieder funktionieren. Essen machen, mein offenes Ohr anbieten und versuchen, durch physische und psychische Anwesenheit zu glänzen. Lächeln an oberster Stelle.

Ich bin hier bereits bei der gefühlt tausendsten Seite angelangt, was mich gerade ziemlich schockiert. Bis Ende Jänner sind es noch drei Monate, das könnte ausufern. Ich hätte nicht gedacht, dass ich jemals so viel zu schreiben wüsste, über mich und mein Seelenleben. Aber es hilft mir ungemein, ich komme meinem wahren Ich immer näher, so zumindest mein Gefühl. Ich stehe dem Schreiben noch immer relativ positiv gegenüber, ich mache es gerne, auch wenn ich zwischendurch keine Kraft habe, mich hinzusetzen und weiterzutippen. Es stresst mich nur gering, wenn es einmal eine Zeit lang liegt, ohne beachtet zu werden, denn ich weiß, ich kann immer einen neuen Beginn finden, auch wenn der rote Faden dadurch ziemlich zunichtegemacht wird, doch es stört mich nicht, es muss keiner nachvollziehen können, was ich hier schreibe.

Hab gerade nachgesehen, die Teile für Luckys Hundebett sind fertig getrocknet. Ich gehe doch nicht ins Bett, ich ziehe mich an und baue alles zusammen.

13:34
In den letzten Stunden habe ich den Keller aufgeräumt, gesaugt, alles an Material und Werkzeug weggeräumt, Dinge für den morgigen Bauhof hergerichtet. Tobias ist in der Zwischenzeit auch nach Hause gekommen. Ich habe gekocht und bin zurück in den Keller. Ich war motiviert für mein Therapiebild. Ja, es ist noch immer nicht zu Ende gebracht! Immer wieder fallen mir Eigenschaften für neue Dots ein, es werden mehr und mehr. Es ist noch Platz, somit können und dürfen es noch mehr werden. Ich habe soeben beschlossen, es, wenn es fertig ist, im Keller an die Wand zu hängen. Es ist keine Schönheit und ich gewinne keinen Preis damit, doch es bedeutet mir irgendwie eine Menge. Auch hierbei fühle ich, dass es mir guttut. Es tut mir gut zu sehen, aus

wie vielen Eigenschaften, Charakterzügen ich bestehe. Das war mir bewusst, ich hadere oft mit mir, weil ich nicht immer »gleich« bin, doch dass es so viele werden würden, damit hatte ich nicht gerechnet. Ich finde es mittlerweile auch gar nicht mehr so schlimm. Ich bin, wie ich bin, vielleicht zeichnet mich gerade die Tatsache aus, dass ich sehr viele Facetten habe. Das Problem ist nur, sie richtig einzusetzen, situationsgerecht. Daran scheitert es oft, an einem der jeweiligen Situation nicht angepassten Verhalten. Es sind nicht die vielen Eigenschaften, die mich unter Stress setzen, doch das unerwartete, unkontrollierte Auftauchen dieser. Ich kann meine Gefühle nicht steuern und somit kommen oft Reaktionen, welche für mein Gegenüber unpassend erscheinen.

Wow, eine weitere Erkenntnis, ein Thema für Frau Dr. Glasli.

Wenn ich fertig bin, werde ich hier vielleicht ein Foto einfügen, obwohl ich mich für die Optik ein bisschen schäme, weil es wie ein Bild eines Kindergartenkindes wirkt, doch ich möchte es festhalten. Allein die Tatsache, etwas fertiggestellt zu haben, macht mich irgendwie schon etwas stolz, denn darin bin ich keine Meisterin. Mit etwas abzuschließen habe ich immer meine Probleme. Ich fange gerne etwas an, doch mit dem Beenden klappt es in den meisten Fällen nicht besonders gut. Meist der fehlenden Motivation geschuldet. Ich bin nicht lange von etwas »angefixt« und verliere schnell das Interesse.

Eigentlich könnte man sagen, ich handle in puncto Sozialkontakte nicht viel anders. Ich suche mir Bezugspersonen, welche mich zu Anfang absolut erfüllen und nach geraumer Zeit merke ich, wie das Interesse nachlässt, sie mir egal werden. Kann man das so brutal niederschreiben? Das ist eine harte Aussage, doch betrachten wir es realistisch, denken wir an Peter und Thilam, beide waren eine Zeitlang von besonderer Bedeutung für mich. Ich habe sie als Bereicherung für mein Leben gesehen, und heute, ein paar Wochen später, habe ich nicht einmal mehr Kontakt zu ihnen. Es ist noch nicht einmal so, dass sie mir fehlen, im Gegenteil, ich denke gar nicht an sie. Würden sie heute anrufen und mich bitten, mich mit ihnen zu treffen, würde ich wahrscheinlich nicht nein sagen, denn das mit den Schlussstrichen kann ich nicht, doch diese Intensität an Gefühlen für sie werde ich nicht noch einmal empfinden.

Wahnsinn, ich verliere das Interesse an scheinbar liebgewonnenen Menschen. Das muss man sich auf der Zunge zergehen lassen. Als würden sie zu einem unliebsamen Hobby werden. Ein Hobby, das man im guten Glauben angefangen hat und das einem dann doch zu mühsam wird oder eben zu langweilig oder zu schwierig oder zu zeitintensiv. Man legt es wieder ab. Das heißt nicht, dass es keinen Spaß machte, sondern nur, dass man es jetzt nicht mehr möchte. Ja, ich möchte keinen Kontakt mehr zu manchen Menschen! Ich weiß nicht, ob mich das als guten Menschen auszeichnet, wahrscheinlich eher nicht, doch die Erkenntnis ist der erste

Schritt zur Besserung. Ich sollte mein ganzes Sozialleben überdenken. Welche Menschen sind mir wichtig? Auf wen kann ich verzichten? Mit welchen Menschen habe ich aus welchen Gründen zu tun?

Gute Fragen, wie ich finde. Hab ich mich damit jemals beschäftigt? Mir kommt vor, als käme mir dieses Thema zum ersten Mal unter. Ich kann diese Fragen gar nicht ad hoc beantworten. Ich habe soziale Kontakte und Verluste dieser immer hingenommen und mehr oder weniger darunter gelitten.

Meiner sozialen Inkompetenz bin ich mir durchaus bewusst, doch habe ich mich noch nie gefragt, warum dem so ist, ich habe sie als etwas Absolutes angenommen, etwas, das einfach so ist. Es ist mir immer schon schwergefallen, Freundschaften aufzubauen beziehungsweise sie über einen längeren Zeitraum zu halten. Ich habe es tatsächlich als gegeben hingenommen, ohne es zu hinterfragen. Wenn, dann ging es in die Richtung: »Warum kann ich es nicht? Warum laufen mir die Menschen davon? Warum kann man mich nicht akzeptieren?«

Dass es eigentlich andere Fragen zu stellen gibt, auf diese Idee bin ich bis heute noch nicht gekommen!

Ich sehe mir zuerst einmal meine Kontakte an, bevor ich auf die wichtigen, essentiellen Fragen eingehe. Welche Kontakte habe ich? Da wäre zuallererst meine Familie. Wobei man da gleich sagen kann, dass es Familie ist und ich sehr wohl auch hier Kontakte habe, mit denen ich eher weniger zu tun haben möchte.

Zwei Personen in meiner Familie empfinde ich persönlich als ziemlich schwierig im Umgang. Was heißt schwierig? Es sind beides absolute Egoisten, was den Umgang mit ihnen ziemlich schwer gestaltet. Beide denken, die Welt gehöre ihnen und keiner könne ihnen etwas anhaben. Immer wieder gerate ich zwischen die Fronten, meist ungewollt und unvorhergesehen. Mittlerweile kann ich das gefühlsmäßig gut ausblenden, früher war das nicht so. Viele Tränen haben mich diese Menschen bereits gekostet. Oft wollte ich mit diesen Familienmitgliedern brechen, doch es ist Familie, wie sollte das funktionieren? Diese Frage habe ich mir bereits öfter gestellt. Kann man mit der Familie Schluss machen? Aus moralischer Sicht würde ich diese Frage ganz klar mit einem »Nein« beantworten! Nach meiner persönlichen gemeinsamen Geschichte mit ihnen wäre es bereits schon längst an der Zeit, diesen Schritt zu gehen. Für mein Seelenwohl, denn heute noch gibt es immer wieder unnötige Diskrepanzen mit ihnen, die ich mir dadurch einfach ersparen könnte. Aber, es ist nun einmal Familie und ich rede mir die Dinge nur allzu gerne schön beziehungsweise weiß ich, dass ich mit dem Zu-Ende-Bringen von Situationen nicht unbedingt brillieren kann. Es bräuchte einen eindeutig formulierten und klaren Cut zwischen uns. Ich denke, jeder von uns dreien weiß es, doch keiner schafft es, ihn zu initiieren.

Des Weiteren hätten wir natürlich meine eigene Familie. Meinen Mann und meine Kinder. Ein, zwei gute

Freundinnen, meine Arbeitskollegen, Bekannte, flüchtige Bekannte und natürlich die typischen »Smalltalk«-Kontakte, die Männer, mit denen ich, schreiben wir, in unmoralischer Weise, korrespondiere, ein paar Frauen-Tinder-Kontakte, Eltern der Freunde meiner Kinder und die Nachbarn.

Objektiv betrachtet sind das genug soziale Kontakte, um behaupten zu können, gesellschaftlich gut integriert zu sein und eigentlich keine Einsamkeit verspüren zu müssen. Eigentlich! Wenn man sich die jeweiligen Kontakte genauer ansieht und die Beziehungen ein bisschen aufzuschlüsseln versucht, werde ich schnell feststellen, dass ich ziemlich alleine dastehe. Das zumindest sagt mir mein Gefühl!

Wie es tatsächlich aussieht, werde ich morgen beleuchten, denn für heute habe ich genug vom Schreiben. Ich baue mir jetzt einen Joint und richte mir die Couch im Keller, MEINE Couch im Keller, gemütlich her. Gestern kam es nicht mehr dazu, doch heute rauche ich mich ein, darauf freue ich mich bereits den ganzen Tag.

8.10.2021
Freitag
10.14

Gestern hab ich mir zur Entspannung endlich meinen Joint gegönnt. Schön war es, angenehm war es, ein paar Gläschen Baileys dazu und meine Welt war in Ordnung. Zumindest für ein paar Stunden. Danach gab es noch Sex mit meinem Mann, war nicht zu verachten. Er trainiert seit Monaten für einen Marathon, man will es nicht glauben, doch das macht beim Sex schon einen großen Unterschied. Seine Bewegungen sind viel geschmeidiger, präziser und er kann länger aushalten. Ja, es mag am Joint gelegen haben, doch ich hatte wirklich Spaß dabei, zum ersten Mal seit langem. Mit eigenen Orgasmen habe ich seit der Medikamentenumstellung so meine Probleme. Wenn ich nicht selbst Hand anlege, klappt es leider gar nicht mehr. Das war vorhersehbar und damit muss ich jetzt erst einmal zurechtkommen, aber besser als depressive Phasen in Kauf nehmen zu müssen.

Heute ist es soweit. Ich bin bereits geschminkt und aufgebrezelt, so gut dies bei mir eben geht. Ich fühle mich gut, mein »Dreier-Erlebnis-Experiment« kann kommen. Davor habe ich noch einen Arzttermin, ein kurzes Date mit Berni, er ist alleine zu Hause, seine Frau ist arbeiten und danach fahre ich los Richtung Hotel, wo das Ganze stattfinden soll. Nervös bin ich eigentlich nur vor der ersten Begegnung, da das Kennenlernen auf einem Parkplatz immer etwas holprig verläuft.

Bei meinem Hausarzt habe ich drei Dinge zu besprechen. Das Wichtigste ist ein persönliches, mir unangenehmes Thema: Hämorrhoiden. Ich möchte Ende Jänner nicht im Sarg liegen und mich darüber ärgern, dieses Problem niemals angegangen zu sein. Alles muss perfekt sein, so auch mein Arsch. Ich will, dass sie weggemacht werden! Wie das geht und was ich dazu brauche werde ich heute hoffentlich erfahren. Zusätzlich möchte ich fragen, ob sich eventuell bis Jänner noch eine Kur ausginge und mein Psychiater hat ein großes Blutbild und ein EKG angefordert. Es ist der erste Arzttermin, weitere werden noch folgen. Frauenarzt, HNO, Zahnarzt, Lungenfacharzt. Irgendwie habe ich den Wunsch danach, gesund zu sterben oder zumindest mein Bestes gegeben zu haben. Trotz der Tatsache, Raucherin zu sein. Skurril, denn es könnte mir egal sein, doch das ist es nicht. Ich möchte Seele UND Körper im gesunden Einklang wissen, wenn ich diese Welt verlasse. Auch meine Lieblingssachen werde ich herauslegen, mit der Bitte, sie mir für meinen letzten Gang unter die Erde anzuziehen. Ich möchte mich wohlfühlen, vor allem möchte ich mit meinen roten Converse beerdigt werden. Dumm? Womöglich! Ist es mir egal, was die anderen denken? Ja, definitiv! Es ist mein Abgang und den plane ich mir selbst. Auch die Sachen mit Musik, Dekoration, Blumen, Spruch für den Partezettel, Grabinschrift, all solche Dinge werde ich schriftlich festhalten. Nicht zuletzt, weil ich nicht möchte, dass sich irgendjemand darüber den Kopf zerbrechen muss. Jeder, auch mein Mann Anton, soll die Möglichkeit haben, meine Beerdigung zu feiern und sich keine Sorgen zu machen, ob er solche Banalitäten in meinem Sinne entschieden hat.

Ich werde nun losfahren und bin wahnsinnig gespannt, welche Überraschungen der Tag für mich bereithält!

Ich sitze auf meinem Raucherbänkchen im Keller, ich fühle mich hier wohl, noch immer. Es ist mein Platz, mein Platz des Friedens. Wie immer ist mein Tisch zugemüllt, etliche Kaffeetassen türmen sich, die Couch schmutzig von Asche, meine Kuscheldecke zerknittert und es riecht nach abgestandenem Rauch. Dennoch bin ich gerne hier. Vielleicht bin ich auch gerade deswegen so gerne hier im Keller, in meinem persönlichen, gewollten und akzeptierten Chaos. Mein Inneres nach außen getragen. Ich tippe in mein Handy, rauche nebenbei eine Zigarette. Meine erste heute. Sie schmeckt mir, wie könnte es auch anders sein? Ich rauche gerne, zu gerne.

Ich bin müde, es ist noch früh, doch ich konnte nicht mehr schlafen. Ich bin ausgeschlafen, war gestern bereits gegen 21 Uhr im Bett. Der Tag war lang gewesen, lang und aufregend!

Gestern hat mein erster Dreier stattgefunden. Nachdem ich eine dreiviertel Stunde gewartet hatte, kamen Wolfgang und Sabine endlich. Sie hatten sich trotz Navis verfahren. Das Kennenlernen war weniger holprig als gedacht. Wir waren sofort auf einer Wellenlänge, hatten uns sofort etwas zu sagen, haben nett geplaudert, bereits am Parkplatz. Über Nichtigkeiten, doch es war auch kein notgedrungener Smalltalk. Es war nett und die zwei schienen auf Anhieb sympathisch. Ich ihnen auch, denn sie nahmen mich mit in ihr reserviertes Zimmer. Nach den Kosten habe ich nicht gefragt, ich wollte nicht mitzahlen. Warum, kann ich nicht genau sagen, doch irgendwie wurde alles von ihnen inszeniert, so sollten sie auch die Rechnung übernehmen. Möglich, dass hier mein eigener Egoismus durchkam. Dazu wäre ich auch gestanden, hätten sie es angesprochen. Dazu kam es aber nicht.

Sabine und ich waren die ersten im Zimmer. Wolfgang sollte nachkommen, damit nicht so offensichtlich ist, dass gleich ein Dreier stattfinden würde. Blöder Plan, da ich fand, dass die Rezeptionistin nicht so dermaßen dämlich wirkte und nicht eins und eins zusammenzählen könnte. Doch Wolfgang wollte das so. Sabine war extrem nervös. Ich hatte durchaus das Gefühl, Wolfgang hätte sie dazu angestiftet und überredet. Ich hatte nicht den Eindruck, dass sie das, was hier gleich passieren sollte, wirklich wollen würde. Ich nutzte die paar Minuten Zweisamkeit, um dieses Thema anzusprechen. Sie versicherte mir, dass sie es durchaus wolle, ihre Nervosität aber vor lauter Aufregung nur schwer in den Griff bekommen würde. Es kam zum ersten Kuss. Ich zog sie an mich heran und küsste sie. Ich ließ von ihr ab, sah ihr in die Augen und versicherte ihr, dass hier nichts stattfinden würde, was sie nicht wollte, ein »nein« würde genügen und ich würde aufstehen und gehen. Es sei alles kein Problem.

Ich war mächtig heiß auf sie. Sie war eine bildhübsche Frau, nicht feingliedrig, aber doch auf eine besondere Art zerbrechlich. Ein hübsches Gesicht, nicht durchschnittlich, sondern ebenfalls irgendwie besonders. Wunderschöne Augen und einen traumhaften, wohlgeformten Körper. Sie hätte mir mehr als genügt. Wir zwei hätten es nett gehabt, ich konnte mir förmlich vorstellen, wie sinnlich und leidenschaftlich es gewesen wäre. Es hätte ein besonderes Erlebnis sein können, doch dann kam Wolfgang hinzu. Ein grober, harter Typ, ja, ein bisschen ein Poser und Angeber. Er hat aus der ganzen Geschichte ... wie formuliere ich es am besten? Mit ihm wurde es zu einer schmutzigen, groben, fast schon derben Angelegenheit. Hart musste es sein. Seine Berührungen waren knapp an der Grenze zu schmerzhaft. Große, brutale Hände, feste Handgriffe. Ich war nicht nur einmal kurz davor, zu sagen, er solle von mir ablassen. Mit Zärtlichkeit hatte all das wenig zu tun. Nicht, dass es mir keinen Spaß gemacht hätte, doch anders wäre es mir lieber gewesen.

Ich bin nicht immer, doch meistens schon, der sinnliche, zärtliche Typ. Auf Brutalität muss ich vorbereitet sein, darauf muss ich mich vorab einstellen, dann ist es zu einem gewissen Grad in Ordnung für mich. Aus all unseren Vorgesprächen vermutete ich jedoch etwas Anderes.

Die ganze Zeit über vermisste ich Berni. Seine heißen Küsse, seine sanften und doch fordernden Berührungen, seinen Gesichtsausdruck, wenn er vor Erregung seinen Kopf in den Nacken legt. Seinen Körper, seine starken Arme, seine Brustbehaarung, seinen sehnigen Rücken, seinen kleinen Bierbauch, seine festen Oberschenkel. Ja, natürlich auch seinen großen, harten Penis. Ich weiß nicht, wie ich es beschreiben soll, doch irgendwie wird sein Penis besonders hart, das turnt mich an. Am meisten vermisste ich das Gefühl, das ich habe, wenn er mir tief in die Augen schaut, das geht mir immer durch und durch, als würde er in meine Seele schauen.

Ich habe ihn vermisst und der Sex mit Berni ist mit keinem anderen zu vergleichen. Er ist einfach besser als alles, was ich bis jetzt erlebt habe. Mit Abstand!

Mit ihm ist es einfach schön, unsere Zweisamkeit ist allerdings meist sehr kurz. Das ist der Tatsache geschuldet, dass wir vor unseren Ehepartnern alles geheim halten müssen. Mein Mann akzeptiert Frauen an meiner Seite, doch keine Männer, seine Frau akzeptiert gar keinen Seitensprung, daher klarerweise unsere Geheimnistuerei. Es ist mein ganz persönliches und ein sehr wertvolles Geheimnis, das ich in mir trage.

Ich überlege ernsthaft, alles wieder zu löschen, zum Schutz von Berni. Es darf niemals jemand erfahren! Es würde seine Existenz zerstören.

Nein, es bleibt stehen, die erwähnten Namen sind ohnehin nur Pseudonyme. Man muss mich schon wirklich gut kennen, um eins und eins zusammenzählen zu können. Selbst meine Hunde habe ich umbenannt! Ich lebe meine eigene Paranoia aus. Sollten all diese Zeilen jemals in die Hände Anderer geraten, sollte ich mich dazu entscheiden, all das preiszugeben, dann möchte ich niemanden, selbst mich selbst nicht, in die Scheiße reiten.

Ich habe ein bisschen Angst davor, dass mein Interesse an ihm so schnell schwindet wie bei meinen vorigen Beziehungen, doch ich warte einmal ab, noch bin ich Feuer und Flamme, kann und will ihn mir nicht wegdenken.

Zurück zu meinem Dreier. War gut und könnte man wiederholen. Lieber wäre mir nur Sabine, am besten gemeinsam mit Berni, doch ich denke, die zwei gibt es nur im Doppelpack. Ach ja, das sei noch erwähnt: Orgasmusverdächtig war die ganze Geschichte bei Weitem nicht. Wolfgangs Anwesenheit und seine Grobheit turnten mich ziemlich ab.

Wieder etwas gelernt über mich.

Meine Kinder sind mittlerweile wach geworden und möchten versorgt werden. Jetzt heißt es erst einmal Gedanken auf mein Mutterdasein zu fokussieren, weg von Berni, weg von sexuellen Erlebnissen, weg von meinem zweiten Ich.

10.10.2021
Sonntag
5:22

Mein Körper ist geziert von blauen Flecken. An den Ober- und Unterarmen, den Oberschenkeln, am Rücken und an der Hüfte und selbst am Hals. Manche sind tiefschwarz, manche kann man nur erahnen, wenn man den Druckschmerz dahinter spürt. Der Sex war zu brutal, eindeutig. So war das nicht gedacht, in dem Moment waren mir seine Griffe bereits teilweise zu stark, doch dass es sich so bemerkbar machen würde, damit hätte ich nicht gerechnet. Ein absolutes No-Go. Ich war ziemlich in Erklärungsnot, als mich Anton unter der Dusche sah. Was, außer »ich bin momentan ziemlich tollpatschig« hätte ich sagen sollen? Nicht nur die Flecken schmerzen, auch meine Muskeln, es gibt keinen Muskel, den ich nicht spüre. Wahrscheinlich von der steten Abwehrhaltung Wolfgang gegenüber. Nein, eine Wiederholung in dieser Konstellation wird es nicht geben. Das brauche ich nicht. Sabine gerne, doch nicht mehr mit ihm. Das ist es mir eindeutig nicht wert. Auch vor Berni musste ich mich rechtfertigen. Mein Mann belächelte mich, Berni bedauerte mich für meine Tollpatschigkeit. Er meinte, ich solle besser auf mich aufpassen. Sein sensibler Beschützerinstinkt kam voll durch.

So viel dazu.

Heute geht es mir einigermaßen gut. Die Nacht war kurz, doch erholsam, ich habe relativ gut geschlafen. Meine Laune schwankt zwischen »heute reiße ich Bäume aus« und »leg dich wieder hin und steh heute besser nicht mehr auf«. Wenn der Tag schon so beginnt, weiß ich nie, wie er enden wird. Es ist alles offen.

Gestern Abend war ich mit Anton im Kino. Der Film war so dermaßen langweilig, dass ich mittendrin das

Bedürfnis hatte aufzustehen und zu gehen. Es war Zeitverschwendung. Anton wollte bleiben, er könnte ja noch ein spannendes Ende nehmen. Tat er nicht. Er endete genauso wie er angefangen hatte: langweilig! Meine Beine begannen bereits nach den ersten zwanzig Minuten zu kribbeln, ich wollte weg! Doch der Abend an sich war ein Erfolg, wir hatten uns viel zu sagen, hatten Spaß zusammen und ich konnte der Zeit mit meinem Mann etwas Positives abgewinnen. Momentan, muss man sagen, seitdem unser Sexleben wieder etwas in Schwung gekommen ist, läuft es wieder ziemlich gut zwischen uns.

Es ist immer wieder interessant zu sehen, wie körperliche Nähe eine Beziehung verändern kann. Auch neues Spielzeug haben wir uns vor ein paar Wochen bestellt. Noch liegt es unberührt im Lieferpaket, doch es soll demnächst getestet werden. Ich liebe Spielzeug im Bett. Er ist der Einzige, mit dem ich diese Spielzeugphantasien auslebe. Immer wieder kommen neue Gadgets auf den Markt und wir sind bereits VIP-Kunden bei Amoreli.

Ich steh drauf, wenn es an der Tür klingelt und mir der Briefträger mit einem breiten Grinser im Gesicht mein kleines anonymes und diskretes Paket übergibt. Ironie off. Ist natürlich alles Blödsinn, jeder, der bereits einmal ein solches Paket bekommen hat, weiß, dass auf den Seiten des Pakets die typische türkise Farbe des Unternehmens rausblitzt. Ich frage mich jedes Mal, ob das unbeabsichtigt ist oder Werbezwecken dient. Naja, was ich nicht ändern kann, muss ich akzeptieren. Der gelieferte Inhalt ist die Schmach meist wert. Abgesehen davon beliefern mich meine verschiedenen Briefträger seit mehr als fünf Jahren. Die wissen wohl mehr über mich als meine eigene Mutter.

Da fällt mir ein, das Thema Mutter ist auch noch offen.

Meine Augen sind heute noch ziemlich müde und schwer, das Schreiben fällt mir schwer, doch ich muss mir das alles von der Seele schreiben, sonst bin ich den ganzen Tag unruhig.

Trotz Berni und der Tatsache, dass er mir so viel an gutem Gefühl gibt, kann ich den Jänner kaum erwarten. Die Zeit läuft. Meine »To-Do-Erlebnisliste« wächst kaum mehr an beziehungsweise ist sie kaum mehr vorhanden. Es gibt nichts mehr zu tun. Ich habe erlebt, was ich erleben wollte. Ich werde immer lebensmüder, wenn man das so bezeichnen kann. Ich möchte nicht mehr. Ich möchte nicht mehr leben. Ich möchte morgens nicht mehr aufwachen müssen, ich möchte keinen Stress, keine Anspannung, keine Sorgen mehr empfinden müssen. Ich möchte keine Gefühlsschwankungen mehr fühlen und keine sozialen Kontakte mehr pflegen müssen. Ständig schwirrt in mir der Gedanke, meinen Plan abzuändern und die Zeit zu verkürzen. Es ist mein Plan, es ist mein Experiment, mein persönlicher Abgang aus diesem für mich so anstrengenden Dasein.

Meine Stimmen quälen mich zunehmend. Es ist kein Einklang zwischen uns zu erreichen. Sie arbeiten gegen mich und ich empfinde sie immer mehr als Last, wahrscheinlich dadurch bedingt, dass ich mich veränder und sie das ganz und gar nicht befürworten. Sie kämpfen um Aufmerksamkeit. Je mehr ich sie ignoriere oder versuche, sie zur Seite zu schieben, ihnen keine Beachtung schenke, umso lauter werden sie. Sie werden boshafter, aggressiver, lauter und fordern meinen Rückzug auf ihre Seite. Wahrscheinlich bedingt durch die neuen Medikamente sind sie undeutlich und für mich doch so gut verständlich. Es ist schwer zu erklären, Ich weiß einfach, was sie wollen, auch wenn ich sie nicht klar und deutlich verstehen kann. Sie fordern meine Hingabe, doch ich kann sie ihnen nicht geben. Es wären keine guten letzten Monate, würde ich mich zu hundert Prozent ihnen zuwenden. Es gibt Tage, da lasse ich es zu. Lege mich hin, lausche ihnen, gehe ins Gespräch mit ihnen, befolge ihre Regeln, befriedige ihre Wünsche. Doch ich kann ihre Regeln nicht mehr täglich befolgen. Es kostet mich zu viel Kraft und nimmt mir zu viel von meiner eigenen Individualität und Authentizität. Ich habe mich verändert. Ich lerne mich täglich neu kennen und weiß immer genauer, was ich will, und vor allem, was ich nicht will. Ich weiß, dass ich sie nicht in mir haben will, ich weiß, dass sie wegmüssen, und ich wäre bereit, sie gehen zu lassen, auch wenn das nur mit Medikamenten möglich wäre. Ich würde einwilligen. Noch habe ich meinem neuen Psychiater nichts von ihnen erzählt, meine Scham war zu groß. Ich begann bereits vor geraumer Zeit, mich für sie zu schämen, ich empfinde ihnen gegenüber immer mehr abneigende Gefühle.

Kann das irgendwer auf dieser Welt ein bisschen verstehen oder bin ich die Einzige, der es so geht? Immer noch hege ich den Wunsch nach Austausch mit jemandem, dem es genauso geht wie mir. Mit jemandem, der auch nur ein bisschen nachvollziehen kann, welche Qualen ich manchmal durchlebe, durchleben muss. Doch in Wahrheit habe ich alle meine Hoffnungen diesbezüglich aufgegeben.

Frau Dr. Glasli ist diesbezüglich ziemlich klar und deutlich. Ihre Theorie ist, dass ich mich danach sehne, dass es einen Menschen gibt, der in meine Seele schaut, der mich versteht, mich nicht fallen lässt, um dessen Nähe, Schutz, Zuversicht, Stärke, Vertrauen, Hingabe, Aufmerksamkeit und vor allem Liebe ich nicht bangen muss. Die ständige Sorge um Verlust lässt mich immer wieder an mir zweifeln. Das Gefühl, nicht gut genug zu sein, schmälert mein Wohlbefinden ungemein. Irgendwo in meiner Kindheit erlebte ich einen Beziehungsbruch, wahrscheinlich mehrmals, diese Gefühle des Verlusts sind so stark, dass es mir nicht möglich ist, diese abzulegen!

Immer wieder neige ich dazu zu denken, dass ich nicht gut genug sei, dass es jemandem wert genug ist, sich mit mir auseinanderzusetzen. Das Gefühl, etwas falsch zu machen und dadurch wieder einmal die Beziehung zu einem liebgewordenen Menschen zu verlieren, ist tief verankert. Ich habe stets das Gefühl, Leistung erbringen zu müssen, damit mich mein Gegenüber als das wertschätzen kann, was ich bin. Bring Leistung, dann erfüllst du einen Nutzen und so lange du für jemanden einen Nutzen darstellst, wird er dich nicht fallen lassen!

Ganz nach dem Motto »Leistung für Liebe«.

Ich weiß das alles, ich kann es fühlen, sie hat recht und doch kann ich all das nicht einfach ablegen. Tief verankerte Verlustängste, in Kombination mit meinen Stimmen, die mir ständig einreden, nicht für diese Welt gemacht zu sein, sind eine schlechte Kombination.

Auch Berni werde ich über kurz oder lang verlieren. Sobald ich das Gefühl habe, nicht mehr genug bieten zu können, es für mich zu anstrengend wird, Leistung erbringen zu müssen, werde ich das Interesse verlieren. Denn Leistung kann man nicht immer erbringen, schon gar nicht, wenn einem depressive Phasen immer wieder ein Messer in den Rücken stechen. Es ist, wie es ist, und es muss maximal bis Jänner halten, wenn überhaupt, und bis dahin werde ich alles geben, um ihn zu halten, um ihn irgendwie zufriedenzustellen. Und wenn ich dafür alles geben muss. Er ist es wert!

17.10.2021
Sonntag
7:19

Eine Woche ist es her, seitdem ich das letzte Mal geschrieben habe. Meine Stimmen sind unerträglich. Meine Depression ist in vollem Gange. Ich kann nicht mehr, es ist zu viel. Physische und psychische Schmerzen, welche ich einfach nicht mehr aushalten kann. Nein! Ich will sie nicht mehr aushalten müssen.

Ich würde gerne sagen können, was der Auslöser dafür ist, doch ich kann es beim besten Willen nicht benennen. Ein Hoch, danach das nächste Tief. Warum? Ich weiß es nicht. Irgendwie hatte ich in letzter Zeit das Gefühl in dieser Welt endlich meinen Platz gefunden zu haben und doch war das momentane Tief nicht zu verhindern. Kann ich es annehmen?

Ich habe mich entschieden, es wird heute zum Ende kommen. Ich bin alleine zu Hause. Die Kinder sind, unter einem lapidaren Vorwand, bei meiner besten Freundin untergebracht. Es ist alles vorbereitet, mein Plan wird abgeändert. Ich kann nicht mehr. Ich habe genug, genug vom Leben.

Die ganze letzte Woche war ich nicht untätig! Im Gegenteil, ich war äußerst aktiv, habe geplant und organisiert, habe meinen Abgang aus diesem Leben minutiös durchdacht.

Ich werde mich erhängen! Ich war im Baumarkt, habe mir ein Seil besorgt. Drei Zentimeter im Durchmesser. Stark genug, lang genug. 2,5 Meter. Im Keller befindet sich, ziemlich mittig, eine Aufhängung für einen Boxsack. Ich habe 80 Kilo. Bis jetzt trug dieser Haken 150 Kilo. Er wird mich aushalten, zumal ich nicht springen werde. Ich werde die Kellertür versperren und meinen Abschiedsbrief deutlich sichtbar daran kleben. Er ist bereits vorbereitet. Für jeden mir wichtigen Menschen ein paar nette Zeilen. Eine Entschuldigung für meine Tat und den Ausdruck meiner Dankbarkeit für eine schöne Zeit!

Meine letzten Wünsche
Die letzten mir wichtigen Dinge nach meinem Tod

Armbänder

Ich trage vier Armbänder an meinen Handgelenken. Seit Jahren, sie waren mir stets liebevolle Begleiter in allen Lebenslagen. Bitte teilt sie auf. Für jeden meiner liebsten Menschen eines. Anton, Tobias, Lena, und eines soll Berni bekommen.

Musik

»Amoi segma uns wieder« von Andreas Gabalier

Partezettel

»Don´t look back. Nobody knows my way«
Sie geht in Frieden und Dankbarkeit.

Kleidung

Ich habe eine Kiste gepackt, mit all den Sachen, die ich auf meinem letzten Weg anziehen möchte. Ja, auch meine geliebten Converse befinden sich darin. Sie steht im Wäschezimmer unter den Wintersachen. Bitte zieht mir diese Dinge an, ich möchte mich wohlfühlen und gerüstet sein, wenn ich zur Hölle fahre!

Blumen

Wählt Rosen für den Sarg. Ich möchte jedoch keine Kränze und anderen Schnickschnack. Die Leute sollen lieber etwas Geld spenden, damit mein Mann die Beerdigungskosten besser decken kann.

Segen
Ich bitte um eine Einsegnung, trotz der Tatsache, dass es Selbstmord war. Bitte von Pater Ludwig.

Rede
Aus Liebe zu meinen Kindern wählt nette Worte. Sie sollen mich in guter Erinnerung behalten.

Bekleidung der Gäste
Ist mir ziemlich egal, solange es nicht schwarz ist. Es soll einen Fest- und keinen Beerdigungscharakter haben.

Kinder
Lasst meine Kinder teilhaben an der Beerdigung, sie sollen die Möglichkeit haben, sich von mir verabschieden zu können!

Totenmahl
Feiert! Lacht! Trauert nicht! Ich habe es endlich geschafft. Ich bin endlich im Einklang mit mir und meinem Seelenleben!

Ich denke, mit diesen mir wichtigen Punkten ist alles gesagt.
Das Seil hängt bereit. Ich habe Handtücher untergelegt, ich nehme an, dass ich einnässen werde. Ich habe Raumduft versprüht und meine Lieblingsmusik eingeschaltet. Der Brief hängt an der Außenseite der Tür. Der Datenstick mit meinen Aufzeichnungen der letzten Monate steckt im Rechner. Die Tür ist versperrt. An der Wohnzimmertür hängt ein großes Schild, darauf in großen Buchstaben: »Es tut mir leid für alle, die

mich schätzten, nur nicht für mich. Ich habe mein Ziel erreicht!«

Ich weiß, irgendwo da draußen gibt es Menschen, die meinen Weg verstehen können, ich hätte mir gewünscht, sie kennenzulernen.

Dies sind meine letzten Worte

Ich gehe ohne Groll.
Ich gehe in absoluter Zufriedenheit.
Ich gehe und bin im Reinen mit mir selbst.
Ich gehe, weil ich es will.
Ich gehe, weil ich des Lebens müde geworden bin.
Ich gehe, weil es nichts gibt, das mich aufhalten kann.
Ich gehe im Glauben an eure Akzeptanz.
Ich gehe in großer Dankbarkeit.
Ich gehe in tiefer Liebe.

Nachwort

18.10.2021
Montag

Es gibt einen Tag danach!

Fiktion. Einbildung. Dichterisches Erfinden. Erdachtes.

Ich habe nicht gelogen! Jedes Detail des 17.10.2022 habe ich genauso erlebt, wie ich es niedergeschrieben hatte. In meiner Vorstellung, zu einhundert Prozent existent... ich habe es gefühlt und durchlebt und doch, ich bin am Leben.

Es gibt ihn, den Tag danach! Der Tag, an dem alles neu beginnt, der Tag, an dem die Sonne wieder scheint, denn bei Gott, ob ich lebe oder sterbe, eines ist stets gewiss, die Sonne wird jeden Morgen aufs Neue aufgehen. Ob mit mir oder ohne mich!

Wenn ich in den letzten Monaten eines über mich gelernt habe, dann jenes, dass ich stärker bin als meine Stimmen, als meine mich stetig begleitenden Depressionen.

Ja, ich habe ein erneutes Tief. Ja, es ist kaum auszuhalten. Ja, graue Wolken hängen über mir. Ja, ich möchte momentan nichts lieber, als zu sterben. Ja, ich fühle mich alleine, alleingelassen von der Welt. Ja, das Leben ist nicht einfach, es liegen immer wieder Steine im Weg. Ja, ich bin krank, das habe ich zu akzeptieren. Ja, ich möchte Schmerz und Kummer hinter mir lassen können. Ja, ich benötige Hilfe, professionelle Hilfe. Ja, ich möchte in mein Bett, mich verkriechen. Ja, meine Stimmen sind laut und aggressiv.

Trotz alledem habe ich mich entschieden, das Leben zu bejahen.

Ich werde es schaffen, mit erhobenem Haupt und gestärktem Willen aus meinem Tief emporzusteigen. Und wisst ihr was? Es wird mich noch stärker machen.

Stärker für all das, was noch auf mich zukommen mag. Es lohnt sich immer, nicht aufzugeben, einfach weiterzumachen. Auch wenn man dazu manchmal seinen Blick auf die Welt verändern muss.

Ich bin bereit zu leben!

Für mich ist hier Schluss. Ich werde nicht mehr weiterschreiben, denn ich habe für mich aufgearbeitet, was es aufzuarbeiten gab. Ich habe gefunden, wonach ich gesucht habe, in weniger als einem halben Jahr – Meinen Platz in dieser Welt.

Mit der Einsicht, stark zu sein und es zu schaffen, das Leben anzunehmen und es zu leben. Auch wenn noch immer nicht alles einen Sinn ergibt ... Vielleicht gehört es manchmal dazu, sinnbefreit dahinzuleben, um sich in diesen stillen Momenten die Frage stellen zu können – Wo will ich eigentlich hin? Irgendwie habe ich gelernt, gedanklich beweglicher zu sein, ich kann stets die Richtung ändern. Ich habe meinen Weg in meinen eigenen Händen.

Auch weiterhin werde ich Fehler machen, zumindest in den Augen anderer, doch diese gehören zu mir, genauso wie meine Stärken.

Auch weiterhin werde ich begleitet werden von Depressionen, doch ich werde immer versuchen, sie anzunehmen, sie zu akzeptieren. Sie sind ein Teil von mir. Es kommt darauf an, wie man mit ihnen umgeht und ich denke, das habe ich gelernt.

Ich habe die Macht über sie. Jeden Morgen kann ich aufs Neue entscheiden, ob sie mich zu Boden drücken oder sie stiller Begleiter sein dürfen. Manchmal werde ich mich ihnen hingeben, hingeben müssen, doch ich werde immer wieder aufstehen. Aufstehen, um zu leben. Ich bin mein eigener Antrieb dazu.

An dich

Ich weiß nur zu gut, wie es dir geht. Ich weiß, welche Qualen du durchleben musst. Ich sehe deinen Schmerz. Ich sehe dein Leiden. Du bist nicht alleine. Beginne dein Leiden zu akzeptieren, nimm es an, als das, was es ist – ein Teil von dir!

Oft erscheint ein noch so kleiner Auslöser als unüberwindbare Hürde
Schlage keine dir helfen wollende Hand weg, rede über deine Gedanken, sprich aus, was dich seit Wochen, Monaten beschäftigt und nicht zur Ruhe kommen lässt. Trage Verantwortung für dein eigenes Wohlbefinden und beginne zu tun, was du tun musst. Sorge für Pausen, für wohltuende Momente, finde Gefallen an deinem eigenen Lächeln.

Du kannst das! Ich glaube an dich. Du bist stark!
Deine Diagnosen sind nicht in Stein gemeißelt, du kannst gegen sie ankämpfen.

Schön, dass es dich auf dieser Welt gibt.
Nun gibt es nur eine Aufgabe für dich: Finde deinen Platz, beginne zu leben!

In Gedanken bin ich bei dir ...
Lass dir die Sonne täglich ins Gesicht scheinen ...

Mit diesen Worten möchte ich enden ...

Wir bleiben ohne Groll.
Wir bleiben in absoluter Zufriedenheit.
Wir bleiben und sind im Reinen mit uns selbst.
Wir bleiben, weil wir es wollen.
Wir bleiben, weil wir allem gewachsen sind.
Wir bleiben und sind stark, nichts kann uns aufhalten.
Wir bleiben mit großer Dankbarkeit.
Wir bleiben mit all unserer Liebe zu uns selbst.

Ich danke all jenen Menschen, die an der Entwicklung dieses Buches mitgeholfen haben. Ohne sie würde meine Geschichte ungehört bleiben.

Dipl. Ing. Armin Gropp
Mag. Gerald Wolfauer
Mag. Dr. Alexander Illedits
Elisabeth Schneider
Mag. Doris Beneder
Mag. Manuela Thamer